Segger / Zurowetz

Training TMS Medizinertest

Lösungsstrategien für den TMS

STARK

Bildnachweis
Umschlagbild: ipopda | iStock
S. 7: Wirestock | iStock
S. 23: temmuzcan | iStock
S. 47: billyfoto | iStock
S. 65: JamesBrey | iStock
S. 155: PRImageFactory | iStock
S. 179: AlexRaths | iStock
S. 199: ViktoriiaNovokhatska | iStock
S. 221: Floortje | iStock
S. 255: liangpv | iStock

www.stark-verlag.de

Inhalt

Vorwort

Einführung 1

Aufbau des TMS 1
Arbeiten mit dem Buch 2
Ihre Motivation 5

Muster zuordnen 7

Aufbau und Trainierbarkeit 8
Analyse der möglichen Fehler 8
Bearbeitungsstrategie 9
    Zusammenfassung 14
    Bearbeitungsstrategie im Überblick 15
Übungsaufgaben 16
Verbesserungsstrategie 21

Medizinisch-naturwissenschaftliches Grundverständnis 23

Aufbau und Trainierbarkeit 24
Analyse der möglichen Fehler 25
Bearbeitungsstrategie 26
    Zusammenfassung 33
    Bearbeitungsstrategie im Überblick 34
Übungsaufgaben 35
Verbesserungsstrategie 45

Schlauchfiguren 47

Aufbau und Trainierbarkeit 48
Analyse der möglichen Fehler 49
Bearbeitungsstrategie 50
    Zusammenfassung 56
    Bearbeitungsstrategie im Überblick 57
Übungsaufgaben 58
Verbesserungsstrategie 63

Quantitative und formale Probleme 65

Grundsätzliches zu Aufbau und Trainierbarkeit 66
Grundsätzliches zur Analyse der möglichen Fehler 68
Grundsätzliches zur Bearbeitungsstrategie 70

1 Prozentrechnen 75

Trainierbarkeit 75
Analyse der möglichen Fehler 75
Bearbeitungsstrategie 76
  Zusammenfassung 79
  Bearbeitungsstrategie im Überblick 80
Übungsaufgaben 82
Verbesserungsstrategie 85

2 Mischungsaufgaben 86

Trainierbarkeit 86
Analyse der möglichen Fehler 86
Bearbeitungsstrategie 87
  Zusammenfassung 91
  Bearbeitungsstrategie im Überblick 92
Übungsaufgaben 93
Verbesserungsstrategie 96

3 Funktionen 97

Trainierbarkeit 97
Analyse der möglichen Fehler 97
Bearbeitungsstrategie 98
  Zusammenfassung 105
  Bearbeitungsstrategie im Überblick 106
Übungsaufgaben 107
Verbesserungsstrategie 110

4 Proportionalität 111

Trainierbarkeit 111
Analyse der möglichen Fehler 111
Bearbeitungsstrategie 111
  Zusammenfassung 118
  Bearbeitungsstrategie im Überblick 119

Übungsaufgaben 120
Verbesserungsstrategie 123

5 Dreisatz 124

Trainierbarkeit 124
Analyse der möglichen Fehler 124
Bearbeitungsstrategie 125
Zusammenfassung 129
Bearbeitungsstrategie im Überblick 130
Übungsaufgaben 131
Verbesserungsstrategie 134

6 Umformungen 135

Trainierbarkeit 135
Analyse der möglichen Fehler 135
Bearbeitungsstrategie 136
Zusammenfassung 139
Bearbeitungsstrategie im Überblick 140
Übungsaufgaben 141
Verbesserungsstrategie 144

7 Potenzen 145

Trainierbarkeit 145
Analyse der möglichen Fehler 145
Bearbeitungsstrategie 146
Zusammenfassung 149
Bearbeitungsstrategie im Überblick 150
Übungsaufgaben 151
Verbesserungsstrategie 154

Figuren lernen 155

Aufbau und Trainierbarkeit 156
Exkurs: Unser Gedächtnis 157
Analyse der möglichen Fehler 159
Bearbeitungsstrategie 161
Zusammenfassung 167
Bearbeitungsstrategie im Überblick 168

Übungsaufgaben ... 169
Verbesserungsstrategie ... 176

Fakten lernen ... 179

Aufbau und Trainierbarkeit ... 180
Analyse der möglichen Fehler ... 181
Bearbeitungsstrategie ... 183
- Zusammenfassung ... 189
- Bearbeitungsstrategie im Überblick ... 190

Übungsaufgaben ... 191
Verbesserungsstrategie ... 197

Textverständnis ... 199

Aufbau und Trainierbarkeit ... 200
Analyse der möglichen Fehler ... 201
Bearbeitungsstrategie ... 202
- Zusammenfassung ... 207
- Bearbeitungsstrategie im Überblick ... 208

Übungsaufgaben ... 209
Verbesserungsstrategie ... 220

Diagramme und Tabellen ... 221

Aufbau und Trainierbarkeit ... 222
Analyse der möglichen Fehler ... 223
Bearbeitungsstrategie ... 224
- Diagramme ... 226
- Tabellen ... 236
- Allgemeines ... 239
- Zusammenfassung ... 241
- Bearbeitungsstrategie im Überblick ... 243

Übungsaufgaben ... 244
Verbesserungsstrategie ... 254

Lösungen ... 255

Muster zuordnen ... 256
Medizinisch-naturwissenschaftliches Grundverständnis ... 262
Schlauchfiguren ... 267

Quantitative und formale Probleme 272
1 Prozentrechnen 273
2 Mischungsaufgaben 276
3 Funktionen 278
4 Proportionalität 280
5 Dreisatz 282
6 Umformungen 284
7 Potenzen 286
Figuren lernen 289
Fakten lernen 293
Textverständnis 298
Diagramme und Tabellen 305

Autoren:
Dr. Felix Segger
Werner Zurowetz

Vorwort

Liebe Schüler*innen, liebe zukünftige TMS-Teilnehmer*innen,

das vorliegende Werk **Training TMS** wird Sie ganzheitlich und zielgerichtet auf den Test für Medizinische Studiengänge (TMS) vorbereiten.

Der TMS soll in verschiedenen Untertests die Studieneignung von Bewerberinnen und Bewerbern für das Medizinstudium prüfen. Obwohl es sich beim TMS explizit nicht um einen Wissenstest handelt, können die Ergebnisse dennoch durch eine ausgiebige Vorbereitung signifikant verbessert werden, da Kompetenzen geprüft werden, die Sie durch die hier vorgestellten Bearbeitungsstrategien perfektionieren können.

Der STARK Verlag hat in Kooperation mit der MedBooster GmbH ein Trainingsbuch entwickelt, das ideal dafür geeignet ist, Sie als angehende Testteilnehmerinnen und Testteilnehmer mit dem TMS, seinem Ablauf und seinen Untertests vertraut zu machen und effizient auf den Testtag vorzubereiten.

Die wichtigste Voraussetzung in der Vorbereitung auf den TMS ist dabei die persönliche Motivation bzw. der Wille, Medizin zu studieren.

Aus diesem Grund werden Sie hier nicht nur eine Ansammlung von Übungen finden, sondern ein Gesamtwerk, das von Ihnen aktive Beteiligung fordert. Nutzen Sie unser Angebot an speziellen Bearbeitungsstrategien und Informationen zu jedem Untertest, vertiefen Sie Ihr erworbenes Wissen durch Aufgaben, erweitern Sie Ihren Horizont über unterschiedliche Lösungswege und reflektieren Sie Ihre neuen Erfahrungen. Sie werden selbst bemerken, wie Ihre Fähigkeiten wachsen und sich der TMS zu einer gut zu bewältigenden Herausforderung entwickelt.

Uns ist bewusst, dass jede Leserin und jeder Leser unterschiedliche Stärken und Schwächen mitbringt. Wir haben uns daher bemüht, auf die verschiedensten Bearbeitungsstrategien einzugehen und unterschiedliche Lösungswege anzubieten.

Wir wünschen Ihnen viel Freude und Erfolg bei der Vorbereitung auf den TMS und alles Gute für Ihren weiteren Lebensweg.

Dr. Felix Segger

Werner Zurowetz

Einführung

Aufbau des TMS

Der Test für Medizinische Studiengänge, kurz TMS, ist als psychologischer Leistungstest konzipiert und soll die Studierfähigkeit für das Humanmedizinstudium in Deutschland messen. Getestet werden nicht fachspezifische Kenntnisse, die man sich im Vorfeld hätte aneignen können, sondern Kompetenzen in verschiedenen studienrelevanten Teilbereichen.

Die Anforderungen des Tests sind hierbei breit gefächert. So werden getestet:

- das Auswerten von komplexen Informationen, Diagrammen und Tabellen
- der Umgang mit Größen, Einheiten und Formeln
- die Genauigkeit der visuellen Wahrnehmung und Verarbeitung
- die Befähigung zur Konzentration und Sorgfalt
- die Gedächtnisleistung in Bezug auf visuelle Objekte und Daten
- das räumliche Vorstellungsvermögen
- das Arbeiten mit komplexen naturwissenschaftlichen Texten

Somit kann der TMS als spezifischer Fähigkeitstest betrachtet werden. Allerdings erwartet Sie neben der Schwierigkeit der einzelnen Aufgaben (Power-Komponente) auch eine äußerst knappe Bearbeitungszeit (Speed-Komponente). Dieser Zeitdruck ist von den Testentwicklerinnen und -entwicklern beabsichtigt und prüft Ihre Fähigkeiten unter Stressbedingungen.

Der Test selbst folgt immer dem gleichen, einheitlichen Aufbau:

Aufgabengruppe	Anzahl der Aufgaben	Vorgegebene Zeit
Muster zuordnen	24	30 Minuten
Medizinisch-naturwissenschaftliches Grundverständnis	24	60 Minuten
Schlauchfiguren	24	15 Minuten
Quantitative und formale Probleme	24	60 Minuten
– *Pause (60 Minuten)* –		

Aufgabengruppe	Anzahl der Aufgaben	Vorgegebene Zeit
Merkfähigkeitstest – Einprägephase		
Figuren lernen	*20 Figuren*	4 Minuten
Fakten lernen	*15 Datensätze*	6 Minuten
Textverständnis	24	60 Minuten
Merkfähigkeitstest – Reproduktionsphase		
Figuren lernen	20	5 Minuten
Fakten lernen	20	7 Minuten
Diagramme und Tabellen	24	60 Minuten

Das müssen Sie zum TMS mitbringen:
- Einladungsschreiben
- gültiger amtlicher Lichtbildausweis
- 2 Bleistifte, Härtegrade HB, B oder 2B
- Radiergummi
- Einverständniserklärung (nur für minderjährige Teilnehmer*innen)

Das sollten Sie zum TMS mitbringen:
- Textmarker/Buntstifte
- Bleistiftspitzer
- Verpflegung (auch für die Mittagspause)
- geräuschloser Timer ohne Alarmfunktion (Licht/Ton)
- Taschentücher, Geldbeutel, Medikamente

Alles transportiert in durchsichtigen Taschen oder Dosen

Das dürfen Sie nicht zum TMS mitbringen bzw. müssen Sie an der Garderobe abgeben:
- Jacken
- Taschen
- elektronische Geräte (außer Timer)
- nicht explizit erlaubte Hilfsmittel/Gegenstände (z. B. Lineal, Geodreieck, Kugelschreiber, Zigaretten, Glücksbringer)

Arbeiten mit dem Buch

Um im TMS besonders zeiteffizient zu arbeiten, ist es notwendig, die eigenen Ressourcen optimal zu nutzen. Dies beginnt damit, sich im Vorfeld über die Durchführung des Tests für Medizinische Studiengänge zu informieren. Je weniger Details für Sie an diesem Tag neu sind, desto besser können Sie sich auf die Bearbeitung der Aufgaben konzentrieren. Nutzen Sie also die Zeit im Vorfeld und erhöhen Sie so Ihre Chancen auf ein zufriedenstellendes Ergebnis.

Wie Sie dem Inhaltsverzeichnis vielleicht schon entnommen haben, behandeln wir die Aufgabengruppen (Untertests) des TMS in derselben Reihenfolge, in der sie Ihnen auch in der Prüfung begegnen werden. Wir raten Ihnen, sich auch beim Lernen an die vorgeschlagene Ordnung zu halten.

Die Kapitel sind jeweils so aufgebaut, dass Sie folgende Informationen erhalten:

- Grundwissen über den Aufbau des Untertests
- Einschätzung der Trainierbarkeit
- Häufige Fehlerquellen
- Spezifische Bearbeitungsstrategie
- Zusammenfassung
- Übungsaufgaben
- Reflexion bzw. Verbesserungsstrategie

Verwenden Sie zur Bearbeitung der einzelnen Kapitel einen Textmarker oder andere Hilfsmittel, um wichtige Informationen hervorzuheben. Wir möchten Sie dazu einladen, nicht nur ein passiver Betrachter zu sein. Es liegt vor allem an Ihnen, den Lernerfolg mit diesem Buch zu optimieren.

Die Einschätzung der Trainierbarkeit gibt keine Aussage darüber ab, ob Sie sich im jeweiligen Untertest verbessern können. Vielmehr bedeutet eine hohe Trainierbarkeit, dass eine für die Vorbereitung auf den entsprechenden Untertest investierte Stunde mehr Nutzen bringen wird als bei einem Untertest mit vergleichsweise niedriger Trainierbarkeit. Behalten Sie im Hinterkopf, dass jeder verdiente Punkt gleich viel zählt. Aus diesem Grund sollten Sie bei Zeitmangel zuerst die Untertests lernen, die sich durch eine besonders hohe Trainierbarkeit auszeichnen. Untertests mit geringer Trainierbarkeit brauchen häufigere Wiederholungen und Übungseinheiten in regelmäßigen Abständen, um dort vergleichbare Punktzahlen zu erreichen. Teilen Sie sich deswegen Ihre Zeit sorgfältig ein.

Kennen Sie das Sprichwort „Lerne aus den Fehlern anderer, denn das Leben ist viel zu kurz, um alle Fehler selbst zu machen“? Frei nach dieser Devise haben wir Ihnen in jedem Kapitel die häufigsten Fehler und Fehlvorstellungen aufgelistet. Profitieren Sie dabei von unserer jahrelangen Erfahrung bei der Durchführung von TMS-Vorbereitungskursen, denn jede dieser Informationen kann es Ihnen erleichtern, sich wertvolle Punkte im TMS zu sichern.

Die von uns erstellten Bearbeitungsstrategien verfolgen immer drei Ziele:

- Zeiteffizientes Arbeiten
- Generieren von Lösungen
- Vermeidung von Fehlern

Wo es möglich ist, zeigen wir Ihnen mehrere Wege zur Bearbeitung auf. Uns ist bewusst, dass wir kein Buch für den einen „Standardmenschen" schreiben. Jeder von uns ist unterschiedlich und bevorzugt andere Wege der Bearbeitung. Nehmen Sie daher die von uns dargestellten Informationen als Basis, um sie für sich zu individualisieren. Testen Sie sich und schreiben Sie Ihre Erfahrungen auf. Wir haben zu diesem Zweck an den passenden Stellen freien Raum für Ihre Notizen eingeplant.

Am Ende jedes Kapitels finden Sie eine Zusammenfassung der Bearbeitungsstrategie. Um auch hier verschiedene Optionen für Sie zu eröffnen, finden Sie diese in zwei Formen vor:

- Schritt-für-Schritt-Anleitung
- Flussdiagramm

Um eine besonders effiziente Vorbereitung zu ermöglichen, sollten Sie versuchen, die jeweiligen Zusammenfassungen zu verinnerlichen. Diese dienen als Grundlage für die darauffolgenden Übungsaufgaben. Für viele Studentinnen und Studenten in spe hat es sich als nützlich erwiesen, die Schemata auf Plakate zu übertragen und aufzuhängen. Dieses Vorgehen vereinfacht die regelmäßige Wiederholung der Informationen.

Die von uns konzipierten Übungsaufgaben sind so angepasst, dass sie sich optimal für das Erlernen der zuvor erklärten Strategie eignen. Der Fokus dieses Buches liegt also auf der Vermittlung von Wissen über effiziente Lösungswege. Aus diesem Grund bieten wir Übungen, die oft mehrere Ansätze zur Lösungsfindung aufzeigen. Um die Wahrscheinlichkeit des Erfolgs im TMS weiter zu erhöhen, sind zusätzliche Simulationen des TMS mit authentischen Übungsaufgaben und originalen Zeitvorgaben ratsam, beispielsweise mithilfe des Bandes „Testsimulationen TMS" (Verlagsnr. B22601D).

Beachten Sie, dass es ratsam ist, die Übungen in einem möglichst realistischen mentalen Zustand durchzuführen. So sind Aufgaben für den Untertest „Muster zuordnen" dann realitätsnah, wenn Sie sich gerade frisch und erholt fühlen, da es sich hier um den ersten Untertest des TMS handelt. Sollten Sie aber Aufgaben aus dem Kapitel „Quantitative und formale Probleme" lösen, so raten wir Ihnen, davor eine kognitiv anspruchsvolle Aufgabe durchzuführen.

Im TMS hätten Sie hier bereits drei Aufgabengruppen bearbeitet und es läge ein Konzentrationszeitraum von 105 Minuten hinter Ihnen.

Im Anschluss an jede Übung finden Sie Raum zur Reflexion, um Ihre persönliche Verbesserungsstrategie zu entwickeln. Hier haben Sie die Möglichkeit, die gewonnenen Erfahrungen unter verschiedenen Aspekten zu überdenken und aufzuschreiben. Nutzen Sie diese Seiten, um Ihre eigenen Stärken zu definieren. Je intensiver Sie sich damit beschäftigen, umso mehr Sicherheit werden Sie aus den bearbeiteten Übungen gewinnen. Die Erfahrung hat gezeigt, dass es für viele Kursteilnehmer*innen besonders wirksam war, die Reflexion direkt an die Verbesserung der bearbeiteten Aufgaben anzuschließen.

Ihre Motivation

Wie Sie wohl bereits aus eigener Erfahrung wissen, begegnen wir auf dem Weg zu unseren Zielen immer Hindernissen. Doch ob wir diese als Problem oder als Herausforderung betrachten, hängt sehr stark mit unserer eigenen Einstellung zusammen. Auch in der Vorbereitung auf den TMS wird es Phasen geben, in denen Sie sich mit Problemen konfrontiert sehen. Solche Zeiten übersteht man am besten, wenn man sich auf die wichtigste Frage konzentriert:

„Warum eigentlich?“

Die Antwort ist Ihnen sicherlich klar: Sie wollen ein medizinisches Studium beginnen. Doch geben Sie sich nicht sofort mit dieser oberflächlichen Antwort zufrieden! Der angestrebte Studienplatz ist nur ein Ergebnis und gleichermaßen nur ein Zwischenschritt. Die Gründe, warum Sie Medizin studieren wollen, sind sicherlich vielschichtiger und von Person zu Person verschieden.

Deshalb sollten Sie an dieser Stelle Ihre ganz individuelle Motivation für Ihren weiteren Weg festhalten. Denn es wird Momente geben, in denen Sie sich selbst infrage stellen werden. Vergegenwärtigen Sie sich dann diese Seite mit Ihrer eigenen Motivation. Denn Sie haben ein Ziel vor Augen und nichts ist überzeugender und stärker als eine Person, die ihre Wünsche mit vollem Einsatz verfolgt.

Welcher Bereich der Medizin begeistert Sie besonders?

Warum wollen Sie sich der Herausforderung stellen, Medizin zu studieren?

Was möchten Sie, dass Ihre Kolleginnen und Kollegen in 30 Jahren über Sie sagen?

Bewahren Sie dieses Buch über die Jahre Ihres Studiums auf. Sie stehen im Moment am Anfang eines interessanten Lebensabschnitts. Es wäre doch schade, den Beginn Ihrer Medizinkarriere zu vergessen!

Muster zuordnen

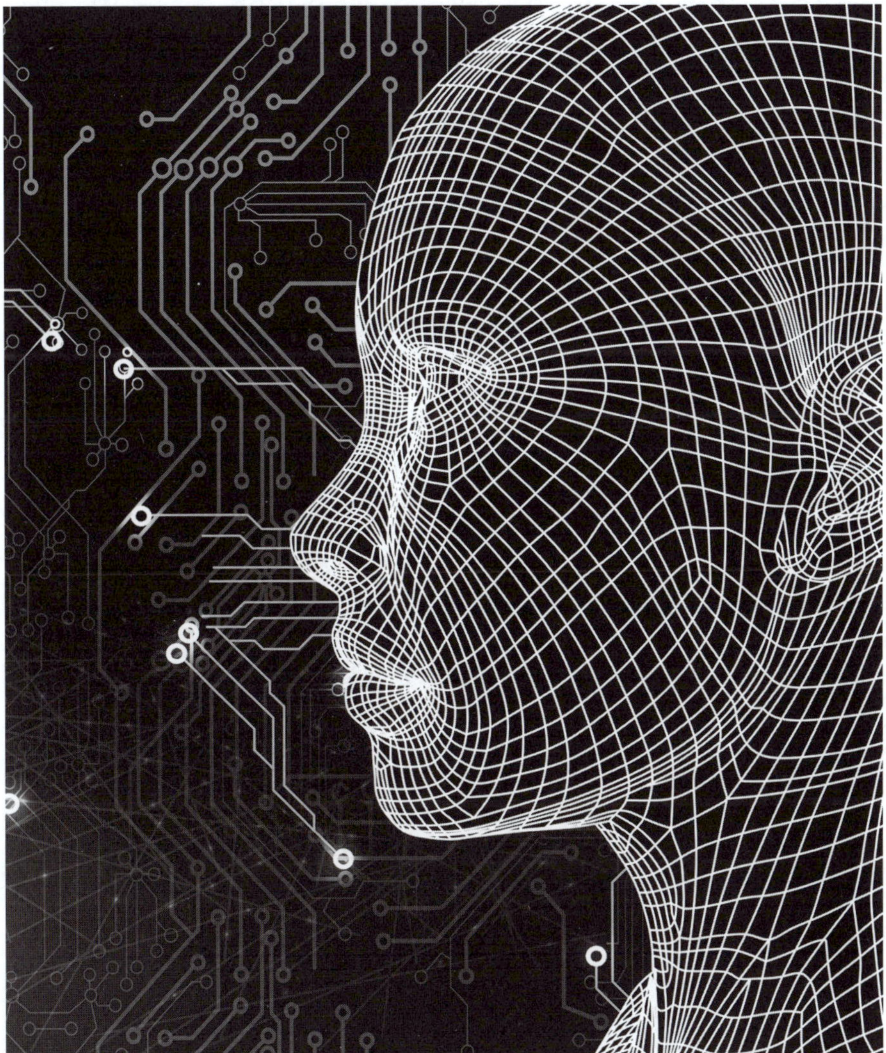

Aufbau und Trainierbarkeit

Wie bereits erwähnt, ist der Untertest „Muster zuordnen" die erste Aufgabengruppe, die Sie am Vormittag des TMS erwartet. Die differenzierte Wahrnehmungsfähigkeit, die durch diesen Test geprüft werden soll, ist eine wichtige Eigenschaft für das Studium sowie die Ausübung des Arztberufes. So ist die Fähigkeit, bereits kleine Unterschiede und Auffälligkeiten zu erkennen, beispielsweise wichtig bei der Beurteilung von Röntgenbildern.

Der Untertest besteht aus 24 Aufgaben, von denen 20 gewertet und 4 unbestimmte als sog. Einstreuaufgaben gestellt werden. Die Einstreuaufgaben sind nicht als solche zu erkennen und gehen nicht in die Wertung ein. Sie dienen lediglich der Erprobung von Aufgabenstellungen für zukünftige Tests.

Im TMS wird darauf geachtet, die Aufgaben innerhalb eines Untertests in etwa nach aufsteigender Schwierigkeit zu sortieren. Da der Schwierigkeitsgrad jedoch gerade beim Muster zuordnen stark subjektiv empfunden wird, kann die Regel nicht als allgemeingültig betrachtet werden. Dennoch ist es ratsam, sich in der Regel grob an die vorgegebene Reihenfolge der Aufgaben zu halten.

Für die Bearbeitung stehen Ihnen insgesamt 30 Minuten Zeit zur Verfügung. Dies entspricht durchschnittlich 75 Sekunden pro Aufgabe, respektive etwa 15 Sekunden pro zu überprüfendem Bildausschnitt.

Aufgrund des einheitlichen Aufbaus und der wiederkehrenden Anforderungen ist die Trainierbarkeit sehr hoch. Auch kurzfristiges Üben verspricht bei Erarbeitung eines festen Systems bereits signifikant bessere Ergebnisse.

Pro Aufgabe wird ein Originalbild (ca. 4,5 × 4 cm) gefolgt von 5 Bildausschnitten (ca. 2 × 2 cm) gezeigt. Jeder Bildausschnitt ist einem Buchstaben von A bis E zugeordnet. Als Lösung soll der Buchstabe angegeben werden, dessen Bildausschnitt unverändert vom Original übernommen ist. Die übrigen 4 Ausschnitte enthalten je einen der im Folgenden beispielhaft dargestellten Fehler.

Analyse der möglichen Fehler

Um bei diesem Untertest besonders erfolgreich zu sein, ist es hilfreich, sich bewusst zu machen, wo die eigentlichen Schwierigkeiten und häufigen Fehlerquellen liegen. Da alle Testteilnehmer*innen diesen Problemen gegenüberstehen, kann man sich mit gezielter Vorbereitung schnell einen Vorteil erarbeiten. Hier sind vor allem drei Punkte zu nennen:

- die subjektive Einschätzung der Schwierigkeit einzelner Aufgaben
- die vielen Blickwechsel zwischen dem Originalbild und den Bildausschnitten
- die Kürze der Bearbeitungszeit, die pro Aufgabe zur Verfügung steht

Die Schwierigkeit der einzelnen Aufgaben ist stets subjektiv. Viele Teilnehmer*innen machen den Fehler, stur an der vorgegebenen Aufgabenreihenfolge festzuhalten. Dabei besteht die Gefahr, dass man viel Zeit verliert, wenn man bei einer Aufgabe nicht weiterkommt und dennoch mehr und mehr Zeit investiert, um sie doch noch zu lösen. Darüber hinaus ist einer der fünf Ausschnitte fehlerfrei, sodass Sie dort logischerweise nie einen Fehler finden werden. Um hier wertvolle Zeit zu sparen, sollten Sie spätestens nach zehn Sekunden zum nächsten Bildausschnitt weitergehen.

Die vielen Blickwechsel und Augenbewegungen sind eine ungewohnte Belastung und müssen daher trainiert werden. Dieser Untertest soll schließlich direkt zu Beginn des TMS Ihre Konzentration herausfordern und bestimmt damit auch darüber, ob Sie gut oder schlecht in den Testtag starten. Um die Anforderungen sinnvoll zu trainieren, helfen neben Übungseinheiten zum Muster zuordnen auch die Arbeit mit Wimmelbildern oder ähnlichen Aufgabenstellungen.

Die meisten Teilnehmer*innen merken im Laufe der Vorbereitung, dass sie einen bestimmten Fehlertyp immer wieder übersehen. Daher ist es für Sie wichtig, sich die möglichen Fehlertypen intensiv einzuprägen, aufmerksam für die eigenen Fehler zu sein und beim Training einen besonderen Fokus auf Ihre Schwächen bei bestimmten Fehlertypen zu legen.

Bearbeitungsstrategie

Wie bereits angesprochen sind Sie bei der Bearbeitung der Aufgaben nicht an eine feste Reihenfolge gebunden. Stattdessen können Sie die ersten fünf bis zehn Sekunden nutzen, um sich einen kurzen Überblick über die kommenden Originalmuster zu verschaffen. Entscheiden Sie dann spontan, ob Sie mit der ersten Aufgabe beginnen möchten oder diese lieber zunächst überspringen. Wichtig ist hier nur, dass Sie nicht zu viel Zeit darauf verwenden, die verschiedenen Originalmuster miteinander zu vergleichen. Arbeiten Sie also von vorne nach hinten, überspringen Sie jedoch einzelne Aufgaben, wenn Ihnen diese im ersten Moment zu schwierig oder aufwendig erscheinen.

Um diesen Untertest effektiv bearbeiten zu können, muss Ihnen zunächst bewusst sein, welche Fehlertypen Sie in den Mustern erwarten werden.

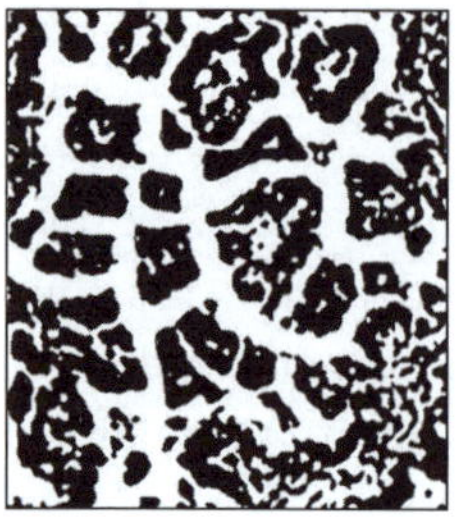

Originalbild

Dies sind die **möglichen Fehler**, die Ihnen beim Untertest „Muster zuordnen“ begegnen werden:

unveränderter Ausschnitt | **veränderter Ausschnitt**

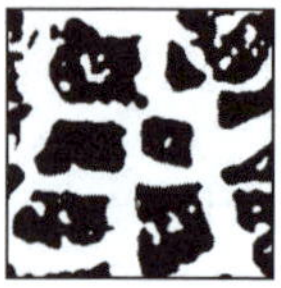

Objekt entfernt

Hier wurde aus dem originalen Bildausschnitt ein Element entfernt. Der neu entstandene Ausschnitt wirkt im Vergleich „heller“, da er mehr weiße Flächen aufweist.

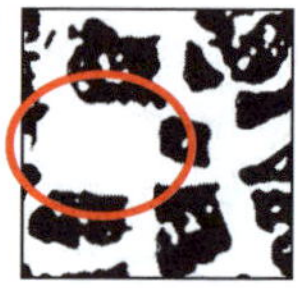

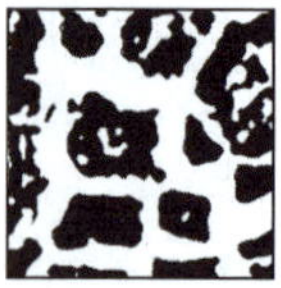

Objekt hinzugefügt

Hier wurde in den originalen Bildausschnitt ein weiteres Element hinzugefügt. Der neu entstandene Ausschnitt wirkt im Vergleich „dunkler“, da er mehr schwarze Flächen aufweist.

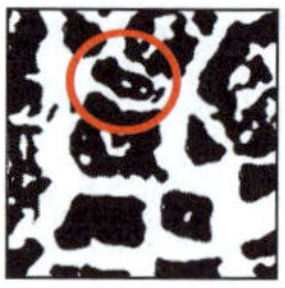

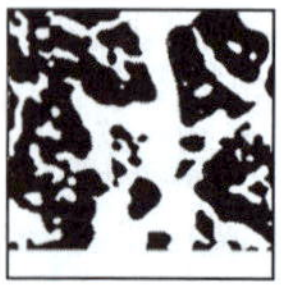

Bildausschnitt hinzugefügt

Der Ausschnitt wurde um einige Millimeter verschoben und danach um ein passendes Muster ergänzt. Der neu entstandene Ausschnitt wird über den Rand schnell als fehlerhaft erkannt.

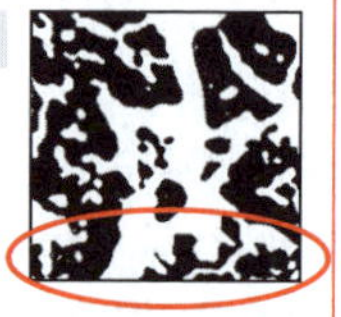

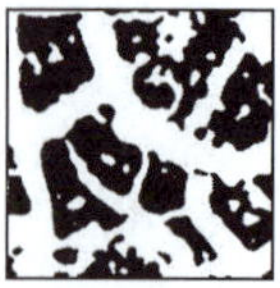

Objekt verschoben

Nicht selten werden auch bereits vorhandene Strukturen oder Objekte um wenige Millimeter verschoben. Diese Form des Fehlers ist oft schwer zu erkennen und wird deswegen erst spät ausgeschlossen.

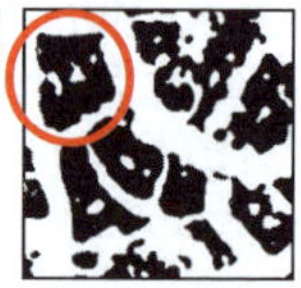

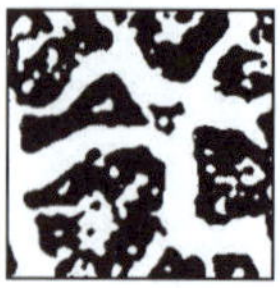

Objekt gedreht/verändert

Oft werden Objekte gedreht oder Pfeile, Symbole oder auch die Winkel von Strukturen verändert. Besondere Vorsicht ist immer bei allem geboten, was danach „enger“ oder „weiter“ wirkt als davor. Mit ein wenig Übung sind diese Fehler leicht zu erkennen.

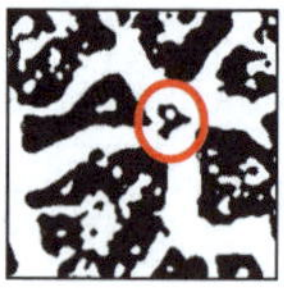

Es ist wesentlich effektiver, nach den fehlerhaften Bildausschnitten, statt nach dem einen richtigen Bildausschnitt zu suchen. Denn es ist deutlich einfacher, einzelne Fehler zu identifizieren, als einen Ausschnitt auf komplette Deckung mit dem Original zu überprüfen.

Durch das Arbeiten mit einem festen Algorithmus können Sie mögliche Fehler schnell und sicher aufspüren und alle veränderten Bildausschnitte erkennen. Da Ihnen pro Aufgabe nur etwa 75 Sekunden zur Verfügung stehen, ist ersichtlich, wie wichtig ein systematisches Vorgehen in diesem Untertest ist.

Der erste Schritt des Algorithmus umfasst eine grobe Analyse der Bildausschnitte hinsichtlich Fehlern, die Ihnen sofort ins Auge fallen. Dabei müssen Sie diese nicht klar benennen können; ein Gefühl von „der Ausschnitt ist dunkler als das Original" oder „irgendetwas fehlt hier im Ausschnitt" genügt, um den betreffenden Bildausschnitt auszuschließen. Im zweiten Schritt suchen Sie sich aus den verbliebenen Ausschnitten denjenigen heraus, der Ihnen persönlich am einfachsten erscheint. Meist sind das Ausschnitte mit verhältnismäßig wenigen Linien und Strukturen oder sehr auffälligen Elementen. Der dritte Schritt stellt die eigentliche Fehlersuche dar, bei der Sie den ausgewählten Ausschnitt systematisch durchgehen und mit dem Originalbild vergleichen. Wie Sie dies am besten umsetzen, erfahren sie in den folgenden Abschnitten. Der vierte und letzte Schritt des Algorithmus ist nur dann notwendig, wenn mit dem bisherigen Vorgehen noch nicht vier fehlerhafte Ausschnitte und somit ein korrekter, deckungsgleicher Ausschnitt identifiziert werden konnten. Meist stehen hier noch zwei Ausschnitte zur finalen Auswahl. In diesem Fall suchen Sie sich von den zwei verbliebenen Ausschnitten wiederum denjenigen aus, den Sie persönlich lieber überprüfen möchten. Es geht um einen letzten Vergleich mit dem Originalbild für maximal zehn Sekunden. Sollten Sie einen Fehler finden, ist logischerweise der andere Ausschnitt korrekt. Sollten Sie allerdings keinen Fehler finden, kreuzen Sie den ausgewählten Ausschnitt als Lösung an und beachten den anderen Ausschnitt nicht weiter.

Bei diesem Untertest kommt es zu vielen Vergleichsblicken zwischen dem Originalmuster und den jeweiligen Bildausschnitten. In den 30 Minuten ist es nicht unüblich, weit über 1 000 Augenbewegungen zu machen. Allein bei nur einem Blickwechsel pro Sekunde (wir bräuchten also 2 Sekunden, um wieder auf den Bildausschnitt zu kommen) würden Sie bereits über 1 800 Wechsel absolvieren. Aus diesem Grund ist es unerlässlich, sich in jedem Muster eine feste Orientierung zu suchen. Ein System, das sich in vielen unserer Kurse gut bewährt hat, ist die Einteilung des Originalbildes in neun Felder. Wie auf einem Telefondisplay kann so jeder Position eine Nummer zugeteilt werden.

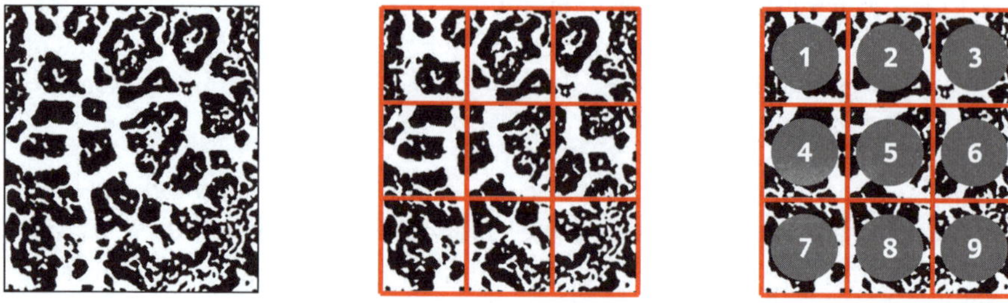

Diese Einteilung hat zwei große Vorteile: Zum einen kann man jetzt wesentlich schneller zwischen einem Bildausschnitt und dem Originalbild wechseln, ohne dabei unnötige Zwischenblicke zu machen. Zum anderen können Bildausschnitte aus gleichen/ähnlichen Bereichen direkt miteinander verglichen werden, um im besten Fall sofort mehrere Fehler auf einmal zu entdecken. Es bedarf ein wenig Übung, aber es bringt große Vorteile, wenn man einzelne Bildausschnitte direkt vergleicht.

Beispiel

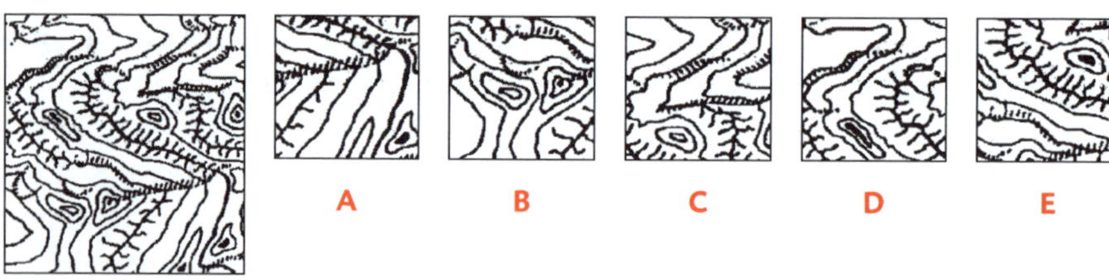

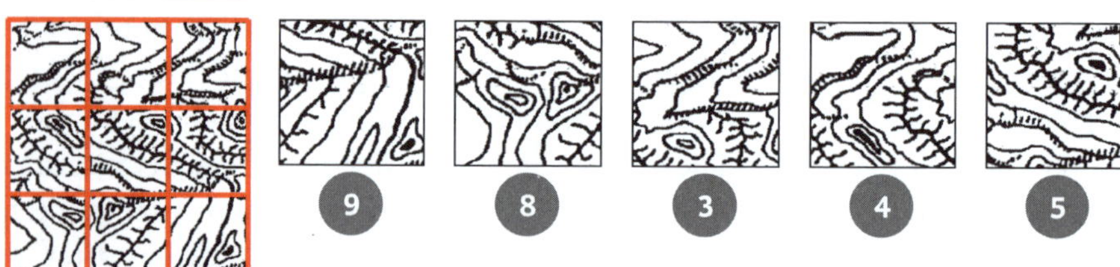

Nun können Sie Bildausschnitte, die sich teilweise überschneiden, direkt vergleichen:

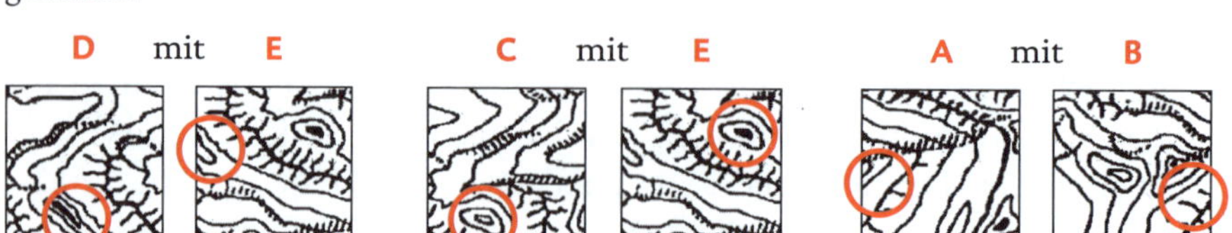

Vor allem bei Ausschnitten mit viel Struktur lassen sich auf diese Weise schnell Fehler identifizieren. Diese Art des Vergleichens setzt jedoch ein wenig Übung voraus, weshalb Sie nicht erst wenige Tage vor dem Test anfangen sollten, zu trainieren. Der Nutzen ist danach bemerkenswert hoch.

Weiterhin können Sie Zeit sparen, wenn Sie bei Ausschnitten, die sich am Rand des Originalbildes befinden, zunächst immer die Abgrenzungen überprüfen. Dort verstecken sich häufig Fehler und die Fehlerart des hinzugefügten Bildausschnittes lässt sich somit schnell und einfach entdecken.

Eine weitere Möglichkeit, um Augenbewegungen weniger anstrengend zu gestalten, ist das Verwenden von Stiften, Fingern oder des Antwortbogens, um den Bereich des Originalmusters visuell zu beschränken. Das ist vor allem dann von Vorteil, wenn sich viele verschiedene Strukturen oder sehr ähnliche Objekte in einem Bild befinden.

Beispiel

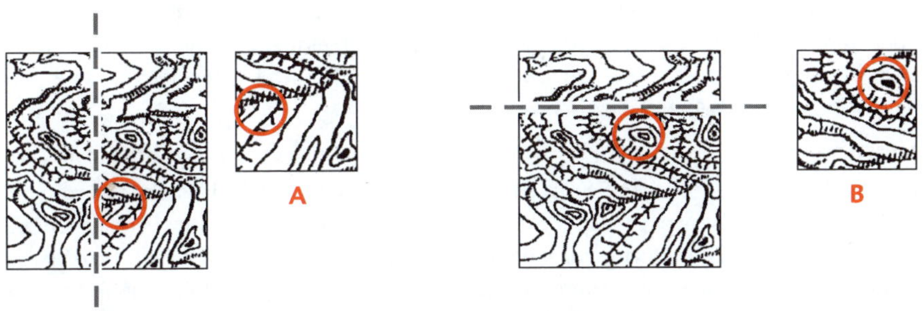

Am besten ist es hier, nicht mehr als einen einzigen Stift, Finger oder ein einziges Blatt zu verwenden. Behalten Sie im Hinterkopf, dass das Ausrichten der Hilfsmittel selbst auch Zeit kostet und Ihnen im Schnitt nur 10 Sekunden pro Bildausschnitt bleiben. Dennoch stellen Orientierungshilfen eine enorme Vereinfachung für das Gehirn dar und optimieren so die Bearbeitung.

Zusammenfassung

Nachdem Sie sich für eine Aufgabe entschieden haben, gehen Sie nach folgendem Muster vor:

- **Suche nach groben Fehlern** — 15 Sekunden maximal

  Betrachten Sie zunächst alle fünf Ausschnitte (maximal drei Sekunden pro Ausschnitt) und sortieren Sie jedes Bild aus, das einen groben Fehler enthält. Diese Fehler springen Ihnen mit etwas Übung sofort ins Auge. Beispiele hierfür wären fremde Strukturen, ausgefüllte Flächen, stark abweichende Abstände zwischen Objekten oder das Entfernen auffälliger Elemente. Jeden Ausschnitt, der auf diese Weise aussortiert werden kann, sollten Sie deutlich wegstreichen. Alternativ reicht es auch, den dem Bild zugeordneten Lösungsbuchstaben auszustreichen. Wichtig ist nur, dem eigenen Kopf klarzumachen, dass dieses Bild nicht mehr wichtig ist. Auf diese Weise stolpert man nicht noch einige Male darüber.

- **Auswahl des einfachsten Ausschnitts** — 4 Sekunden maximal

  Nachdem wir grobe Fehler ausgefiltert haben, gehen wir nun auf die einzelnen Ausschnitte ein. Wählen Sie hier als Erstes den Ausschnitt aus, der Ihnen persönlich am einfachsten erscheint. Meist sind dies die Ausschnitte, die über möglichst wenige Strukturen verfügen oder aufgrund einer Auffälligkeit sofort auf eine bestimmte Position im Originalmuster bezogen werden können. Um jetzt unnötige Augenbewegungen zu vermeiden, kann entweder dem Ausschnitt eine Positionsnummer zugewiesen oder ein Hilfsmittel verwendet werden, um den Bereich des Originalbildes einzuschränken.

- **Fehlersuche** — 8 Sekunden pro Bildausschnitt maximal

  Sollten Sie im vorangegangenen Schritt eine Position (1–9) für den Bildausschnitt bestimmt haben, machen Sie das jetzt ebenso für die übrigen Bildausschnitte. Danach vergleichen Sie Ausschnitte aus gleicher oder angrenzender Position miteinander. Fehler, die auf diese Weise gefunden werden, können nicht selten zum Ausschluss beider Möglichkeiten führen. Ansonsten sollten Sie den Ausschnitt mit einem Hilfsmittel im Originalmuster fixieren und mit der direkten Suche nach Fehlern beginnen. Hier verbessert sich durch Übung auch Ihre Intuition und Sie erkennen z. B. schnell, dass etwas „zu hell“ oder „zu dunkel“ ist oder „zu viel Platz“ hat. Durch wiederholtes Training entwickeln Sie eine immer bessere Fähigkeit zur Zuweisung, ausgehend vom Gefühl „Da stimmt etwas nicht“ hin zum tatsächlichen Fehler.

- **Prüfung auf Gleichheit** — 10 Sekunden maximal

  Sollten Sie bis hierher die richtige Lösung noch nicht identifiziert haben, haben Sie meist noch zwei Ausschnitte zur Auswahl. Das passiert den meisten Teilnehmerinnen und Teilnehmern! Um dennoch schnell und sicher einen Punkt mitzunehmen, gehen Sie hier ähnlich vor wie beim zweiten Schritt des Algorithmus: Entscheiden Sie, welcher der beiden Ausschnitte Ihnen besser gefällt bzw. bei welchem Sie das Gefühl haben, diesen leichter mit dem Originalbild vergleichen zu können. Diesen Ausschnitt überprüfen Sie erneut für fünf bis zehn Sekunden. Sollten Sie nach dieser Prüfung noch immer keinen Fehler gefunden haben, so gehen Sie davon aus, dass es keinen gibt. Markieren Sie den entsprechenden Ausschnitt als korrekt und gehen zur nächsten Aufgabe weiter. Wenn Sie dagegen einen Fehler gefunden haben sollten, ist logischerweise der andere Ausschnitt korrekt. Wichtig ist, dass Sie bei diesem Schritt nur einen der beiden Ausschnitte überprüfen, da Sie ansonsten wertvolle Zeit verlieren!

Bearbeitungsstrategie im Überblick

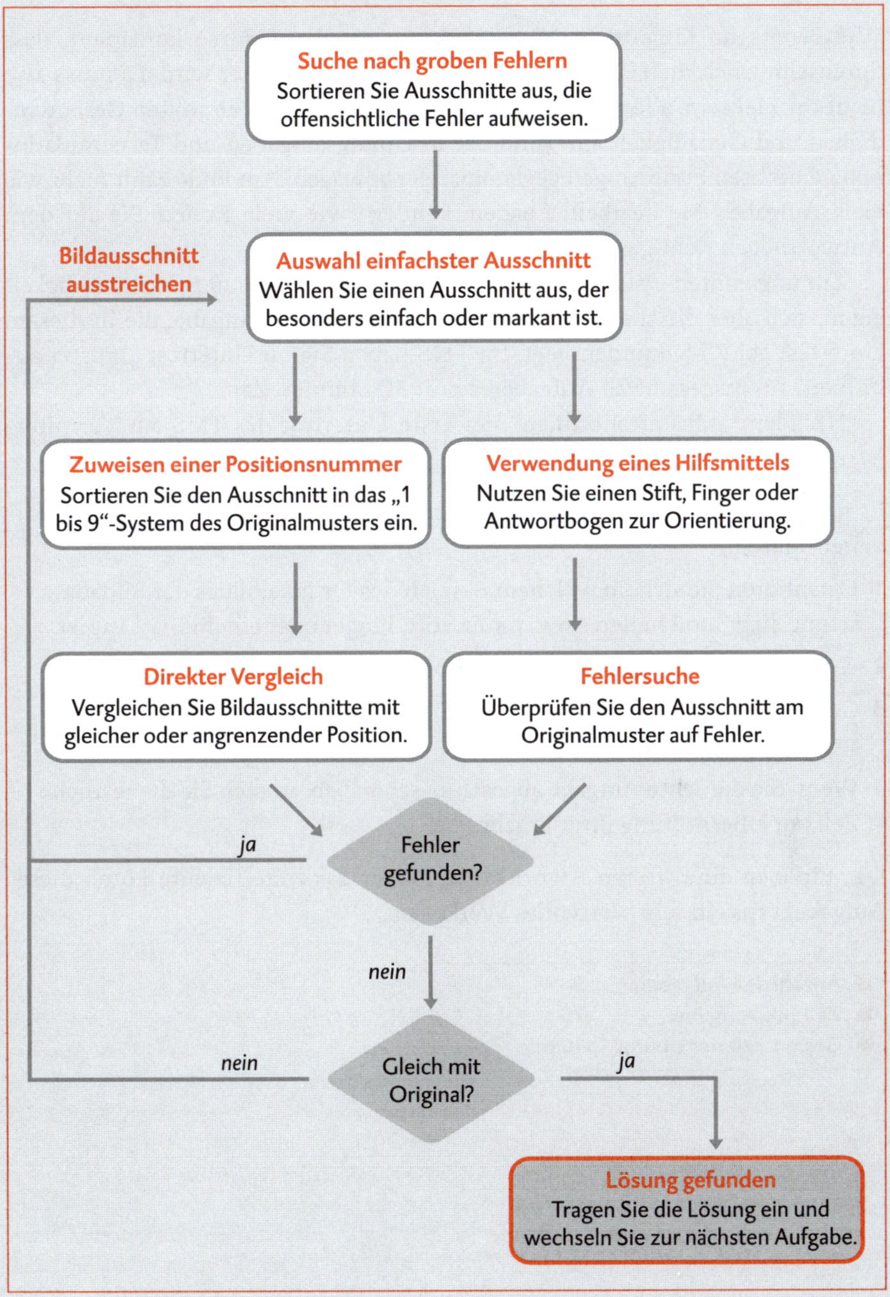

Übungsaufgaben

Wie bereits im Einleitungsteil beschrieben, ist der TMS so konzipiert, dass durchschnittlich die Hälfte der Aufgaben richtig bearbeitet wird. Es muss also nicht Ihr Ziel sein, alle Aufgaben zu bearbeiten, sondern Sie sollten Geschwindigkeit und Genauigkeit aufgrund der in Übungsaufgaben und Testsimulationen gemachten Erfahrungen gegeneinander abwägen. Am Ende zählt nicht wie viele Aufgaben Sie bearbeitet haben, sondern wie viele Kreuze Sie auf dem Antwortbogen richtig gesetzt haben.

Zur ungefähren Orientierung hinsichtlich der Bearbeitungsgeschwindigkeit eignet sich aber die theoretische Bearbeitungszeit pro Aufgabe, die in diesem Untertest bei 75 Sekunden liegt. Im TMS haben Sie im Untertest „Muster zuordnen" für insgesamt 24 Aufgaben somit 30 Minuten Zeit.

Nachdem „Muster zuordnen" der erste Untertest des TMS am Vormittag ist, sollten Sie sich vor dieser Übung ein wenig Ruhe gönnen.

Es folgen nun acht Aufgaben, die Sie immer nach dem gleichen System bearbeiten sollten:

1. Orientieren Sie sich, in welchem Bereich des Originalbildes der Bildausschnitt liegt, und helfen sie sich mit Stift, Finger oder einem Blatt Papier.
2. Geben Sie an, welchen Fehler Sie im Bildausschnitt finden können.
3. Gehen Sie weiter zur nächsten Aufgabe, wenn alle vier fehlerhaften Bildausschnitte gefunden wurden.
4. Wenn Sie die achte Aufgabe abgeschlossen haben, nutzen Sie die restliche Zeit zur Überprüfung Ihrer Ergebnisse.

Das Einüben eines festen Algorithmus ist für das zeiteffiziente Lösen dieses Aufgabentyps ein sehr wertvolles Werkzeug.

- **Anzahl der Aufgaben:** 8
- **Zeit pro Aufgabe:** 75 s
- **Gesamtzeit der Übung:** 10 min

1

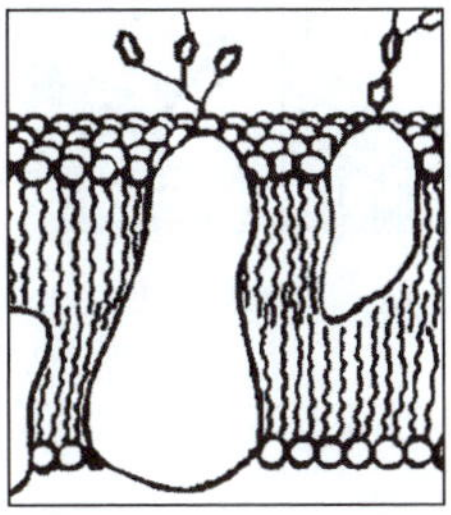

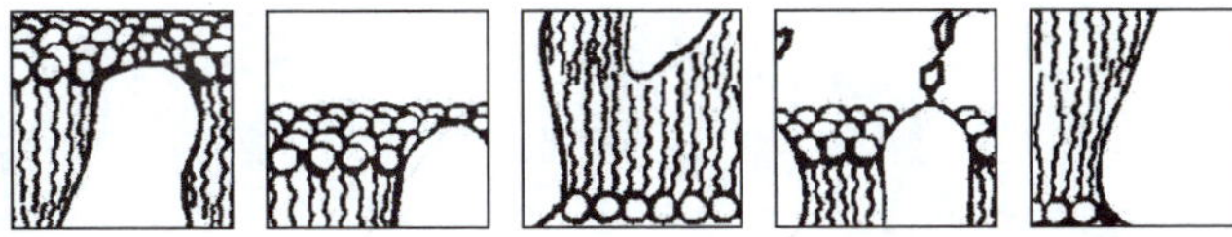

A B C D E

	hinzugefügt	entfernt	gedreht	verschoben	verändert
A Position ___	☐	☐	☐	☐	☐
B Position ___	☐	☐	☐	☐	☐
C Position ___	☐	☐	☐	☐	☐
D Position ___	☐	☐	☐	☐	☐
E Position ___	☐	☐	☐	☐	☐

2

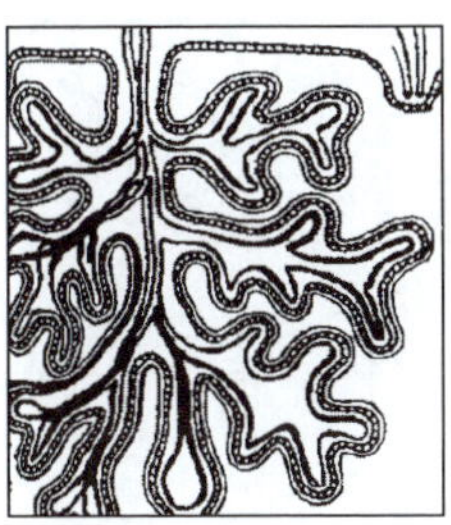

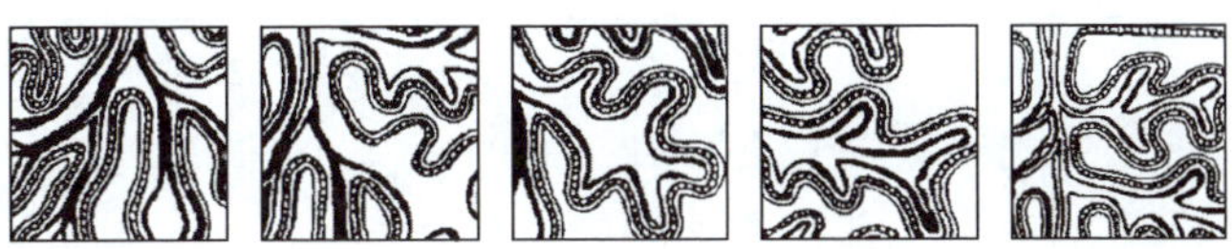

A B C D E

	hinzugefügt	entfernt	gedreht	verschoben	verändert
A Position ___	☐	☐	☐	☐	☐
B Position ___	☐	☐	☐	☐	☐
C Position ___	☐	☐	☐	☐	☐
D Position ___	☐	☐	☐	☐	☐
E Position ___	☐	☐	☐	☐	☐

3

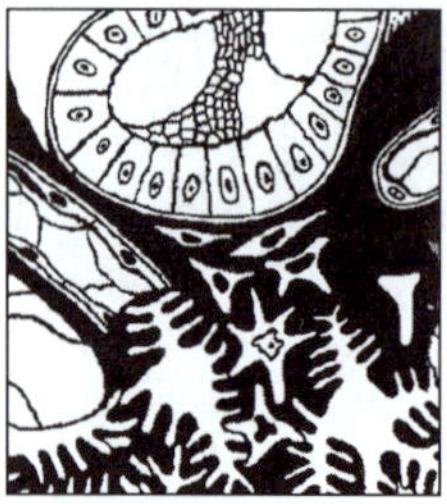

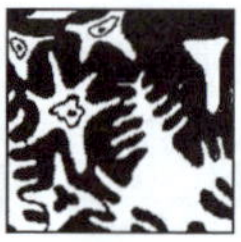

A

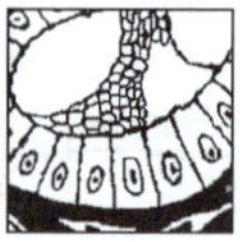

B

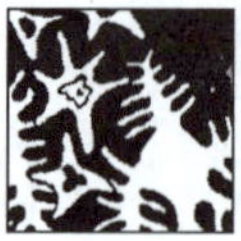

C

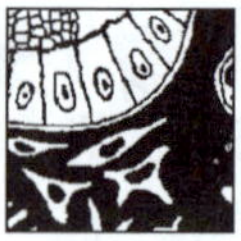

D

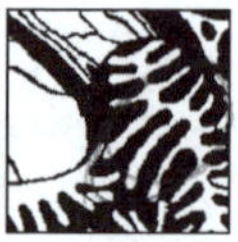

E

	hinzugefügt	entfernt	gedreht	verschoben	verändert
A Position ___	☐	☐	☐	☐	☐
B Position ___	☐	☐	☐	☐	☐
C Position ___	☐	☐	☐	☐	☐
D Position ___	☐	☐	☐	☐	☐
E Position ___	☐	☐	☐	☐	☐

4

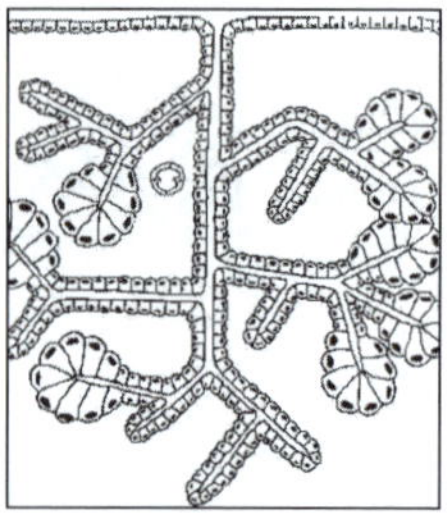

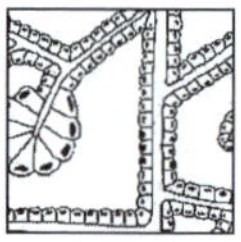

A

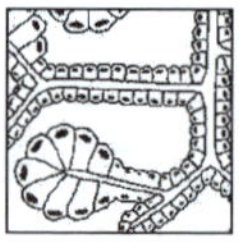

B

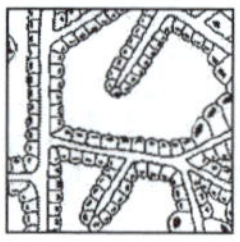

C

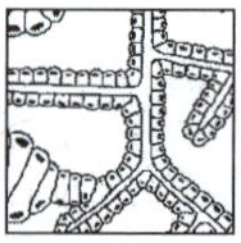

D

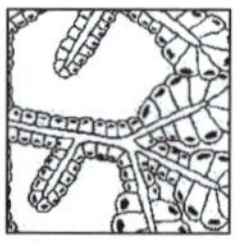

E

	hinzugefügt	entfernt	gedreht	verschoben	verändert
A Position ___	☐	☐	☐	☐	☐
B Position ___	☐	☐	☐	☐	☐
C Position ___	☐	☐	☐	☐	☐
D Position ___	☐	☐	☐	☐	☐
E Position ___	☐	☐	☐	☐	☐

5

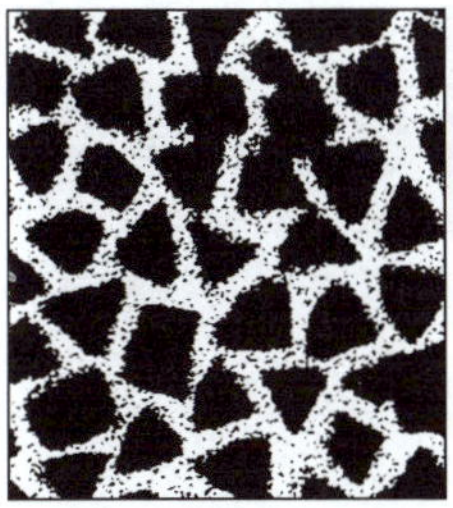

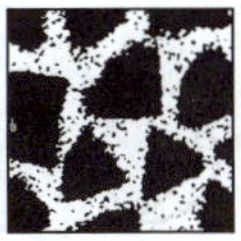
A

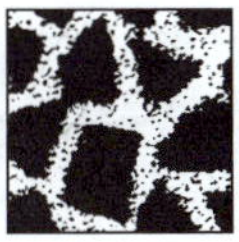
B

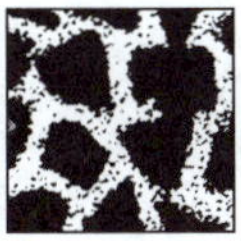
C

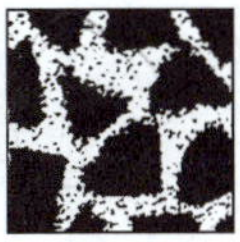
D

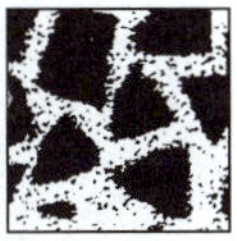
E

	hinzugefügt	entfernt	gedreht	verschoben	verändert
A Position ___	☐	☐	☐	☐	☐
B Position ___	☐	☐	☐	☐	☐
C Position ___	☐	☐	☐	☐	☐
D Position ___	☐	☐	☐	☐	☐
E Position ___	☐	☐	☐	☐	☐

6

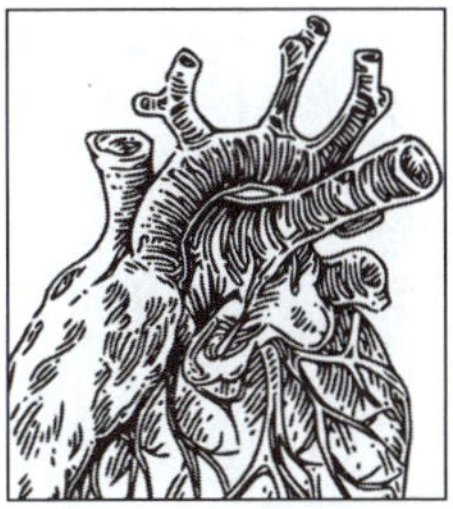

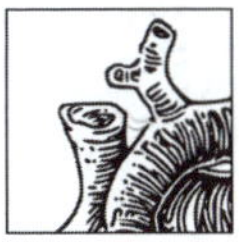
A

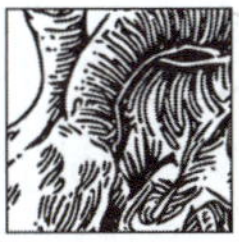
B

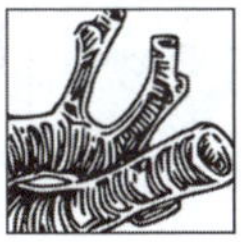
C

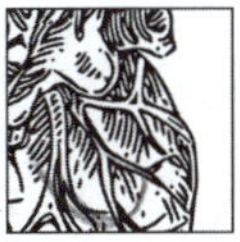
D

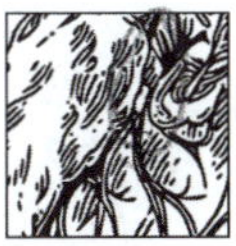
E

	hinzugefügt	entfernt	gedreht	verschoben	verändert
A Position ___	☐	☐	☐	☐	☐
B Position ___	☐	☐	☐	☐	☐
C Position ___	☐	☐	☐	☐	☐
D Position ___	☐	☐	☐	☐	☐
E Position ___	☐	☐	☐	☐	☐

7

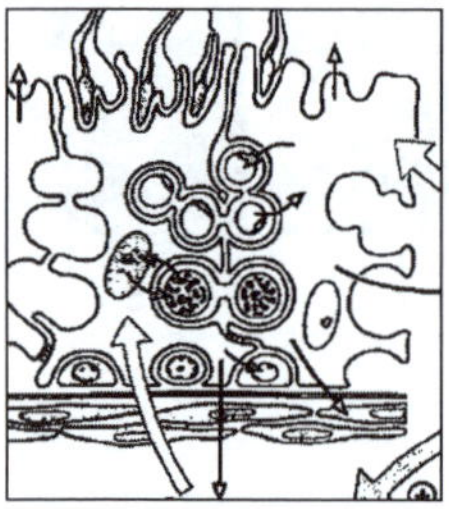

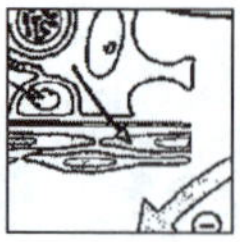

A

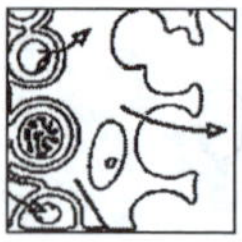

B

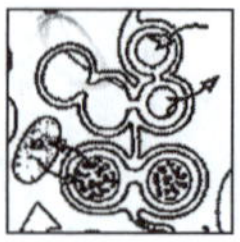

C

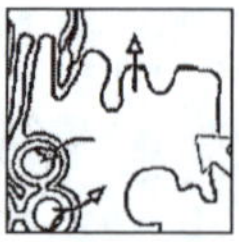

D

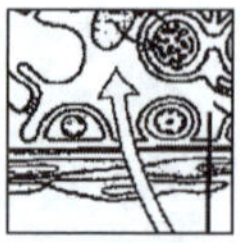

E

	hinzugefügt	entfernt	gedreht	verschoben	verändert
A Position ___	☐	☐	☐	☐	☐
B Position ___	☐	☐	☐	☐	☐
C Position ___	☐	☐	☐	☐	☐
D Position ___	☐	☐	☐	☐	☐
E Position ___	☐	☐	☐	☐	☐

8

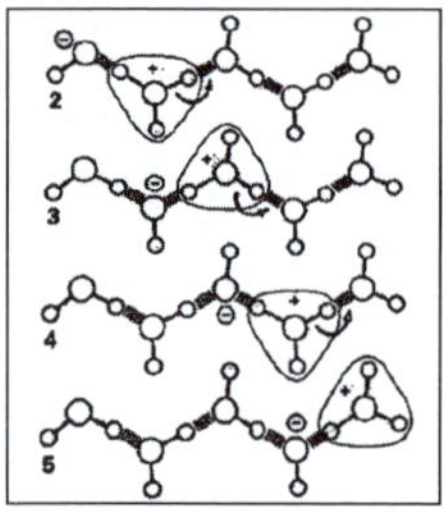

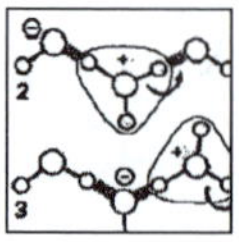

A

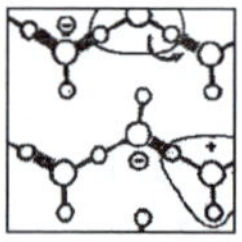

B

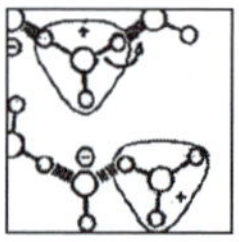

C

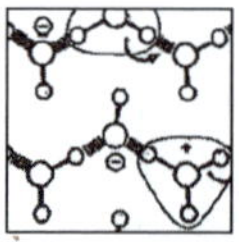

D

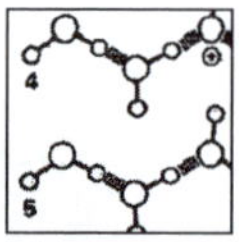

E

	hinzugefügt	entfernt	gedreht	verschoben	verändert
A Position ___	☐	☐	☐	☐	☐
B Position ___	☐	☐	☐	☐	☐
C Position ___	☐	☐	☐	☐	☐
D Position ___	☐	☐	☐	☐	☐
E Position ___	☐	☐	☐	☐	☐

Verbesserungsstrategie

Um im Untertest „Muster zuordnen“ leistungsstark zu sein, ist es essenziell, dass jede Information aus dem vorangegangenen Übungsteil genutzt wird. Es ist nicht nur wichtig, zu wissen, welche Fehler man nachweislich einfacher entdeckt. Mehr lernt man, wenn man darauf achtet, welche Fehler man häufiger übersieht. Diese Reflexion sollten Sie regelhaft auch nach der Arbeit mit weiterem Übungsmaterial anwenden, um sich strategisch zu verbessern. Kontrollieren Sie also nochmals Ihre Ergebnisse aus dem vorangegangenen Übungsteil und fragen Sie sich selbst:

Welche(r) Fehler wurde(n) am häufigsten übersehen?

☐ hinzugefügte Objekte ☐ entfernte Objekte ☐ Verschiebungen

☐ gedrehte Objekte ☐ veränderte Objekte ☐ ____________________

Wie können Sie Ihren Fokus stärker auf diese Fehler lenken?

____

____

____

____

____

____

Welche Strategie aus dem Übungsteil hat für Sie besonders gut funktioniert?

____

____

____

____

____

____

____

Medizinisch-naturwissenschaftliches Grundverständnis

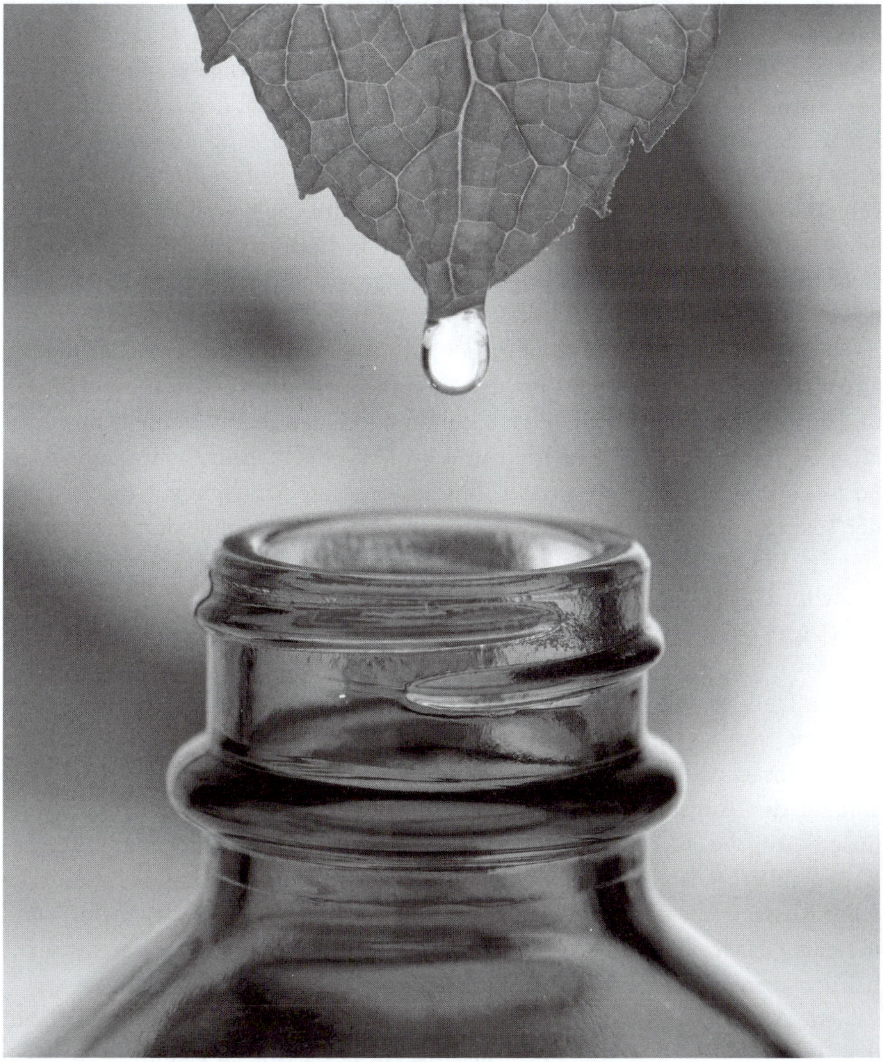

Aufbau und Trainierbarkeit

Der zweite Untertest am Vormittag heißt „Medizinisch-naturwissenschaftliches Grundverständnis" (im Folgenden abgekürzt MedNat) und prüft Ihre Fähigkeit, unter Zeitdruck kurze naturwissenschaftliche Texte zu erfassen und darin enthaltene Informationen auszuwerten.

Der Untertest besteht aus 24 Aufgaben, von denen 20 gewertet und 4 unbestimmte als Einstreuaufgaben gestellt werden. Wie bei den übrigen Testteilen wird auch hier darauf geachtet, die Aufgaben in etwa aufsteigend nach Schwierigkeit zu sortieren. Obwohl der Schwierigkeitsgrad natürlich stark subjektiv empfunden wird, ist es dennoch ratsam, sich grob an die vorgegebene Reihenfolge der Aufgaben zu halten. Für die Bearbeitung stehen insgesamt 60 Minuten Zeit zur Verfügung. Dies entspricht rechnerisch 150 Sekunden pro Aufgabe.

Die Trainierbarkeit des Tests ist bei kurzfristiger Vorbereitung eher niedrig einzustufen. Dies ergibt sich aus der Tatsache, dass die Texte auf medizinisch und anatomisch korrekten Fakten basieren und einen relativ hohen Komplexitätsgrad mit vielen Fachbegriffen und großer Informationsdichte aufweisen. So ist es zwar möglich, in kurzer Zeit eine bessere Strategie zur Bearbeitung der Texte zu entwickeln, doch wird dies nichts an der Komplexität der Materie ändern. Eine frühzeitige Vorbereitung durch das Lesen von Fachliteratur zu medizinischen Grundlagen kann hier zusätzlichen Nutzen bringen. Vorwissen wird zwar nicht explizit vorausgesetzt, hilft beim Verständnis aber oft erheblich.

Der Untertest MedNat gehört wie „Textverständnis" und „Diagramme und Tabellen" zu den Untertests, die mit dem „Prinzip der Ableitbarkeit" arbeiten. Im Gegensatz zu den „Quantitativen und formalen Problemen", bei denen wir anhand der Angaben eine eindeutige Lösung berechnen sollen, ist es hier unsere Aufgabe, zu kontrollieren, ob eine Aussage aus den gegebenen Informationen ableitbar ist. Sie müssen sich also bei jeder Aussage fragen: „Kann ich diese Aussage mit den Informationen aus dem Text ableiten oder nicht?" und niemals: „Ist das prinzipiell richtig/falsch?". So kann eine Aussage zwar inhaltlich korrekt, die Information dazu jedoch nicht im Text enthalten sein.

Jede Aufgabe setzt sich aus einem kurzen Text, einer Frage und den sich auf den Text beziehenden Aussagen zusammen. Die Aufgaben können in Form von „Eins-aus-fünf-Aufgaben" (siehe z. B. Übungsaufgabe 11, S. 38) oder in Form von „Kombinationsaufgaben" mit den Aussagen I–III (siehe z. B. Beispielaufgabe, S. 26 f.) gestellt sein.

Analyse der möglichen Fehler

Ohne Vorbereitung liest und bearbeitet der bzw. die durchschnittliche TMS-Teilnehmer*in einen MedNat-Text, wie man einen Roman, eine SMS oder die Tageszeitung liest. Man liest zwar vielleicht den gesamten Text, allerdings ohne sich den Inhalt aktiv vorzustellen, Notizen anzufertigen oder Markierungen vorzunehmen. So gelangt man zwar recht rasch zu den Fragen und kann überlegen, welche Aussage richtig oder falsch sein könnte, doch wird man durch die Menge an Informationen im Angabentext höchstwahrscheinlich überfordert sein, da man beim einmaligen Lesen weder die Fakten behalten noch die Zusammenhänge verstanden hat. Aus diesem Grund wird man im Anschluss unkoordiniert den Text oder einzelne Abschnitte noch ein- bis zweimal lesen und versuchen, für die Beantwortung der Fragen relevante Begriffe zu finden, um die Aufgabe zu lösen. Dass dies nicht der ideale Bearbeitungsmodus ist, liegt auf der Hand.

Der erste Fehler dabei ist, einfach unmittelbar mit dem Lesen des Infotextes anzufangen. In diesem Untertest ist es oft ratsamer, vor allem bei den Aufgaben mit nur drei Aussagen (I–III) oder konkret formulierten Fragen zunächst die Frage und die Aussagen zu lesen. Dadurch bekommen wir eine erste Idee zum Textthema und haben eine vage Vorstellung, welche Begriffe und Zusammenhänge besonders relevant sind.

Zu Beginn sollten Sie, ausgerüstet mit zwei bis drei verschiedenfarbigen Textmarkern, die Frage, die Aussagen und den Text gründlich lesen, Fachbegriffe und Formulierungen, soweit Sie sie für relevant erachten oder sie in den Aussagen vorkommen, markieren und sich den Textinhalt erschließen.

Ein weiterer häufiger Fehler ist allerdings das Markieren von zu vielen Informationen. Wer jedes Fremdwort, jeden Fachbegriff oder alle im Text genannten Zusammenhänge markiert, hebt letztendlich nichts hervor. Weniger ist an dieser Stelle mehr. Arbeiten Sie deshalb von den Fragen/Aussagen aus in Richtung Text und nicht umgekehrt. Erst wenn Sie wissen, was gefragt ist, können Sie entscheiden, was wichtige Informationen sind.

Zuletzt sind auch nicht wenige TMS-Teilnehmer*innen von der Formulierung der Aussagen überrascht. In der Schulzeit müssen selten Behauptungen hinsichtlich ihrer Korrektheit bewertet werden, sodass viele Schwierigkeiten haben, Aussagen als ableitbar oder nicht ableitbar zu klassifizieren, wenn die entsprechende Formulierung nicht wortwörtlich im Text zu finden ist. Grundsätzlich gibt es aber auch wieder nur eine Antwortmöglichkeit, die im Sinne der Fragestellung richtig und auf dem Antwortbogen zu markieren ist. Auf die Schwierigkeit der Aussagenbewertung und wie man ihr begegnen kann, wird im folgenden Abschnitt eingegangen.

Bearbeitungsstrategie

Betrachten wir die oben aufgeführten Fehler, so wird klar, dass das Ergebnis für den Untertest MedNat stark von der eigenen Vorbereitung abhängt. Hier müssen wir allerdings unterscheiden: Zum einen haben Sie die Möglichkeit, sich auf die Bearbeitung der Aufgaben selbst vorzubereiten. Bei einer langfristigen Vorbereitung zahlt es sich aber auch aus, medizinisches Grundwissen zu erwerben. Zu empfehlen sind z. B. das „Portal:Medizin" auf Wikipedia und hier vor allem die Artikel zu den Organsystemen des Menschen (besonders Niere, Schilddrüse, Gefäßsystem). Diese sind nicht zu *lernen,* aber das Lesen wird Ihnen ein grobes Verständnis über Funktion und Aufbau vermitteln und auch Ihre Fähigkeit verbessern, Texte zu lesen und zu verstehen.

Im Folgenden beschäftigen wir uns als Erstes mit der Strategie zur Bearbeitung des Untertests während des TMS selbst. Um hier erfolgreich zu sein, muss unsere Arbeitsweise sich vor allem auf drei Punkte konzentrieren:

- Zeiteffizientes Arbeiten mit den Lösungsmöglichkeiten, den Aussagen und dem Text
- Sinnvolles Hervorheben der wichtigen Informationen
- Festlegen auf die im Sinne der Fragestellung richtige Antwort

Betrachten wir zuerst eine Aufgabe, wie sie im TMS gestellt werden könnte. Auf dieser Grundlage lassen sich die einzelnen Bearbeitungsschritte besser verdeutlichen.

Beispiel

Die Synovialflüssigkeit (Synovia) besitzt die gleiche Elektrolytzusammensetzung wie das Ultrafiltrat des Blutplasmas (zellfreier Blutanteil) und befindet sich vor allem in Gelenkhöhlen, Schleimbeuteln (Bursae) und auch in Sehnenscheiden. Als Gelenkschmiere reduziert sie die Reibung und ernährt benachbarte Strukturen, wie den nicht mit Blutgefäßen versorgten hyalinen Knorpel. Durch die hohe Konzentration an Hyaluronsäure kann sie viel Wasser binden und dadurch zur relativ hohen Viskosität (Zähflüssigkeit) und der typischen Rheologie (Fließeigenschaft) beitragen. Sehnenscheiden dienen der besseren Gleitfähigkeit und dem Schutz der darin verlaufenden Sehnen, die durch Knochen und Bänder umgelenkt werden. Ihr

Aufbau gleicht dem der Gelenkkapsel: Das innere Sehnenscheideblatt ist mit der Sehne, das äußere mit den umgebenden Kollagenfasern verwachsen. In den Gleitspalt wird Synovia abgegeben. Eine Entzündung der Sehnenscheiden äußert sich in starken stechenden oder ziehenden Schmerzen.

Welche der nachfolgenden Aussagen lässt/lassen sich aus diesen Informationen ableiten?

I: Um das äußere Sehnenscheideblatt befindet sich Synovialflüssigkeit.

II: Um die Reibung zu reduzieren, beinhaltet die Synovia Nährstoffe.

III: Würde durch einen Defekt in der Produktion von Hyaluronsäure die Hyaluronsäurekonzentration abnehmen, würde dadurch die Viskosität der Synovia sinken.

A Nur Aussage I ist richtig.
B Nur Aussage II ist richtig.
C Nur Aussage III ist richtig.
D Aussage I und II sind richtig.
E Aussage I und III sind richtig.

Wie Sie sehen können, entsprechen die Antwortmöglichkeiten A bis E Kombinationen der drei oben aufgeführten Aussagen. Dies ist eine der Optionen, wie Aufgaben im Untertest MedNat gestellt werden können. Die andere Variante ist, dass die Aussagen direkt hinter den Antwortmöglichkeiten A bis E aufgelistet werden und unter diesen je nach Fragestellung die eine richtige oder falsche ausgewählt werden muss. Beginnen wir nun mit der sinnhaften Bearbeitung der Aufgabe.

Wie zuvor bereits erklärt, ist es strategisch betrachtet klüger, sich vor dem Lesen des Textes mit den zu überprüfenden Aussagen bzw. den Antwortmöglichkeiten zu beschäftigen. Betrachten wir diese deswegen etwas genauer und listen dabei auf, welche Auswirkung die hier aufgeführten Lösungen auf unsere Bearbeitungsstrategie haben:

Antwortmöglichkeit	Aussage I	Aussage II	Aussage III
A	richtig	falsch	falsch
B	falsch	richtig	falsch
C	falsch	falsch	richtig
D	richtig	richtig	falsch
E	richtig	falsch	richtig

Um die Aufgaben schnell und sicher beantworten zu können, sollten Sie mit den Häufigkeiten der Aussagen in den verschiedenen Antwortmöglichkeiten arbeiten. So kommt im Beispiel oben Aussage I in drei Antwortmöglichkeiten vor (A, D und E), sodass Sie diese Aussage als erste überprüfen sollten. Denn hier kann man nach einem klaren Muster vorgehen, nachdem Aussage I überprüft wurde: Sollte sich diese als richtig herausstellen, so fallen Antwortmöglichkeit B und Antwortmöglichkeit C bei der Entscheidungsfindung weg. Ist die Aussage hingegen falsch, so müssen nur noch diese beiden Optionen überprüft werden. Es ergibt sich somit folgendes Bild:

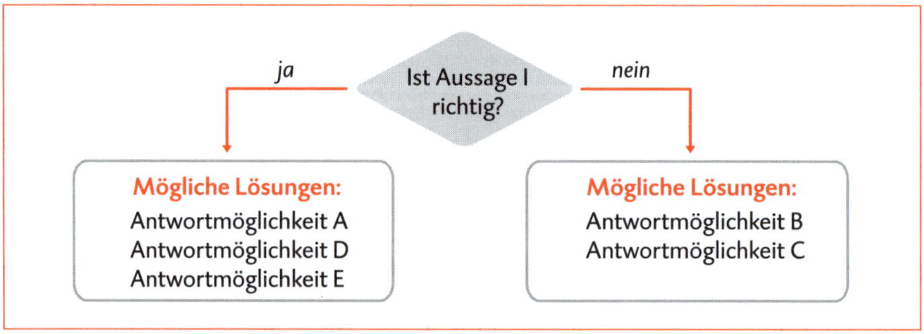

Wir sind hier also in der Lage, durch die Überprüfung einer einzigen Aussage bereits bis zu 60 % der Antwortmöglichkeiten auszuschließen. Dies ist genau das Vorgehen, das ein Generieren schneller Lösungen ermöglicht. Überprüfen Sie nicht blind alle Aussagen, sondern streichen Sie nach jeder Überprüfung deutlich die weggefallenen Optionen aus.

Sollte sich nach der Überprüfung der Aussage I herausstellen, dass diese nicht korrekt ist, so müssen Sie nur noch Antwortmöglichkeit B direkt mit Antwortmöglichkeit C vergleichen. Diese unterscheiden sich darin, ob Aussage II oder III richtig ist. In einem solchen Fall könnten Sie die Aufgabe also lösen, ohne alle drei Aussagen zu überprüfen. Sie sparen sich damit viel Zeit und Konzentration.

Der zweite Bereich, in dem Sie zeiteffizient arbeiten müssen, ist der Umgang mit den Aussagen selbst. Halten Sie sich vor Augen, dass die Texte aus dem medizinischen und naturwissenschaftlichen Bereich stammen. Sie entsprechen seriöser Wissenschaft und sollen möglichst akkurat formuliert sein. Dies bedeutet für uns, dass es Signalwörter gibt, die in einigen Fällen eine Aussage als falsch enttarnen, da sie zu einer zu pauschalen Formulierung führen:

alle, immer, nie, ausschließlich, keine, ...

In der belebten Natur und der Medizin gilt die „Regel", dass es zu allen Situationen auch Ausnahmen gibt. Eine Aussage, die sich darauf bezieht, dass es nur eine einzige Lösung für ein Problem gibt oder ein Substrat immer auf einem einzigen Weg verwendet wird, ist in der Regel falsch. Es ist daher darauf zu achten, dass genannte Signalwörter sofort in den Aussagen markiert werden. Im Gegenzug gibt es natürlich auch Formulierungen, die eher auf eine richtige Aussage hinweisen:

in diesem Fall, tendenziell, oftmals, möglich, wahrscheinlich, in der Regel …

Generell ist auch die Verwendung des Konjunktivs ein Hinweis auf eine korrekte Aussage, da dadurch die Möglichkeit einer oder mehrerer Ausnahmen offengelassen wird.

Halten Sie sich bitte vor Augen, dass die Antwortmöglichkeiten immer auf Basis des vorliegenden Textes bewertet werden müssen. Selbst wenn Sie darüber hinausgehendes Wissen besitzen, das Aussagen relativiert, so müssen Sie sich im Zweifelsfall immer auf die Angaben im Text beziehen. Aus diesem Grund sind Signalwörter, die die Möglichkeit offenhalten, dass anderes Wissen ebenso existieren kann, als seriöser zu betrachten. Dies gilt auch für die beiden Untertests „Textverständnis" (siehe S. 199 ff.) und „Diagramme & Tabellen" (siehe S. 221 ff.).

Eine Gefahr, die sich in den Aussagen der Antwortmöglichkeiten versteckt, ist die Verwendung von ähnlichen Begriffen. Viele Aufgaben im TMS prüfen die Fähigkeit, auch unter Anspannung und Arbeitsbelastung noch genau zu lesen und präzise zu arbeiten. Eine einfache Annahme wird oft über das Phänomen der Ähnlichkeitshemmung „verfälscht". So gibt es in der Medizin und den Naturwissenschaften viele Begriffe mit ähnlicher Schreibweise, aber gegensätzlicher Bedeutung. Ein Beispiel hierfür wäre die Gegenüberstellung eines hypertonischen Milieus mit einem hypotonischen Milieu. Während das erste eine Umgebung mit höherem osmotischen Druck beschreibt, bezieht sich der zweite Ausdruck auf eine Umgebung mit niedrigerem osmotischen Druck. In der Eile können jedoch beide Begriffe gleich erscheinen. Lesen Sie daher vor allem Fachausdrücke besonders genau.

Eine weitere Variante, falsche Aussagen zu generieren, die auf den ersten Blick richtig scheinen, ist, die Bedingung einer Behauptung mit der Konsequenz einer anderen zu verbinden. Beide Formulierungen kennt man aus dem Text, man findet zunächst keinen Fehler, aber zwischen beiden Teilen besteht nicht der postulierte Zusammenhang.

Es empfiehlt sich, immer mit dem Stift in der Hand zu arbeiten, um die Bearbeitungszeit optimal zu nutzen. Nachdem Sie in den Aussagen bereits die wichtigen Fachausdrücke sowie Signalwörter markiert haben, nutzen Sie die gleichen Farben bei der Bearbeitung des Textes. Es liegt an Ihnen, sich selbst die Übersicht und Orientierung zu schaffen und sie auch zu bewahren. Um dies zu ermöglichen, greifen Sie am besten auf verschiedene Methoden zurück:

- Verwendung von unterschiedlichen Farben
- Nutzen von Symbolen und unterscheidbaren Markierungen
- Abstrahieren von Informationen

Wenn Sie einen Text lesen, ist es wichtig, Informationen kenntlich zu machen. Dies bezieht sich nicht nur auf einzelne Fachbegriffe, sondern auch auf die Zusammenhänge, welche sie beschreiben. Da es sich im Untertest „Medizinisch-naturwissenschaftliches Grundverständnis“ im Gegensatz zu „Textverständnis“ (siehe S. 199) nur um relativ kurze Texte handelt, reicht es hier aus, sich auf die drei genannten Methoden zu beschränken.

Zusätzlich zu den Farben, die Sie einsetzen, um Aussagen direkt mit der dazu passenden Textstelle zu verknüpfen, nutzen Sie einfache Symbole, um Zusammenhänge darzustellen. Kreisen Sie Fachbegriffe ein und verbinden Sie diese, wenn sie in einer Wechselwirkung stehen. Ein kleines (+) oder (↑) für einen sich begünstigenden Effekt, ein (–) oder (↓), wenn ein negativer Zusammenhang besteht. Ebenso können Sie einen Ausdruck, der einen Zusammenhang darstellt, deutlich unterstreichen. Dies alles geschieht entweder direkt im Text oder Sie verwenden den Platz am Rand auf gleicher Höhe.

Halten Sie dabei die Menge an Informationen überschaubar gering und achten Sie auf den Zusammenhang mit den Aussagen, die Sie überprüfen. Es ist nicht sinnvoll, jeden Fachbegriff oder jedes Fremdwort hervorzuheben, wenn diese nicht der Lösungsfindung dienen. Dies würde nur Ihre Ressourcen vorzeitig erschöpfen und damit Ihre Leistung in den weiteren Untertests senken.

Bedenken Sie bitte, dass Sie zur vollständigen Bearbeitung einer Aufgabe einen Zeitrahmen von etwa 150 Sekunden anstreben. Selbstverständlich kann dieser in Abhängigkeit von der Komplexität und der Schwierigkeit der Aufgabe abweichen, doch eben darum müssen Sie unnütze Praktiken ablegen. Im Gegensatz zur Schulzeit zählen hier wirklich nur objektiv erreichte Ergebnisse und nicht der Lösungsweg oder die Bearbeitungsmethode.

Ein zusätzlicher Hinweis, den wir Ihnen mit auf den Weg geben möchten

Die Aufgaben des Untertests stammen aus den unterschiedlichsten Feldern der Medizin. Aus diesem Grund wird es Texte geben, die Ihnen eher liegen als andere. Sollten Sie also im Test mit dem Gedanken spielen, sich zu Beginn der Bearbeitung des Untertests einen Überblick über die verschiedenen Texte verschaffen zu wollen, so tun Sie das bitte anhand der Aussagen zum Text, nicht anhand der Texte selbst. Diese geben bereits einen guten Einblick in das behandelte Thema und können so zur Entscheidungsfindung beitragen. Dennoch raten wir tendenziell dazu, die Aufgaben in der vorgegebenen Reihenfolge zu bearbeiten, da sie nach statistisch steigender Schwierigkeit sortiert wurden. Nutzen Sie deswegen Ihre Zeit effizient und beantworten Sie sich selbst die Frage, durch welches Verhalten Sie in der zur Verfügung stehenden Stunde mehr Texte richtig bearbeiten können.

Wenden wir jetzt unsere Bearbeitungsstrategie auf das Beispiel auf S. 26 f. an. Das Vorgehen hier ist exemplarisch und kann sich von Aufgabe zu Aufgabe leicht unterscheiden.

Beispiel

Im ersten Schritt betrachten wir, was überhaupt gesucht wird, und markieren wichtige Informationen der Aussagen:

Lösung gesucht: *Kombination ableitbarer Aussagen*

Antwortmöglichkeit A:
Aussage I richtig, Aussage II falsch, Aussage III falsch

Antwortmöglichkeit B:
Aussage I falsch, Aussage II richtig, Aussage III falsch

Antwortmöglichkeit C:
Aussage I falsch, Aussage II falsch, Aussage III richtig

Antwortmöglichkeit D:
Aussage I richtig, Aussage II richtig, Aussage III falsch

Antwortmöglichkeit E:
Aussage I richtig, Aussage II falsch, Aussage III richtig

Da jede Aussage bei Überprüfung eine 2 : 3-Aufspaltung erzeugt, können wir hier frei wählen. Untersuchen wir deswegen die Aussagen nach Fachausdrücken und Signalwörtern:

I: um äußeres Sehnenscheideblatt befindet sich Synovialflüssigkeit
II: um Reibung zu reduzieren, Nährstoffe
III: Hyaluronsäurekonzentration sinkt, Viskosität sinkt

Überprüfen Sie nun die erste Aussage, so finden wir keine Textstelle, die diesen Zusammenhang belegen würde. Das Gegenteil ist der Fall, da die Synovialflüssigkeit in ihrer Funktion als Gelenkschmiere zwischen dem inneren und äußeren Blatt hier keinen Nutzen hätte. Aussage A ist also nicht korrekt.

Aussage I falsch → Antwortmöglichkeiten A, D und E sind damit widerlegt

Um nun die Lösung zu finden, müssen Sie nur noch Aussage II überprüfen, da diese bei Antwortmöglichkeit B richtig sein muss, während sie bei Antwortmöglichkeit C falsch zu sein hat. Somit brauchen Sie Aussage III nicht mehr zu überprüfen.

In diesem Fall ist die Aussage B nicht richtig. Es ist zwar korrekt, dass die Synovialflüssigkeit Nährstoffe enthält. Nur dienen diese der Versorgung des umliegenden Gewebes und nicht der Reibungsreduktion. Diese wird durch die Hyaluronsäure bewirkt. Da die Fragestellung sich darauf reduziert, welche Aussagen sich aus dem Text ableiten lassen, muss diese Aussage als nicht ableitbar gewertet werden.

Aussage II falsch → Antwortmöglichkeit B ist widerlegt

Somit kann als Lösung C angegeben werden. Bezeichnenderweise haben Sie die Aussage, die diese Antwortmöglichkeit als korrekt angibt, nicht einmal überprüfen müssen. Die dadurch gewonnene Zeit steht bei anderen Aufgaben wieder zur Verfügung und ermöglicht es Ihnen, eine bessere Leistung als der Durchschnitt zu erzielen.

Zusammenfassung

Halten Sie sich bitte bei der Bearbeitung der Aufgaben an folgende Vorgehensweise:

- **Auswahl einer Aufgabe** — 15 Sekunden maximal

  Wie auf den vorangegangenen Seiten erklärt, sind die Aufgaben nach ansteigender Schwierigkeit sortiert, wobei die subjektive Empfindung aber abweichend zu der Auswahl sein kann. Daher können und sollten Sie eine Aufgabe erst einmal überspringen, wenn Ihnen beispielsweise das Thema überhaupt nicht liegt. Bereits in dieser Phase sollten Sie einen Stift in der Hand halten und die wichtigen Begriffe markieren. Auch wenn Sie die Bearbeitung einer Aufgabe aussetzen, so werden Sie im optimalen Fall vor Ablauf der Zeit zu dieser zurückkehren, um sie zu bearbeiten.

- **Arbeiten mit den Antwortmöglichkeiten** — 15 Sekunden maximal

  Sollte es sich um eine Aufgabe handeln, bei der die Antwortmöglichkeiten verschiedene Kombinationen der Aussagen darstellen, so machen Sie sich eine kurze Übersicht, welche Aussage bei der Überprüfung am vorteilhaftesten ist. Dies ist immer dann der Fall, wenn sie zu einer 2:3-Aufspaltung führt. Orientieren Sie sich bitte am oben aufgezeigten Beispiel.

- **Bearbeitung der Aussagen** — 5 Sekunden maximal

  Achten Sie bei diesem Schritt als Erstes darauf, wonach gesucht wird (ableitbare oder nicht ableitbare Aussagen) und markieren Sie die entsprechende Formulierung. Sofern noch nicht über Schritt 1 geschehen, markieren Sie nun die Fachausdrücke und Zusammenhänge in den einzelnen Aussagen. Nutzen Sie verschiedene Farben, um die Übersicht zu bewahren. Sollten Sie hierbei auf Signalwörter stoßen, so heben Sie diese sofort hervor.

- **Bearbeiten des Textes** — 110 Sekunden (im Idealfall)

  Nehmen Sie sich nun die Zeit, den Text aufmerksam zu lesen. Richten Sie Ihren Fokus dabei auf die in den Aussagen markierten Fachausdrücke und Zusammenhänge. Zu diesem Zeitpunkt sollten Sie bereits eine grobe Ahnung vom Thema des Textes und dem darin vorkommenden Vokabular haben. Dieses Wissen wenden Sie direkt bei den Aussagen an. Fangen Sie beispielsweise bei der häufigsten Aussage bei einer Mehrfachauswahl an. Oder suchen Sie sich die kürzeste und in Ihren Augen am einfachsten zu überprüfende Aussage heraus.

- **Festlegen auf eine Lösung** — 10 Sekunden maximal

  Im letzten Schritt müssen wir uns nur noch auf die korrekte Antwort festlegen. Dies kann je nach Fragestellung vier Dinge bedeuten:
  - Die einzige richtige Aussage ist die korrekte Lösungsmöglichkeit.
  - Die einzige falsche Aussage ist die korrekte Lösungsmöglichkeit.
  - Die einzige korrekte Kombination aus richtigen Aussagen ist die korrekte Lösungsmöglichkeit.
  - Die einzige korrekte Kombination aus falschen Aussagen ist die korrekte Lösungsmöglichkeit.

Bearbeitungsstrategie im Überblick

Optional: Auswahl einer Aufgabe
Markieren Sie die Aussagen von zwei bis drei Aufgaben.

Arbeiten mit den Antwortmöglichkeiten
Dies geschieht in Abhängigkeit davon, nach was gesucht wird.

Eine richtige oder falsche Aussage
Markieren Sie Signal- und Schlüsselwörter der einzelnen Aussagen.
Verwenden Sie hierfür immer verschiedene Farben.
Halten Sie die Menge an Markierungen gering.

Eine Kombination richtiger oder falscher Aussagen
Wählen Sie die Aussage, die eine Zwei-zu-drei-Aufspaltung erzeugt.
Markieren Sie Signal- und Schlüsselwörter der einzelnen Aussagen.

Bearbeiten des Textes

- Verwenden Sie zur Bearbeitung des Textes die Farben, die Sie zur Markierung der entsprechenden Aussagen genutzt haben.
- Umkreisen Sie Fachbegriffe und verbinden Sie diese, um Zusammenhänge darzustellen.
- Erweitern Sie die Zusammenhänge um ein (+) oder (–), je nachdem, ob sich die Prozesse unterstützen oder verhindern.
- Markieren Sie nur, was Ihnen bei der Bearbeitung der Aufgabe hilft.

Festlegen auf eine Lösung
Ausstreichen falscher Möglichkeiten, besonders bei Kombinationsaussagen, durch Strategie einfacher.

Übungsaufgaben

Im TMS ist „Medizinisch-naturwissenschaftliches Grundverständnis" der zweite Untertest des Vormittags. Er hat einen Umfang von 24 Aufgaben, die in einem Zeitrahmen von einer Stunde zu bewältigen sind. Das gibt Ihnen im Durchschnitt 150 Sekunden pro Aufgabe. Bedenken Sie aber, dass Sie im TMS zusätzlich noch Zeit benötigen, um die Lösungen auf dem Antwortbogen zu markieren.

Diese Übung durchzuführen, ohne verschiedene farbige Stifte zur Hand zu haben, ist Zeitverschwendung. Nutzen Sie die aufgeführte Bearbeitungsstrategie, um ein besseres Verständnis für diesen Untertest zu entwickeln.

Es folgen nun acht Aufgaben, die Sie immer nach dem gleichen System lösen:

1. Stellen Sie fest, ob nach ableitbaren oder nach nicht ableitbaren Aussagen gesucht wird.
2. Finden Sie Signal- und Schlüsselwörter in den Aussagen.
3. Wählen Sie eine der zu überprüfenden Aussage und arbeiten Sie mit dem Text.
4. Sollten Sie nach der achten Aufgabe noch Zeit haben, so überarbeiten Sie die vorangegangenen Aufgaben.

- **Anzahl der Aufgaben:** 8
- **Zeit pro Aufgabe:** 150 s
- **Gesamtzeit der Übung:** 20 min

9 Die physiologische Kerntemperatur des menschlichen Körpers beträgt 37 °C. Bei dieser Temperatur laufen die nötigen Stoffwechselaktionen in einer für den Organismus günstigen Geschwindigkeit ab. Bei Temperaturerhöhung beschleunigt sich, bei Temperaturerniedrigung verlangsamt sich die Geschwindigkeit. Als Reaktion auf eine Infektion mit Mikroorganismen (Bakterien, Viren), ein Trauma oder auf körperfremde Stoffe reagiert der Körper mit einer Temperaturerhöhung. Durch die Schilddrüsenhormone T3 und T4 wird die Stoffwechselleistung angeregt und die Kernkörpertemperatur steigt. Auch durch die Hormone, die den weiblichen Zyklus bestimmen, wird die Temperatur beeinflusst. Die erste Zyklushälfte wird dominiert vom Hormon Östrogen, die zweite von Progesteron. Progesteron lässt die Temperatur um 0,2 °C bis 1 °C ansteigen. Bei einer Stressreaktion und damit verbundenen erhöhten Hormonspiegeln von Cortison und Adrenalin führt der erhöhte Stoffwechsel zu einer erhöhten Körperkerntemperatur.

Welche Aussage/n ist/sind richtig?

I: Akute Infekte würden die täglichen Temperaturmessungen bei der Verhütung (Bestimmung der fruchtbaren Tage) stören.

II: Käme es bei einem Patienten zu einer Schilddrüsenüberfunktion, würden Sie eine im Vergleich zu einem Schilddrüsengesunden erhöhte Körpertemperatur erwarten.

III: Durch erhöhte Adrenalin- oder Cortisonspiegel kann eine Frau auch in der ersten Zyklushälfte fruchtbar sein.

A Nur Aussage I ist richtig.
B Nur Aussage II ist richtig.
C Nur Aussage III ist richtig.
D Nur Aussage I und III sind richtig.
E Nur Aussage I und II sind richtig.

Was ist gesucht? ☐ ableitbare Aussagen ☐ nicht ableitbare Aussagen

Signalwörter Aussage I: ______________________

Signalwörter Aussage II: ______________________

Signalwörter Aussage III: ______________________

10 Zu den chronisch entzündlichen Darmerkrankungen (CED) gehören zwei bedeutende Krankheitsbilder. Der Morbus Crohn geht vorwiegend vom Dünndarm aus, kann aber den ganzen Mund-Magen-Darm-Trakt betreffen und zeigt Entzündungsreaktionen in allen Darmwandschichten. Bei der Darmspiegelung fällt ein Darm mit immer wieder befallenen Regionen auf, die durch gesunde, nicht entzündete Darmabschnitte unterbrochen werden. Als Symptome zeigen sich beim Morbus Crohn vor allem unblutiger Durchfall und Engstellen im Darm. Das Krebsrisiko ist im Gegensatz zu dem von Darmgesunden um das Fünffache erhöht. Die Entzündung des Darms ist auf eine permanent aktivierte Immunreaktion zurückzuführen, wodurch Immunzellen konstant Botenstoffe aussenden, damit Entzündungszellen angelockt werden und letztendlich die Entzündungsreaktion auslösen. Bei der Colitis ulcerosa kommt es zu einer Entzündung vor allem des Dickdarms. Bei der Darmspiegelung zeigen sich zusammenhängende Schleimhautläsionen, wobei die Entzündungsreaktion vor allem die innerste Darmhautschicht betrifft. Als Hauptsymptom zeigt sich blutiger Durchfall und das Krebsrisiko ist um das 20-Fache erhöht.

Welche Aussagen sind den Informationen im Text zufolge richtig?

I: Die innere Darmschicht ist bei Morbus Crohn und bei Colitis ulcerosa durch die Entzündungsreaktion betroffen.

II: Bei einer Entzündung im Dickdarm stellen Sie die Diagnose einer Colitis ulcerosa.

III: Unterbrochene Entzündungsmuster des Darms mit Entzündungszeichen in allen Darmschichten sind mit einer Erkrankung verbunden, die ein erhöhtes Krebsrisiko mit sich bringt.

A Nur Aussage I ist richtig.
B Nur Aussage II ist richtig.
C Nur Aussage III ist richtig.
D Nur Aussage I und III sind richtig.
E Nur Aussage I und II sind richtig.

Was ist gesucht? ☐ ableitbare Aussagen ☐ nicht ableitbare Aussagen

Signalwörter Aussage I: ____________________

Signalwörter Aussage II: ____________________

Signalwörter Aussage III: ____________________

11 Die Osteodystrophia deformans, auch als Morbus Paget bezeichnet, ist eine Erkrankung des Skelettsystems, bei der es allmählich zu einer Verdickung mehrerer Knochen, meist der Wirbelsäule, des Beckens, der Extremitäten oder des Schädels kommt. Es handelt sich um eine chronische, langsam fortschreitende Krankheit, an der hauptsächlich ältere Menschen leiden. Sie kann sich auf eine oder zwei Körperstellen beschränken oder sich ausbreiten. Kennzeichnend ist ein rascher Verfall und Umbau der Knochen. Am Beginn der Krankheitsentwicklung steht eine gesteigerte Aktivität der Osteoklasten, welche Knochensubstanz abbauen. Reaktiv folgen dann ungeordnete Anbauvorgänge, wobei die neue Knochenmasse verformt und brüchig ist. Die Krankheitsursache ist nicht sicher bekannt. Neuere Forschungen weisen auf genetische Ursachen oder eine vorangegangene Virusinfektion hin. Als Ausdruck eines erhöhten Knochenabbaus sind freigesetzte Aminosäuren, vor allem Hydroxyprolin, im Urin nachweisbar. Bedingt durch die vermehrte Aktivität der Osteoklasten ist im Blut auch ein Anstieg der alkalischen Phosphatase zu verzeichnen, während die Kalziumwerte im Serum normal bleiben. Marker (Signalstoffe), die eine erhöhte Knochenresorption (Abbau) des Typ-1-Collagens beim Knochen anzeigen, wie das C-terminale Telopeptid (CTX), können auch erhöht sein.

Welche Aussage trifft dem Text zufolge bei Morbus Paget **nicht** zu?

A Es kommt zu einem rasch fortschreitenden Abbau und einem geordneten Anbau von Knochensubstanz.

B Eine erhöhte alkalische Phosphatase im Blut kann auf einen Morbus Paget hinweisen.

C Junge Menschen erkranken vergleichsweise seltener als alte.

D Ein erhöhter Knochenabbau kann im Urin nachgewiesen werden.

E Die Krankheit führt zu verdickten, aber brüchigeren Knochen.

Was ist gesucht? ☐ ableitbare Aussagen ☐ nicht ableitbare Aussagen

Signalwörter Aussage A: ______________________________

Signalwörter Aussage B: ______________________________

Signalwörter Aussage C: ______________________________

Signalwörter Aussage D:

Signalwörter Aussage E: ______________________________

12 Die Fähigkeit eines Tumors, Metastasen (autonome Absiedelungen) zu bilden, verschlechtert die Heilungschancen einer Krebserkrankung erheblich. Die tatsächlichen Heilungschancen hängen von der Art und der Lokalisation des Tumors ab. So können einige Tumore, wie etwa Lymphome, trotz Metastasenbildung noch recht gut auf eine medikamentöse Behandlung ansprechen, während aggressive, solide Tumoren infolge des invasiven (auffressenden) Wachstums auch ohne Metastasierung so gefährlich sind, dass sie zum Tod führen können. Metastasen entstehen, indem sich Krebszellen vom ursprünglichen Tumor ablösen, mit dem Blut oder mit der Lymphe wandern und sich in anderen Körperteilen wieder ansiedeln und vermehren. Je nach Ausbreitungsweg heißen sie hämatogene (Blut) oder lymphogene (Lymphe) Metastasen. Ob Krebszellen metastasieren, hängt nach neuesten Forschungsergebnissen von ihrer Fähigkeit ab, embryonale Transkriptionsfaktoren einzuleiten. Durchschnittlich werden bei 30 % aller Patienten mit bösartigen Tumoren Metastasen schon bei der Erstdiagnose festgestellt. Bei weiteren 30 % findet man sie erst im weiteren Behandlungsverlauf. Schon sehr kleine Tumore können metastasieren, z. B. ein Brustkrebs von 1 cm Durchmesser in 20 % aller Fälle.

Welche der folgenden Aussagen sind dem Text zufolge **falsch**?

I: Einige Tumore können trotz ihrer frühen Metastasierung besser behandelt werden als nicht metastasierte.

II: 20 % der Brusttumore haben bereits bei der Erstdiagnose metastasiert.

III: Lymphogene Metastasen sprechen noch recht gut auf eine medikamentöse Behandlung an.

A Nur Aussage I ist falsch.

B Nur Aussage II ist falsch.

C Nur Aussage I und II sind falsch.

D Nur Aussage II und III sind falsch.

E Alle Aussagen sind falsch.

Was ist gesucht? ☐ ableitbare Aussagen ☐ nicht ableitbare Aussagen

Signalwörter Aussage I: ____________________

Signalwörter Aussage II: ____________________

Signalwörter Aussage III: ____________________

13 Das Ulcus duodeni ist ein Geschwür (Ulcus) im Zwölffingerdarm (Duodenum). Kriterium für die Klassifikation als Ulcus ist ein Substanzdefekt, der die Lamina muscularis mucosae, das heißt die unter der eigentlichen Schleimhaut liegende Muskelschicht, überschreitet. Oberflächlichere Läsionen werden als Erosion bezeichnet. Typische Duodenalulcera kommen etwa viermal häufiger vor als Magengeschwüre. Sie treten vermehrt im jüngeren bis mittleren Lebensalter, vorwiegend bei Personen männlichen Geschlechts (mehr als doppelt so häufig wie bei Frauen) und bei Personen mit Blutgruppe 0 auf. Das Auftreten wird vermehrt im Frühling und im Herbst beobachtet. Im Laufe seines Lebens erkrankt etwa jeder Zehnte an einem Ulcus duodeni. Die Erkrankungsrate pro Jahr liegt bei 0,1 bis 0,2 % und ist insgesamt leicht rückläufig. An der Entstehung eines Ulcus duodeni scheinen mehrere Faktoren beteiligt zu sein. Allgemein gesprochen liegt jedem Zwölffingerdarmgeschwür ein Missverhältnis von schleimhautschützenden Faktoren (Schleim, Bikarbonat, Prostaglandin) und aggressiven Faktoren wie Magensäure, Proteasen und entzündlichen Reaktionen zugrunde. Eine chronische Infektion mit dem Bakterium *Helicobacter pylori* ist seit den 1980er-Jahren als einer der wichtigsten Auslöser gesichert. Weitere additiv wirkende Mechanismen sind Hyperazidität (zu niedriger pH-Wert), Durchblutungsstörungen der Darmwand und die Dauereinnahme von Medikamenten, die die Prostaglandinsynthese hemmen (z. B. Acetylsalicylsäure). Auch psychosomatische Faktoren wie Stress spielen eine Rolle. Atypisch lokalisierte, mehrfache und nach Ausheilung wiederkehrende Ulcera weisen auf ein genetisch bedingtes Zollinger-Ellison-Syndrom hin.

Welche der folgenden Aussagen ist richtig?

- **A** Das Zollinger-Ellison-Syndrom wird vermehrt bei Personen mit der Blutgruppe 0 beobachtet.
- **B** Bei Männern tritt das Magengeschwür unabhängig von der Blutgruppe häufiger auf als bei Frauen mit der Blutgruppe 0.
- **C** Auf einen Patienten mit einem Duodenalulcus kommen vier Patienten mit einem Magenulcus.
- **D** Eine Erosion durchbricht die Lamina muscularis mucosae nicht.
- **E** Vor den 1980ern waren chronische Infektionen mit *Helicobacter pylori* selten.

Was ist gesucht? ☐ ableitbare Aussagen ☐ nicht ableitbare Aussagen

Signalwörter Aussage A: ______________________________

Signalwörter Aussage B: ______________________________

Signalwörter Aussage C: ______________________________

Signalwörter Aussage D: ______________________________

Signalwörter Aussage E: ______________________________

14 Die Wirbeltiere (Vertebrata), oft Schädeltiere (Craniota oder Craniata) genannt, bilden einen Unterstamm der Chordatiere (Chordata) und umfassen Schleimaale, Neunaugen, Knorpel- und Knochenfische, die Amphibien, die Reptilien, die Vögel und die Säugetiere mit zusammen nahezu 58 000 rezenten Arten. Dabei handelt es sich nach Schätzungen um etwa ein Prozent aller im Verlauf der Wirbeltierevolution entstandenen Arten. Daneben sind weltweit bisher mehrere Zehntausend fossile Arten entdeckt worden.
Der Begriff „Vertebrata" kann – je nach Quelle und taxonomischer Betrachtung – auch enger oder weiter verstanden werden. Im ersteren Falle werden die Schleimaale aus der Gruppe ausgeschlossen (als Vertebrata sensu stricto), im letzteren, als veraltet geltenden, auch die Schädellosen einbezogen. Aufgrund der hohen Verbreitung und des Bekanntheitsgrades wird hier für die „Kieferlosen und Kiefermäuler" der Name „Wirbeltiere" (Vertebrata) statt des korrekten „Schädeltiere" verwendet.
Seit 2005 galt der Fisch *Paedocypris progenetica* mit einer Länge von 7,9 mm beim Weibchen und 10 mm beim Männchen als das kleinste lebende Wirbeltier – bis zur Entdeckung der Froschart *Paedophryne amauensis* mit einer Länge von 7,7 mm. Das größte bekannte Wirbeltier der Erdgeschichte ist der heute lebende Blauwal (*Balaenoptera musculus*) mit einer Länge von bis zu 33 Metern und 200 Tonnen Gewicht. Die größten Wirbeltiere des Festlandes waren die Sauropoden, eine sehr artenreiche Gruppe der Dinosaurier.

Welche der folgenden Aussagen ist dem Text zufolge **falsch**?

A Das kleinste bekannte Wirbeltier ist ein Frosch.

B Alle Vertebrata sind Chordata.

C Es gibt etwa 58 000 Arten von Chordatieren.

D Der *Balaenoptera musculus* ist ein Schädeltier.

E Das kleinste Wirbeltier könnte der *Paedophryne amauensis* sein.

Was ist gesucht? ☐ ableitbare Aussagen ☐ nicht ableitbare Aussagen

Signalwörter Aussage A: ____________________

Signalwörter Aussage B: ____________________

Signalwörter Aussage C: ____________________

Signalwörter Aussage D: ____________________

Signalwörter Aussage E: ____________________

15 Die Atemregulation fasst alle Steuerungsvorgänge zusammen, die zur Kontrolle der Atmung notwendig sind und die Sauerstoffversorgung aller Körperzellen gewährleisten. Die Atmung wird im Wesentlichen durch das Atemzentrum des Gehirns gesteuert. Das Volumen, welches eingeatmet wird, wird primär durch die CO_2-Konzentration im arteriellen Blut geregelt. Die Messung erfolgt zum einen durch zentrale Chemorezeptoren im Hirnstamm, zum anderen durch periphere Chemorezeptoren im Glomus caroticum und in den Glomera aortica. Diese Rezeptoren werden durch eine erhöhte CO_2-Konzentration aktiviert.

Eine erniedrigte Sauerstoffkonzentration im Blut kann nur in peripheren Chemorezeptoren gemessen werden und kann auch einen Einfluss auf die Atemsteuerung nehmen. Dies gilt auch für pH-Rezeptoren, die auf niedrige pH-Werte reagieren. Aktivierte zentrale und periphere Chemorezeptoren leiten Signale weiter, die zu einer Erhöhung des Atemminutenvolumens führen, um mehr Sauerstoff aufzunehmen.

Zu welchen Anpassungen kommt es bei den genannten Situationen?

I: Erhöhte CO_2-Konzentration $\Rightarrow$ Erhöhtes Atemminutenvolumen.

II: Fallende Sauerstoffkonzentration $\Rightarrow$ Aktivierung von Chemorezeptoren im Hirnstamm.

III: Niedriger pH-Wert $\Rightarrow$ Aktivierung von Chemorezeptoren im Glomus caroticum.

A Nur Paarung I passt zusammen.

B Paarungen I und III passen zusammen.

C Paarungen II und III passen zusammen.

D Alle Paarungen passen zusammen.

E Paarungen I und II passen zusammen.

Was ist gesucht?

☐ ableitbare Zusammenhänge ☐ nicht ableitbare Zusammenhänge

Signalwörter Aussage I: ______________________

Signalwörter Aussage II: ______________________

Signalwörter Aussage III: ______________________

16 Eine Leukozytose bezeichnet eine Erhöhung von Leukozyten (weißen Blutkörperchen) im Blut. Der Mensch verfügt normalerweise über ca. 4 400 bis 11 300 Leukozyten pro Mikroliter Blut. Wird dieser Wert überschritten, spricht man von einer Leukozytose, bei Leukozytenzahlen über 100 000/µl auch von einer Hyperleukozytose. Eine Verminderung der Leukozytenzahl nennt man Leukopenie (altgr. *penia* = Mangel). Anhand des Differentialblutbildes lässt sich klären, welche Zellunterart für die Vermehrung der Leukozyten verantwortlich ist. Häufig handelt es sich um eine Vermehrung von neutrophilen Granulozyten (Neutrophilie) oder von Lymphozyten (Lymphozytose), aber auch die übrigen weißen Blutkörperchen können von einer solchen Zellzahlerhöhung betroffen sein (Basophilie, Eosinophilie, Monozytose). Die Leukozytose kommt bei den meisten infektiösen Prozessen, die mit einer akuten Entzündung einhergehen, zum Beispiel der Appendizitis („Blinddarm"-Entzündung) und der Cholezystitis (Entzündung der Gallenblase), vor. Außerdem kann es ein Hinweis auf eine beginnende Leukämie sein. Weiterhin erzeugt die Gabe von Glucocortikoiden eine Leukozytose mit Lymphozytopenie.

Welche der folgenden Aussagen sind dem Text zufolge richtig?

I: Leukozytenzahlen über 100 000/µl bezeichnet man als Hyperleukopenie.

II: Bei einer Leukämie kommt es zu einer Vermehrung der Blutplättchen.

III: Ein Patient, der mit Glucocortikoiden behandelt wird, kann aufgrund der Leukozytose nicht gleichzeitig eine Appendizitis haben.

A Nur die Aussage I ist richtig.

B Nur die Aussage III ist richtig.

C Keine der Aussagen ist richtig.

D Die Aussagen I und II sind richtig.

E Die Aussagen I und III sind richtig.

Was ist gesucht? ☐ ableitbare Aussagen ☐ nicht ableitbare Aussagen

Signalwörter Aussage I: ______________________________

Signalwörter Aussage II: ______________________________

Signalwörter Aussage III: ______________________________

Verbesserungsstrategie

In Ihrem angestrebten Studium wird es nichts Alltäglicheres geben als das Arbeiten mit medizinischen Texten. In diesem Untertest werden deswegen zu Recht Ihre Fähigkeiten geprüft, Fachtexte schnell und sicher zu erfassen und Verständnisfragen zu beantworten.

Nehmen Sie sich bitte Zeit, über die bearbeiteten Aufgaben und Ihre Erfahrungen zu reflektieren.

Wie einfach bzw. schwer war für Sie der Umgang mit den Ansprüchen des Untertests?

	sehr einfach	eher einfach	eher schwer	sehr schwer
Umgang mit den verschiedenen Fachbegriffen und Fremdwörtern	☐	☐	☐	☐
Verknüpfung von Aussagen mit entsprechenden Textstellen	☐	☐	☐	☐
Festlegen auf die richtige Lösungsmöglichkeit	☐	☐	☐	☐

Welche Bearbeitungsstrategie hat sich als besonders nützlich erwiesen? Und welche Strategie möchten Sie bei der nächsten Übung anwenden oder besser umsetzen?

Platz für weitere Notizen:

Schlauchfiguren

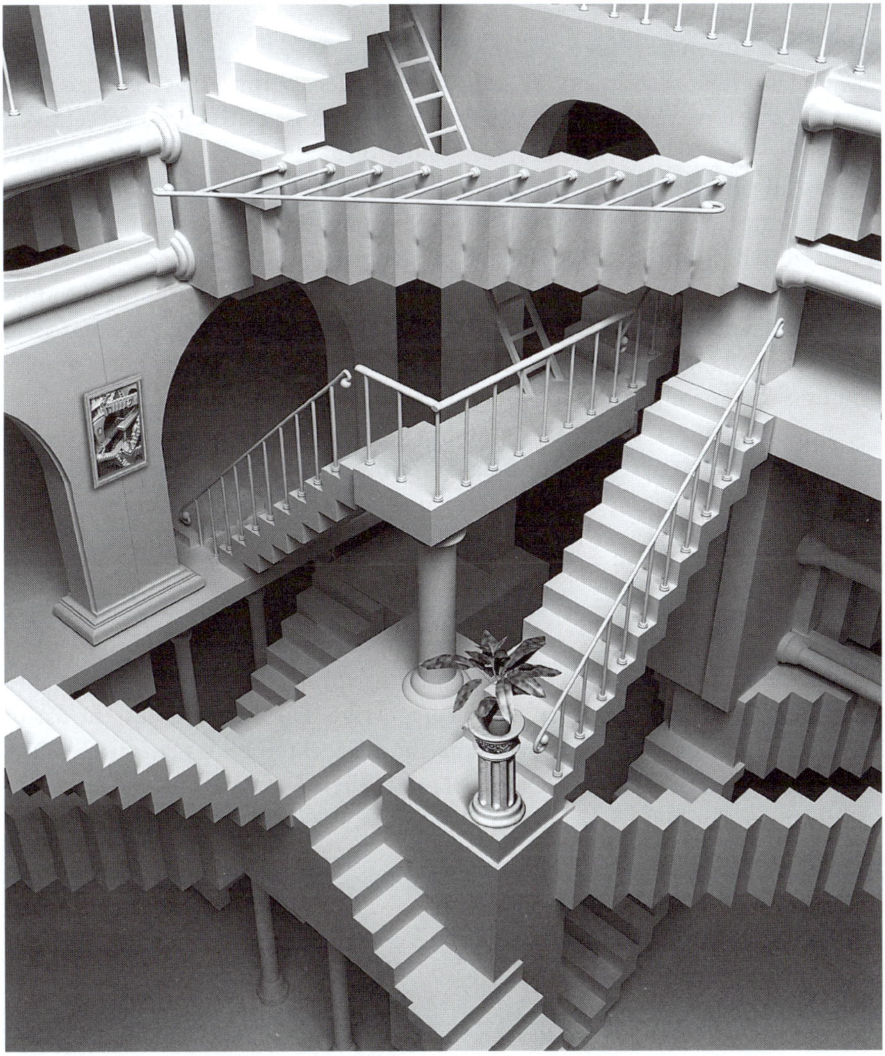

Aufbau und Trainierbarkeit

Der Untertest „Schlauchfiguren“ ist die dritte Aufgabenreihe am Vormittag des TMS. Sein Ziel ist es, das räumliche Vorstellungsvermögen der Testteilnehmer*innen zu prüfen.

Der Untertest besteht aus 24 Aufgaben, wiederum mit 20 gewerteten Aufgaben und 4 Einstreuaufgaben. Wie bei allen Tests ist es trotz des subjektiven Empfindens der Schwierigkeit ratsam, sich grob an die vorgegebene Reihenfolge der Aufgaben zu halten, da diese nach steigendem Anspruch sortiert sind. Für die Bearbeitung stehen insgesamt 15 Minuten Zeit zur Verfügung. Das entspricht durchschnittlich 37 Sekunden pro Aufgabe.

Aufgrund seines einheitlichen Aufbaus und der wiederkehrenden Anforderungen ist die Trainierbarkeit als sehr hoch einzustufen. Auch ein kurzfristig angesetztes Üben verspricht bei Einhaltung eines festen Systems noch signifikant bessere Ergebnisse als ein vorbereitungsloses Antreten zum Test.

Durch die gute Trainierbarkeit sind die durchschnittlichen Punktwerte bei diesem Untertest recht hoch und liegen in der Regel etwas über der von den Testentwicklerinnen und -entwicklern angepeilten Hälfte der Punktzahl. Folglich wird die Schwierigkeit der einzelnen Aufgaben vonseiten der TMS-Entwickler*innen von Jahr zu Jahr erhöht.

Pro Aufgabe werden zwei Bilder eines durchsichtigen Würfels gegenübergestellt, in dem sich eine oder mehrere Schlauchfiguren befinden. Während das linke Bild den Würfel in der Ansicht von vorne darstellt, zeigt das rechte denselben Würfel aus einer anderen Perspektive. Die Aufgabe besteht darin, anzugeben, welcher Perspektive die Ansicht des rechten Bildes entspricht. Den Antwortmöglichkeiten A bis E sind dabei bei allen Aufgaben die gleichen Perspektiven zugeordnet (Ansicht von: A – rechts, B – links, C – unten, D – oben, E – hinten).

Analyse der möglichen Fehler

Der mit Abstand häufigste Fehler ist, die Aufgabenstellung falsch umzusetzen. Bei diesem Untertest wird ausdrücklich nicht danach gefragt, durch welche Drehung des Würfels die in der rechten Abbildung dargestellte Perspektive entstanden ist. Es geht darum, zu erkennen, wie sich die Perspektive des Betrachters bzw. der Betrachterin um das Objekt verschoben hat.

Um diesen Fehler zu verstehen, muss man sich die Auswirkung vor Augen führen, die sich durch die falsche Annahme ergibt. Für die meisten Testteilnehmer*innen erscheint der Würfel als Objekt, das sie in ihrer Hand halten könnten. Von dieser Vorstellung ausgehend ist es nur logisch, ihn in Gedanken zu bewegen, wie man ihn auch in der Realität drehen würde. Doch genau hier liegt das Problem: Eine Drehung nach rechts wäre gleichzusetzen mit einer Verschiebung der Perspektive auf die linke Seite. Obwohl also der Gedanke selbst richtig ist, führt er zu einem falschen Ergebnis.

Ebenso kann es passieren, dass man aus Unachtsamkeit vom rechten Bild als Vorderansicht ausgeht und dann im linken Würfel die Perspektive überprüft und so die falsche Antwort wählt. Wenn Sie diesen Fehler in der Reflexion bei sich bemerken, versuchen Sie sich hierfür immer wieder zu sensibilisieren.

Betrachten wir das folgende Beispiel:

Beispiel

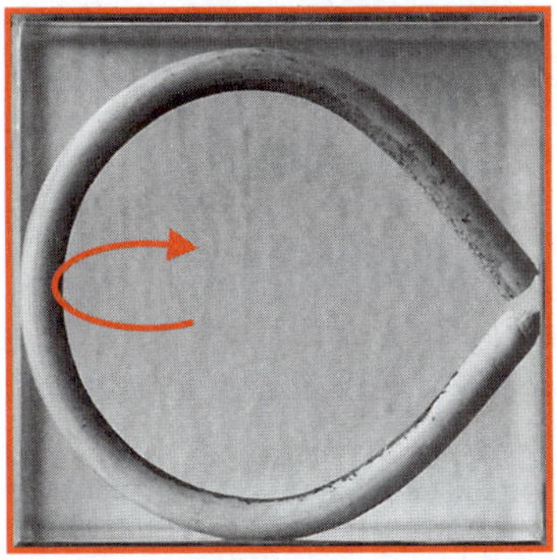

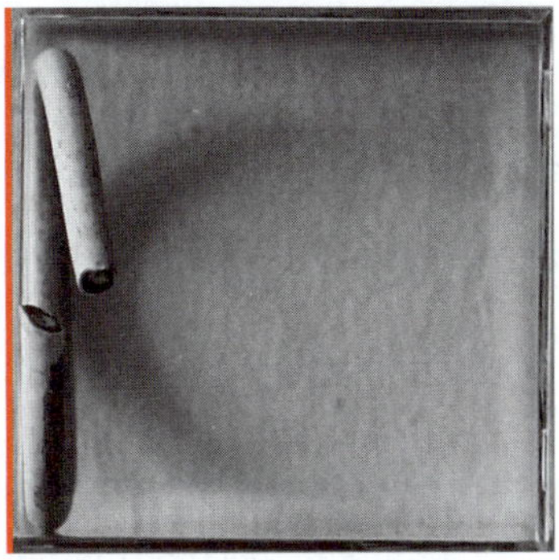

Vergleichen wir das linke Bild – dies ist immer die Ausgangssituation – mit dem rechten. Wir können erkennen, dass die Schlauchenden, die zunächst zur rechten Seite gezeigt haben, nun direkt nach vorne zeigen. Würden wir den Würfel in der Hand halten, bedeutete das eine Drehung nach links, da die markierte Seite in diese Richtung wandern würde.

Doch eben genau diese Schlussfolgerung führt in die Irre, da es in den Aufgaben nicht um die Drehung des Würfels geht, sondern um die Änderung der Perspektive zum Gegenstand.

Stellen Sie sich den Würfel als Ausstellungsstück in einem Museum vor. Etwas, das zwar betrachtet, aber nie berührt oder bewegt werden darf. Wir selbst sind aber als Besucher des Museums in der Lage, uns um das Objekt zu bewegen und damit auch unsere Perspektive zu verschieben. Wir können die Perspektive ändern, indem wir das Objekt entweder von links oder rechts oder auch von oben oder unten (stellen Sie sich z. B. vor, es hängt von der Decke herab) betrachten.

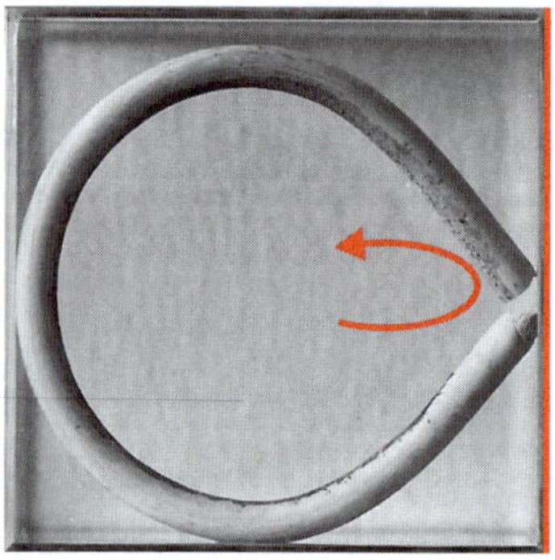

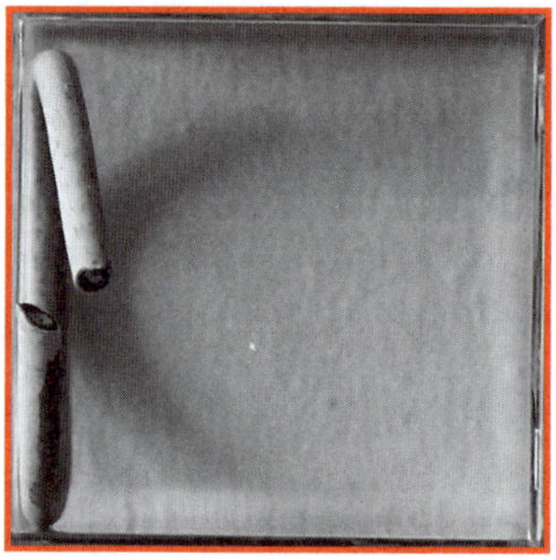

Stellen wir uns also vor, dass wir nach rechts gehen müssen, um die Perspektive des zweiten Bildes zu erhalten, so haben wir die richtige Lösung. Führen Sie sich diesen Unterschied so lange vor Augen, bis Sie ihn verinnerlicht haben. Denn im Test geschieht dieser Fehler einfach zu schnell oder kostet auf Dauer sehr viel Konzentration.

Bearbeitungsstrategie

Um bei diesem Untertest besonders erfolgreich zu sein, muss man verstehen, wo die eigentliche Schwierigkeit liegt. Hier sind vor allem drei Punkte zu nennen:

- die subjektive Einschätzung der Schwierigkeit einzelner Aufgaben
- Probleme bei der mentalen Visualisierung von Gegenständen
- die kurze Bearbeitungszeit pro Aufgabe

Diese Probleme gelten zunächst für alle Kursteilnehmer*innen, doch kann man sich durch die Vermeidung typischer Fehler und mit gezieltem Training einen Vorteil verschaffen.

Nehmen wir beispielsweise den Punkt, dass alle Aufgaben zwar grob nach ihrer Schwierigkeit sortiert sind, aber subjektiv als unterschiedlich schwer empfunden werden. Man ist nicht an eine feste Reihenfolge gebunden, in der die Aufgaben bearbeitet werden müssen. Nutzen Sie also die ersten fünf bis zehn Sekunden, um sich einen kurzen Überblick über die kommenden Aufgaben zu verschaffen. Entscheiden Sie dann bewusst, mit welcher Aufgabe Sie beginnen möchten. Wichtig ist hier nur, dass Sie nicht zu viel Zeit darauf verwenden, die verschiedenen Aufgaben miteinander zu vergleichen. Wählen Sie also eher spontan aus dem Bauch heraus, welche Aufgabe Ihnen im Moment am meisten zusagt.

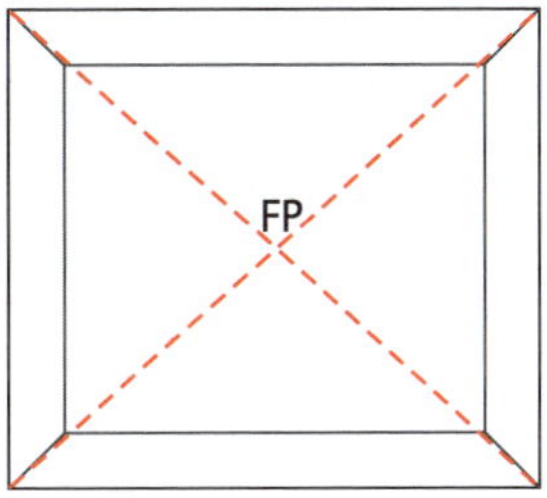

Bei Schlauchfiguren bietet es sich besonders an, mit Würfeln zu beginnen, deren Strukturen besonders markante Merkmale aufweisen. So sind Schlauchenden, Knoten, Überlappungen, einzelne Berührungen mit einer Wand oder zusätzliche Elemente sehr hilfreich für eine schnelle und sichere Orientierung.

Bei diesem Untertest ist ein systematisiertes Vorgehen besonders hilfreich. Um hier Vorteile nutzen zu können, müssen wir aber zuerst genau verstehen, wie die Aufgaben aufgebaut sind.

Alle Abbildungen im Untertest Schlauchfiguren sind frontal aufgenommene Fotografien, die einen Fluchtpunkt aufweisen. Die Besonderheit dieser Art der Abbildung ist, dass die Kanten eines Würfels, die die Ausdehnung in die Tiefe darstellen, auf einen gemeinsamen Punkt zuzulaufen scheinen, obwohl sie eigentlich parallel zueinander verlaufen. Wir können aus dieser Information folgende Regeln ableiten:

- Wir können alle Seitenwände in jeder Abbildung zeitgleich betrachten.
- Objekte, die näher am Betrachter bzw. an der Betrachterin sind, erscheinen größer und scharf.
- Objekte, die weiter entfernt vom Betrachter bzw. von der Betrachterin sind, erscheinen kleiner und unscharf.

Auch wenn diese Regeln recht simpel scheinen, bilden sie die Grundlage, um eine schnelle und sichere Entscheidung über die Änderung der Perspektive zu fällen. Denn sie helfen uns, die Lage der verschiedenen Strukturen im Würfel besser zu beurteilen. Wenden wir diese Erkenntnisse auf ein neues Beispiel an, so sehen wir Folgendes:

Beispiel

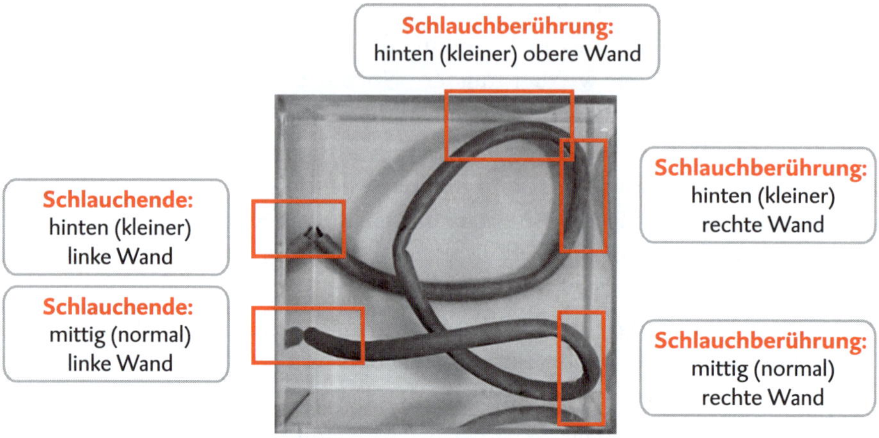

Mit dieser Einteilung können Sie schnell ein stark vereinfachtes Bild der Schlauchfigur visualisieren. In unserem Beispiel haben wir:

Hintere Ebene:	+ Schlauchende (linke Wand, mittig)
	+ Schlauchberührung (obere Wand, rechts)
	+ Schlauchberührung (rechte Wand, oben)
Mittlere Ebene:	+ Schlauchende (linke Wand, unten)
	+ Schlauchberührung (rechte Wand, unten)
Vordere Ebene:	Freiraum

Auch das Fehlen von Strukturen ist eine Information, mit der wir arbeiten können (in manchen Fällen sogar müssen). Deswegen ist es wichtig, sich vor Augen zu führen, welche Merkmale für uns beachtenswert sind:

- Berührungen der Schlauchfigur mit den Wänden
- Schlauchöffnungen, Schlauchenden, Endknoten
- Überschneidungen mit anderen Schläuchen
- Unregelmäßigkeiten in der Oberfläche des Schlauches (Torsionen, Knicke, Abschürfungen)
- Schlaufen und ähnliche Öffnungen, durch die wir auf die Rückwand blicken können
- Freiräume
- Wände ohne Berührungen

Selbstverständlich fehlt im TMS die Zeit, um eine wie im Beispiel oben dargestellte übersichtliche Tabelle mit Informationen zu erstellen. Genau aus diesem

Grund muss man sich auf einzelne Charakteristika konzentrieren. Durch das Reduzieren einer komplex erscheinenden Schlauchfigur auf wenige Kennzeichen ist man in der Lage, die Verschiebung der Perspektive eindeutig und dabei weniger mühsam zu bestimmen.

Wählen Sie dazu am besten Strukturen, die aus beiden Perspektiven sichtbar sind. Je höher der Wiedererkennungswert, umso einfacher werden Sie eine Aufgabe bearbeiten können. Ziel ist, über die Positionsänderung der beobachteten Merkmale die Änderung der Perspektive abzuleiten. Schauen Sie sich dazu noch einmal das vorherige Beispiel zusammen mit der zweiten Abbildung derselben Struktur an.

Beispiel

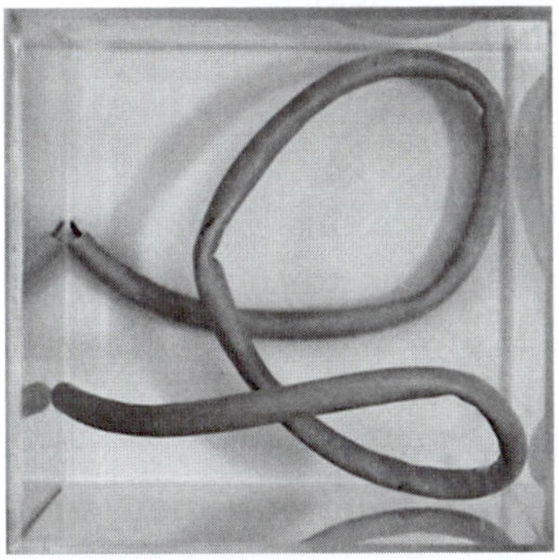

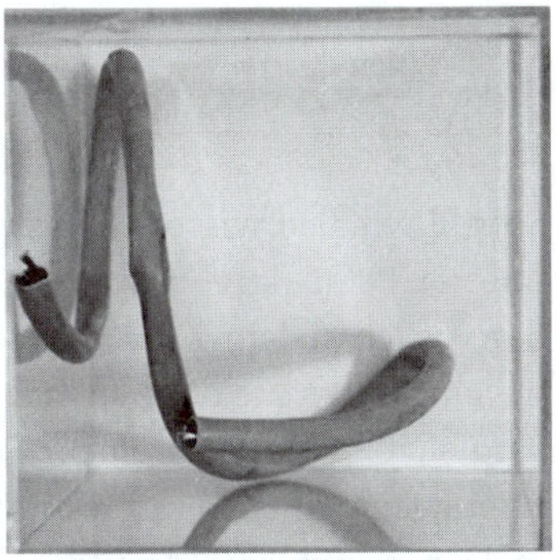

Jetzt führen Sie sich die Merkmale vor Augen, die besonders auffallen. Diese können grundsätzlich von Kursteilnehmer*in zu Kursteilnehmer*in unterschiedlich sein. In der Regel führen Schlauchenden sowie Berührungen mit den Wänden schnell zum Erfolg. Diese Kennzeichen werden auf beiden Abbildungen markiert, um sie danach miteinander zu vergleichen.

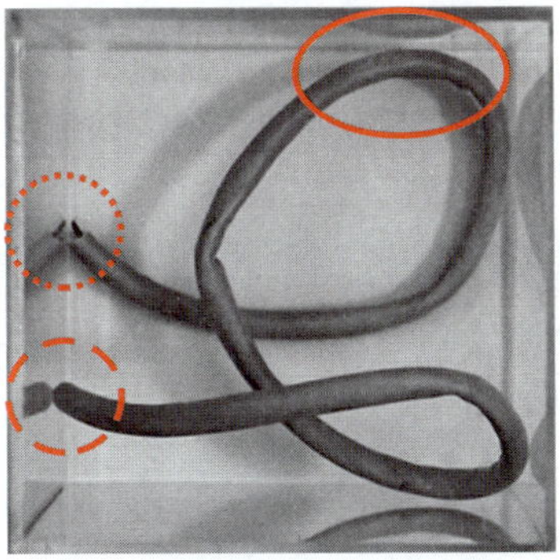

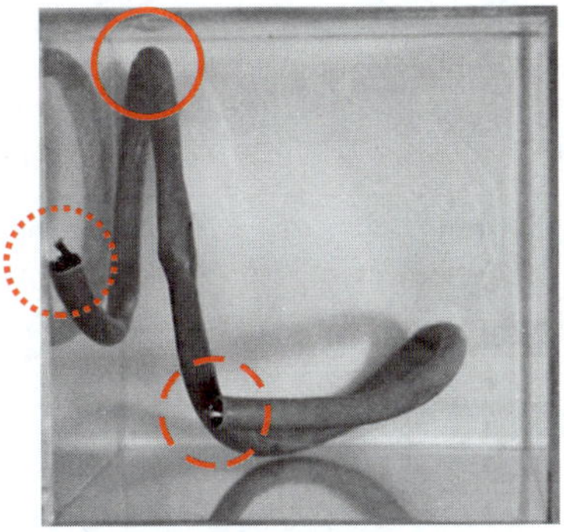

Um jetzt die Verschiebung unserer Merkmale zu vergleichen, müssen wir verstehen, dass es nur zwei Arten des Ansichtswechsels gibt. Da wir unsere Perspektive um den Würfel nur einmalig verändern können, gibt es nur die Option, dies als Drehbewegung auf horizontaler Ebene zu tun, oder als Kippbewegung in der vertikalen Ebene. Alle fünf gegebenen Lösungsmöglichkeiten lassen sich auf eine der beiden Bewegungen reduzieren.

Drehbewegung der Perspektive um den Würfel	Alle Merkmale verschieben sich auf einer horizontalen Linie. rechts – hinten – links
Kippbewegung der Perspektive um den Würfel	Alle Merkmale verschieben sich auf einer vertikalen Linie. oben – unten

Sobald wir also wissen, ob es sich um eine Dreh- oder um eine Kippbewegung unserer Perspektive um den Würfel handelt, müssen wir nur noch entscheiden, welche Lösung korrekt ist. Am einfachsten ist dies, wenn wir uns fragen, welche Merkmale des zweiten Würfels nun direkt auf uns gerichtet sind. Dann vergleichen wir, zu welcher Seite des Kubus diese Charakteristika vorher gezeigt haben. Ebenso interessant ist es, zu fragen, welche zuvor sichtbaren Merkmale in der zweiten Abbildung verschwunden sind.

rechts (Drehbewegung)	Merkmale, die im zweiten Würfel auf die Betrachterin bzw. den Betrachter gerichtet sind, waren im Original zur rechten Wand ausgerichtet. Jede Struktur, die jetzt im Hintergrund (verdeckt) liegt, befand sich vorher an der linken Wand.
links (Drehbewegung)	Merkmale, die im zweiten Würfel auf die Betrachterin bzw. den Betrachter gerichtet sind, waren im Original zur linken Wand ausgerichtet. Jede Struktur, die jetzt im Hintergrund (verdeckt) liegt, befand sich vorher an der rechten Wand.
hinten (Drehbewegung)	Hier erscheinen alle Merkmale gespiegelt. Was im Original rechts war, erscheint im zweiten Würfel links. Was auf die Betrachterin bzw. den Betrachter gerichtet war, ist nun im Hintergrund.

oben (Kippbewegung)	Merkmale, die im zweiten Würfel auf die Betrachterin bzw. den Betrachter gerichtet sind, waren im Original zur oberen Wand ausgerichtet. Jede Struktur, die jetzt im Hintergrund (verdeckt) liegt, befand sich vorher an der unteren Wand.
unten (Kippbewegung)	Merkmale, die im zweiten Würfel auf die Betrachterin bzw. den Betrachter gerichtet sind, waren im Original zur unteren Wand ausgerichtet. Jede Struktur, die jetzt im Hintergrund (verdeckt) liegt, befand sich vorher an der oberen Wand.

Betrachten wir vor dem Hintergrund dieser Informationen ein letztes Mal unser Beispiel, um die eindeutige Verschiebung der Perspektive um den Würfel zu bestimmen:

Beispiel

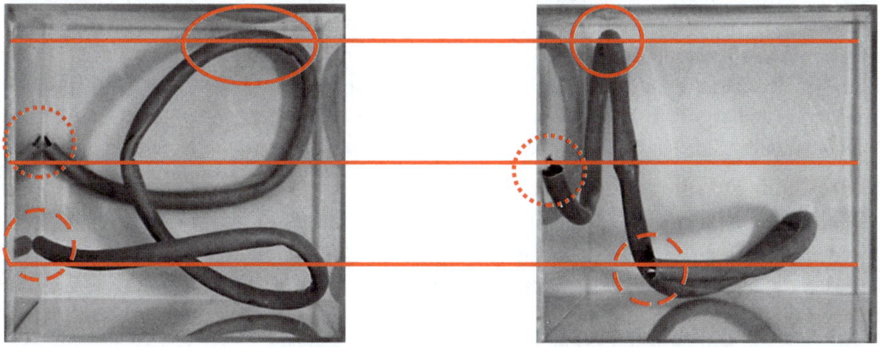

Die Veränderung fand auf horizontaler Ebene statt. Somit handelt es sich um eine Drehbewegung. Da die Schlauchenden, die beim zweiten Würfel zum Betrachter bzw. zur Betrachterin zeigen, im Original zur linken Seite gerichtet waren, kann nur eine Drehbewegung der Perspektive auf die linke Seite vorliegen.

Zusammenfassung

Es empfiehlt sich, immer nach dem gleichen Muster vorzugehen:

- **Auswahl einer Aufgabe** — 5 Sekunden maximal

  Die Aufgaben sind nach ansteigender Schwierigkeit sortiert, wobei das subjektive Empfinden davon abweichen kann. Nehmen Sie sich also kurz Zeit, die Aufgaben zu überfliegen, und wählen Sie eine aus, die Ihnen persönlich am ehesten zusagt. Vorteilhaft für den Start der Bearbeitung sind in der Regel Aufgaben mit einer Vielzahl von Strukturen, um feste Merkmale zu finden. Wichtig ist, dass Sie hier nicht zu viel Zeit investieren. Im besten Fall haben Sie am Ende der 15 Minuten alle Aufgaben bearbeitet. Es wäre ärgerlich, wenn Ihnen das lediglich durch zu langes Zögern bei der Auswahl nicht gelingen würde.

- **Hervorheben von zwei bis drei Merkmalen** — 13 Sekunden maximal

  Dieser Schritt ist essenziell, um eine Aufgabe schnell und sicher zu bewältigen. Suchen Sie nach zwei bis drei Besonderheiten. Je auffälliger diese sind, desto besser, vor allem wenn sie in beiden Würfeln sichtbar sind. Sollte ein Merkmal nur in einem Würfel zu sehen sein, so ist auch das eine wichtige Information, da es im anderen Würfel auf die Rückseite gewandert oder anderweitig verdeckt sein muss. Zu Übungszwecken kann es nützlich sein, diesen Schritt wirklich zu visualisieren. Verwenden Sie dazu ein paar Farbstifte und heben Sie die ausgewählten Merkmale hervor. Im TMS selbst werden Sie nicht die Zeit haben, jede einzelne Aufgabe so zu bearbeiten. Doch auch hier können Sie im Zweifel auf diese Methode zurückgreifen.

- **Überprüfung auf spiegelverkehrte Merkmale** — 2 Sekunden maximal

  Prüfen Sie so schnell wie möglich, ob die markierten Merkmale gespiegelt erscheinen. In diesem Fall wäre die Perspektive auf die Rückseite des Würfels verschoben. Dies ist besonders auffällig, da alle Schlaufen und Windungen, durch die man zuvor schauen konnte, in der zweiten Abbildung noch immer sichtbar sind. Oft muss man gar keine auffälligen Merkmale betrachten, um diese Lösung sicher einzutragen.

- **Feststellen der Dreh-/Kippbewegung** — 5 Sekunden maximal

  Im nächsten Schritt überprüfen Sie, wie sich die Perspektive vom Originalwürfel zum zweiten Würfel verschoben hat. Liegen die Kennzeichen auf einer horizontalen Linie, so handelt es sich um eine Drehbewegung. In diesem Fall gibt es nur noch die Möglichkeit, dass sich die Perspektive nach rechts bzw. links um den Würfel gedreht hat. Liegen die beobachteten Kennzeichen auf einer vertikalen Linie, so handelt es sich um eine Kippbewegung. Hier muss noch überprüft werden, ob es sich um eine Veränderung der Perspektive nach oben oder unten handelt.

- **Feststellen der eindeutigen Bewegung** — 5 Sekunden maximal

  Im letzten Schritt wird überprüft, ob es sich bei einer Drehbewegung um die Verschiebung nach rechts oder links handelt oder, im Falle einer Kippbewegung, nach oben oder unten. Hierzu müssen Sie sich nur die Frage stellen, wohin Merkmale, die im zweiten Würfel auf Sie gerichtet sind, in der Originalansicht gerichtet waren.

Bearbeitungsstrategie im Überblick

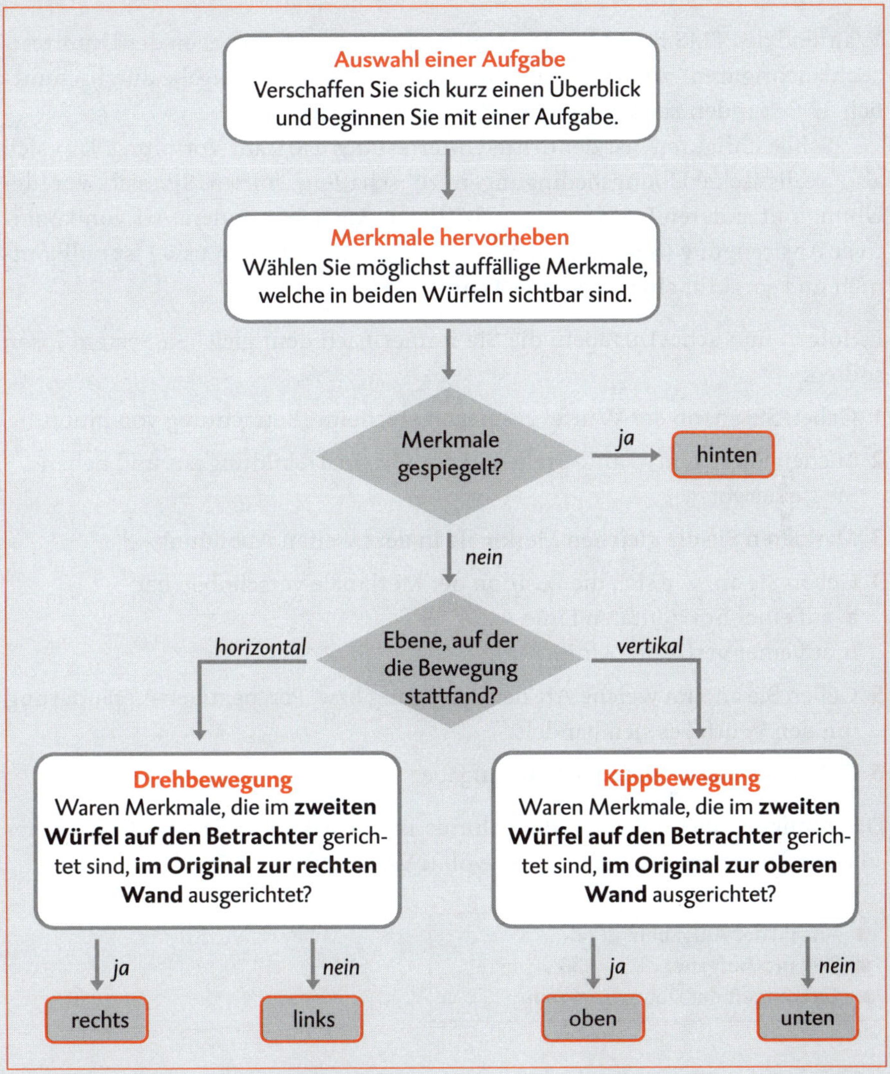

Übungsaufgaben

Während des TMS haben Sie 15 Minuten Zeit, um 24 Aufgaben des Untertests „Schlauchfiguren" zu bewältigen. Ihnen stehen also pro Aufgabe durchschnittlich 37 Sekunden zur Verfügung.

„Schlauchfiguren" ist der dritte Untertest des TMS am Vormittag. Um sich also realistische Übungsbedingungen zu schaffen, sollten Sie sich vor der Übung mit anderen Untertests beschäftigen. Auch jede andere Art von kognitiver Anstrengung (Sudoku, Kreuzworträtsel, Sachaufgaben usw.) ist willkommen und sorgt für einen besseren Trainingseffekt.

Es folgen nun acht Aufgaben, die Sie immer nach dem gleichen System lösen sollten:

1. Geben Sie an, ob der Würfel gespiegelt erscheint (Betrachtung von hinten!).
2. Suchen Sie sich markante Stellen in der Originalabbildung aus und heben Sie sie hervor.
3. Markieren Sie die gleichen Merkmale in der zweiten Abbildung.
4. Geben Sie an, wie sich die Position der Merkmale verschoben hat:
   a. auf einer horizontalen Linie
   b. auf einer vertikalen Linie
5. Geben Sie an, um welche Art der Bewegung bzw. Perspektiven-Veränderung um den Würfel es sich handelt.
6. Gehen Sie weiter zur nächsten Aufgabe.

Das Einüben eines solchen Algorithmus ist für das zeiteffiziente Lösen eines solchen Aufgabentyps ein sehr wertvolles Werkzeug.

- **Anzahl der Aufgaben:** **8**
- **Zeit pro Aufgabe:** **30 s**
- **Gesamtzeit der Übung:** **4 min**

17

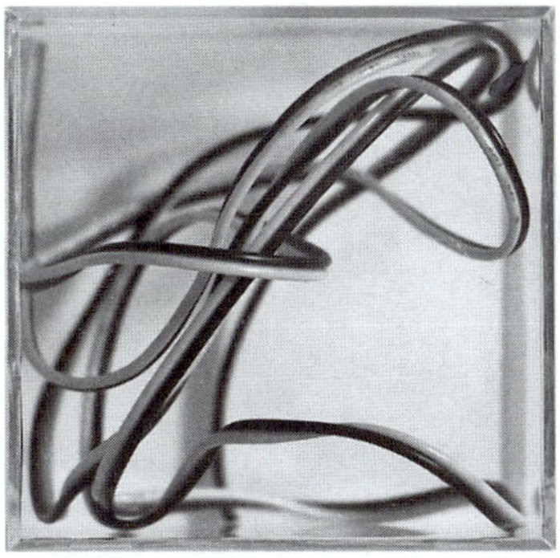

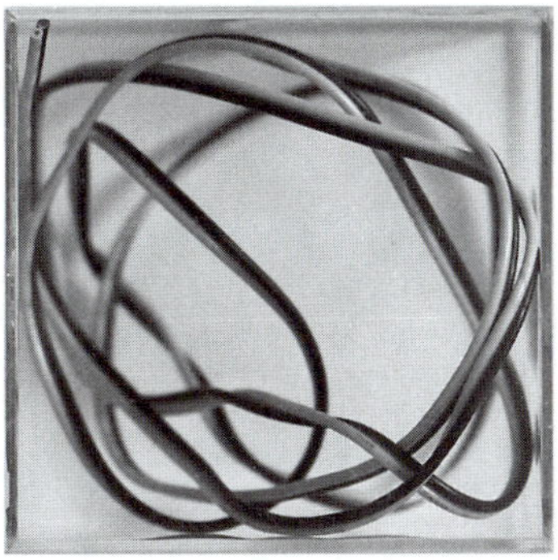

- Erscheint der Würfel gespiegelt? ☐ ja ☐ nein
- Wie haben sich die Merkmale verschoben? ☐ vertikal ☐ horizontal
- Betrachtung:
  ☐ A rechts ☐ B links ☐ C unten ☐ D oben ☐ E hinten

Grund: ______________________________

____

18

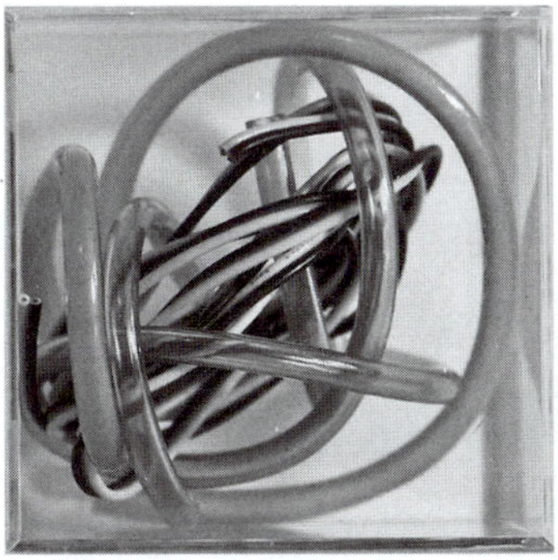

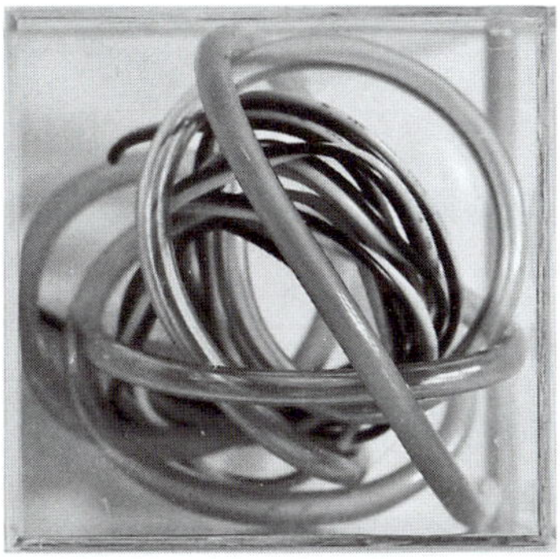

- Erscheint der Würfel gespiegelt? ☐ ja ☐ nein
- Wie haben sich die Merkmale verschoben? ☐ vertikal ☐ horizontal
- Betrachtung:
  ☐ A rechts ☐ B links ☐ C unten ☐ D oben ☐ E hinten

Grund: ______________________________

____

19

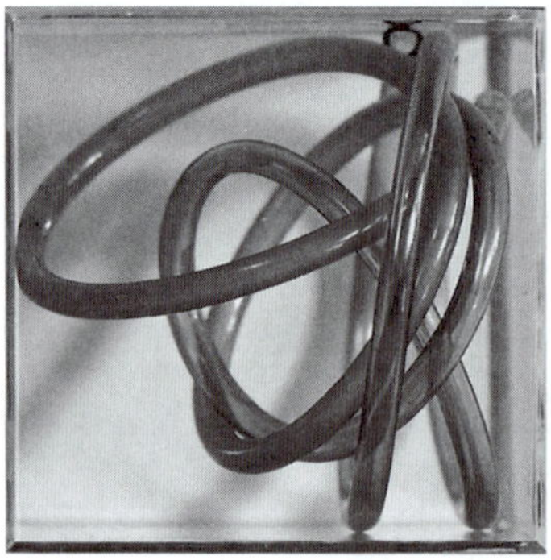

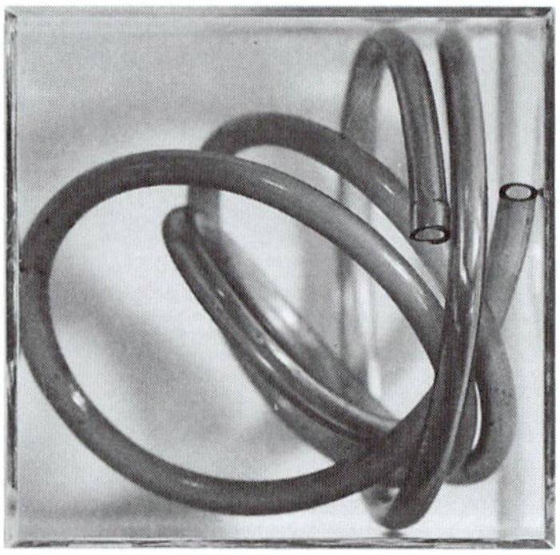

- Erscheint der Würfel gespiegelt? ☐ ja ☐ nein
- Wie haben sich die Merkmale verschoben? ☐ vertikal ☐ horizontal
- Betrachtung:
  ☐ **A** rechts ☐ **B** links ☐ **C** unten ☐ **D** oben ☐ **E** hinten

Grund: ______________________________

____

20

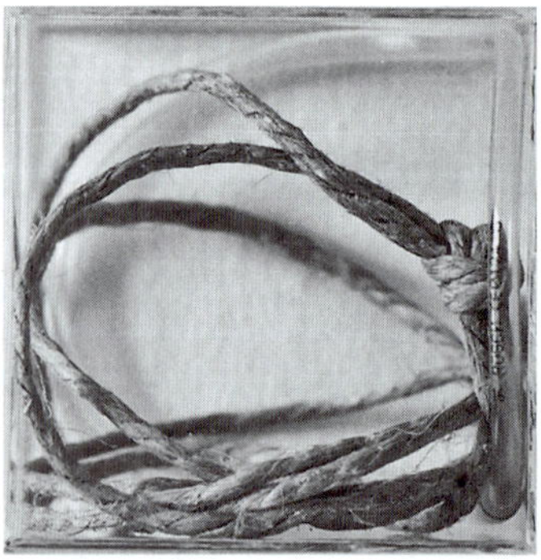

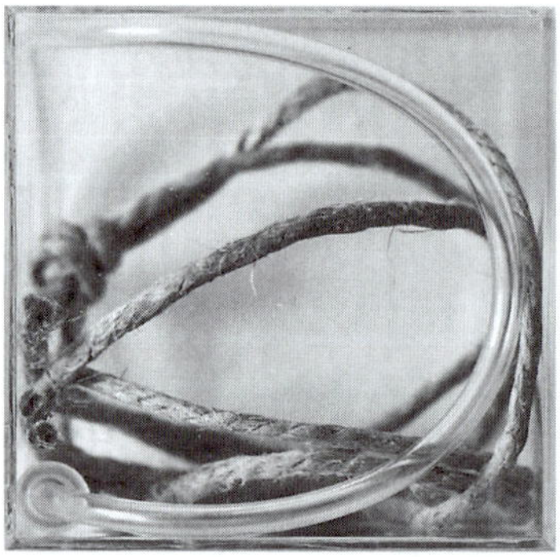

- Erscheint der Würfel gespiegelt? ☐ ja ☐ nein
- Wie haben sich die Merkmale verschoben? ☐ vertikal ☐ horizontal
- Betrachtung:
  ☐ **A** rechts ☐ **B** links ☐ **C** unten ☐ **D** oben ☐ **E** hinten

Grund: ______________________________

____

21

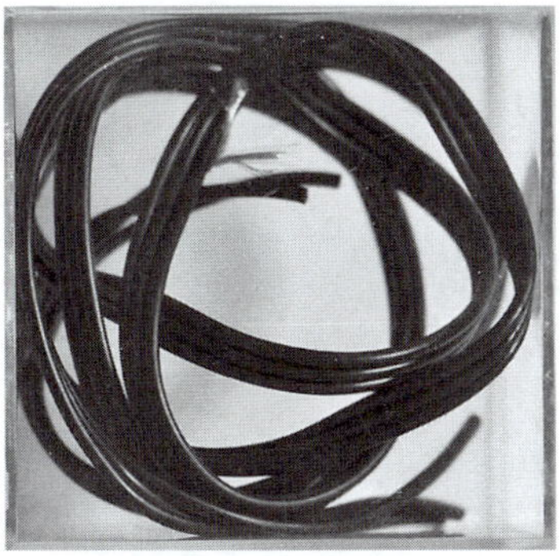

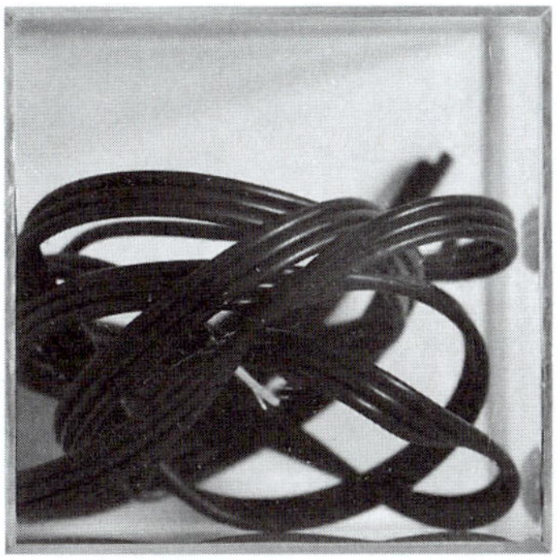

- Erscheint der Würfel gespiegelt? ☐ ja ☐ nein
- Wie haben sich die Merkmale verschoben? ☐ vertikal ☐ horizontal
- Betrachtung:
  ☐ A rechts ☐ B links ☐ C unten ☐ D oben ☐ E hinten

Grund: ______________________________

____

22

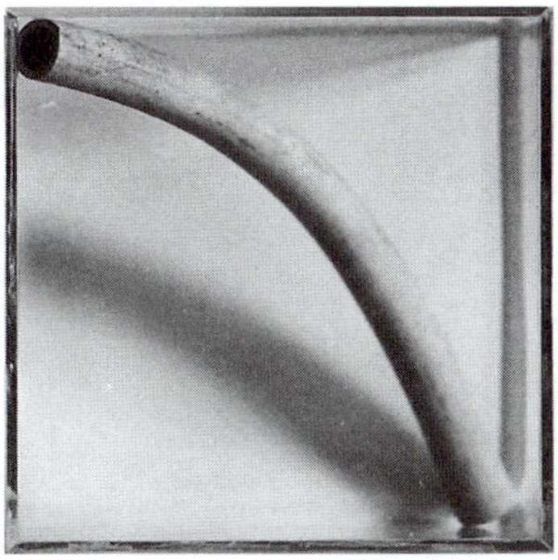

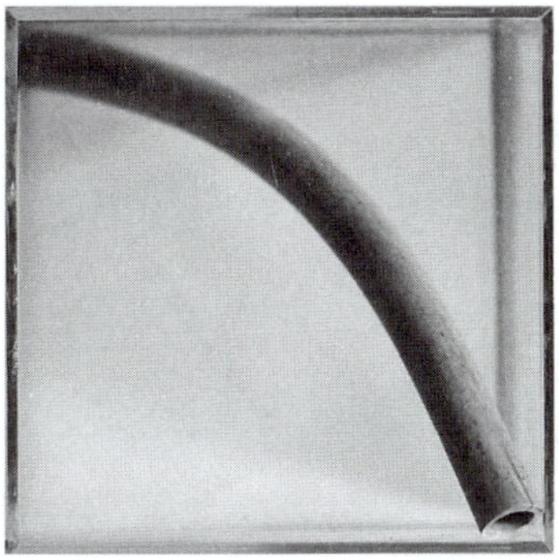

- Erscheint der Würfel gespiegelt? ☐ ja ☐ nein
- Wie haben sich die Merkmale verschoben? ☐ vertikal ☐ horizontal
- Betrachtung:
  ☐ A rechts ☐ B links ☐ C unten ☐ D oben ☐ E hinten

Grund: ______________________________

____

23

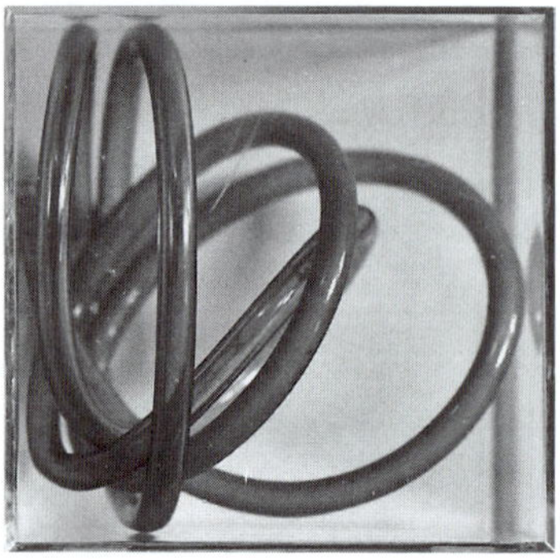

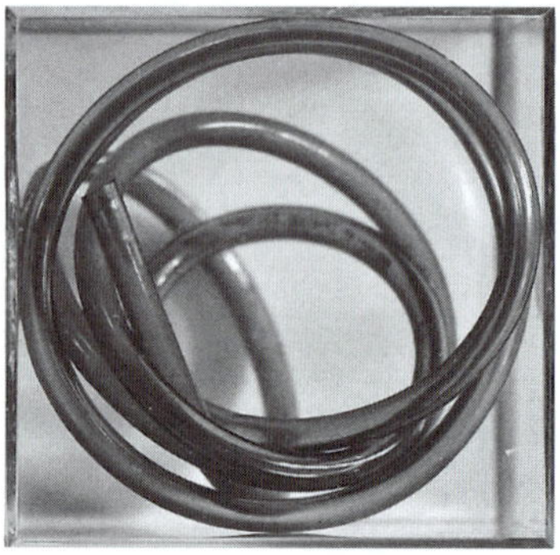

- Erscheint der Würfel gespiegelt? ☐ ja ☐ nein
- Wie haben sich die Merkmale verschoben? ☐ vertikal ☐ horizontal
- Betrachtung:
  ☐ A rechts ☐ B links ☐ C unten ☐ D oben ☐ E hinten

Grund: ______________________________

____

24

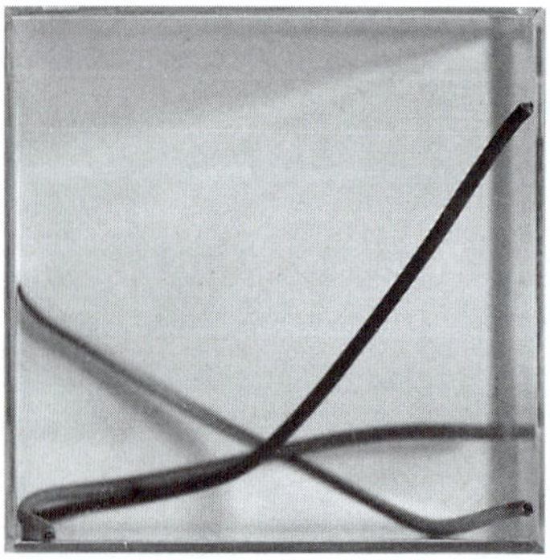

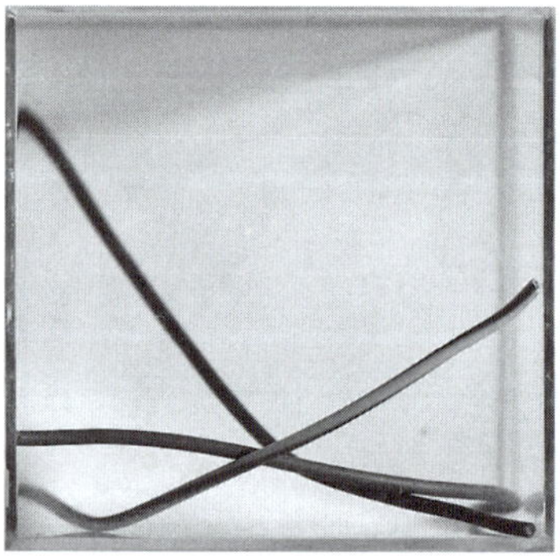

- Erscheint der Würfel gespiegelt? ☐ ja ☐ nein
- Wie haben sich die Merkmale verschoben? ☐ vertikal ☐ horizontal
- Betrachtung:
  ☐ A rechts ☐ B links ☐ C unten ☐ D oben ☐ E hinten

Grund: ______________________________

____

Verbesserungsstrategie

Es gibt viele Möglichkeiten, sich auf den Untertest „Schlauchfiguren" vorzubereiten. Doch die wichtigsten Schritte sind immer Übung und Kontrolle. Gehen Sie also nochmals zu Ihren Ergebnissen aus dem vorangegangenen Übungsteil zurück und fragen Sie sich selbst:

Welche Merkmale habe ich besonders häufig zur Lösung verwendet?

☐ Schlauchenden ☐ Wandberührungen ☐ Überschneidungen

☐ Freiräume ☐ freie Wände ☐ ____________

Welche Merkmale habe ich bis jetzt noch nicht zur Lösung verwendet?

☐ Schlauchenden ☐ Wandberührungen ☐ Überschneidungen

☐ Freiräume ☐ freie Wände ☐ ____________

Welche Schwierigkeiten hatte ich bei der Umsetzung der Strategie?

Platz für weitere Notizen:

Quantitative und formale Probleme

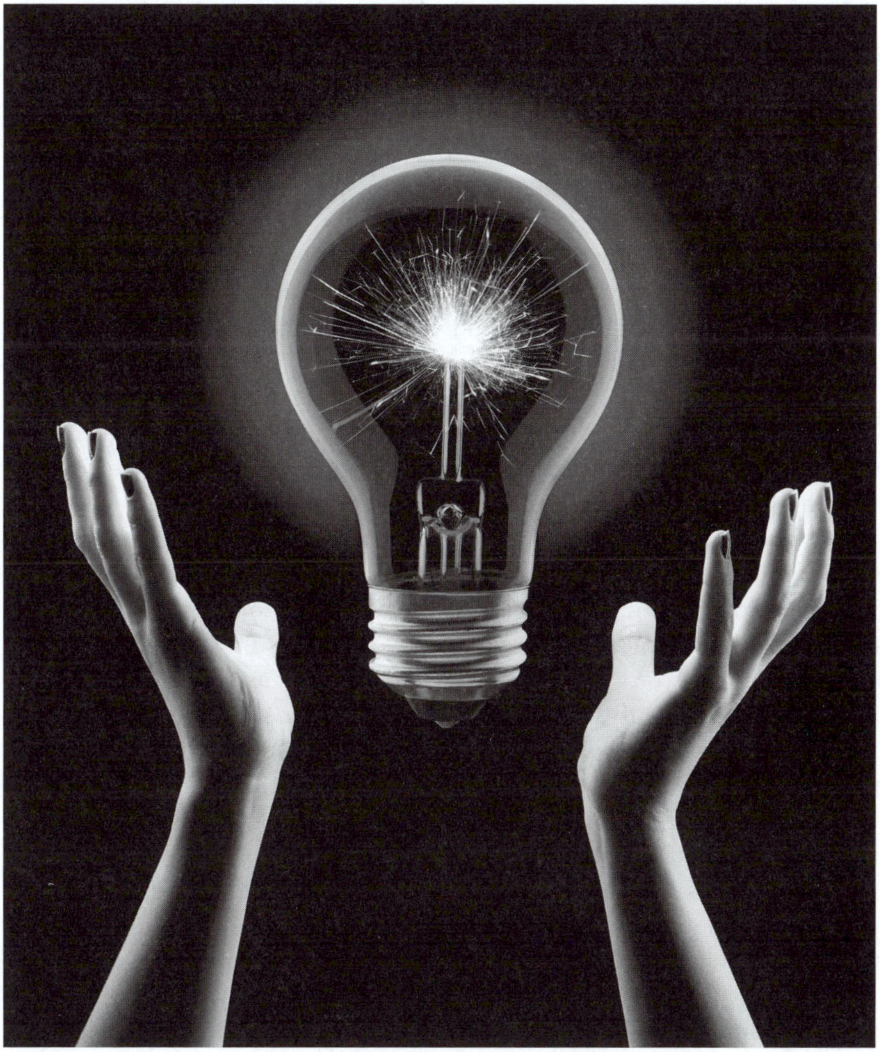

Grundsätzliches zu Aufbau und Trainierbarkeit

Der Untertest „Quantitative und formale Probleme“ ist der vierte Testteil des TMS. Ebenso wie der vorangegangene Untertest „Medizinisch-naturwissenschaftliches Grundverständnis“ beträgt auch hier der Umfang 24 Aufgaben, die in einem Zeitraum von 60 Minuten zu bearbeiten sind. An dieser Stelle sei noch einmal erwähnt, dass der TMS nicht konzipiert wurde, um von den Prüflingen in der vorgegebenen Zeit vollständig gelöst zu werden. Er möchte die obere Leistungsfähigkeit einer Person in Stresssituationen messen. Infolgedessen ist es normal, im gegebenen Zeitfenster nicht alle Aufgaben bearbeiten zu können. Um die Zeit optimal zu nutzen, werden etwa 150 Sekunden pro zu bearbeitender Aufgabe angestrebt. Dies variiert allerdings je nach Art der Aufgabe, ihrem Schwierigkeitsgrad und dem persönlichen Wissensstand der TMS-Teilnehmer*innen.

Ungeachtet der Tatsache, dass sich die Aufgaben in Umfang und Schwierigkeitsgrad unterscheiden (wobei von den Testerstellerinnen und -erstellern darauf geachtet wird, die Aufgaben in etwa aufsteigend nach Schwierigkeit zu ordnen), werden sie gleich bewertet und bringen Ihnen bei korrekter Antwort jeweils einen Punkt ein. Auch in diesem Untertest gibt es insgesamt vier Einstreuaufgaben, die nicht in die Bewertung aufgenommen werden, jedoch nicht von den restlichen Aufgaben zu unterscheiden sind. Somit ist eine maximale Punktzahl von 20 erreichbar.

Kaum ein Untertest weist hinsichtlich der Aufgabenstellungen eine so große Variationsbreite auf wie „Quantitative und formale Probleme“. Dies liegt daran, dass er sich vieler Bereiche der Mathematik bedient und diese auch als Grundwissen voraussetzt. Geprüft werden soll hierbei das lösungsorientierte Denken der TMS-Teilnehmer*innen, also ihre Fähigkeit, aus einer beschriebenen Problemsituation mit den vorhandenen Informationen eine Lösung zu generieren. Alle gestellten Aufgaben müssen hierbei ohne technische Hilfsmittel oder ergänzende Unterlagen bewältigt werden. Ob die Lösung über eine mathematische Berechnung, ein logisches Annähern, das Ausschließen von falschen Lösungsoptionen oder simples Raten gefunden wird, findet keine Beachtung. Somit ist es jeder Teilnehmerin bzw. jedem Teilnehmer freigestellt, für welchen Lösungsweg sie bzw. er sich entscheidet. Da es zudem für falsche Lösungen keinen Punktabzug gibt, sollte man vor Ablauf der 60 Minuten für jede Aufgabe auf dem Antwortbogen eine Lösungsoption angekreuzt haben.

Um der Aufgabenvielfalt gerecht zu werden, haben wir uns entschieden, diesen Untertest in Teilkapiteln zu behandeln, die die häufigsten Aufgabentypen dieses Untertests beleuchten. Dazu finden Sie jeweils exemplarische Übungsaufgaben und Bearbeitungsstrategien. Auch wenn es verwunderlich erscheinen mag, dass ein Untertest, der nur 20 Punkte bringt, vergleichsweise ausführlich behandelt wird, ist dieses Vorgehen dennoch sinnvoll, da dieser Untertest in der Regel eher schwach ausfällt. Um hier ein überdurchschnittliches Ergebnis zu erreichen, darf die Vorbereitung in den einzelnen Aufgabenbereichen nicht ausbleiben.

Zudem werden in allen Unterkapiteln von „Quantitative und formale Probleme“ zusätzlich zu den mathematischen Berechnungen logische Annäherungen an die Lösungen der einzelnen Aufgaben vorgeschlagen. Dies soll in erster Linie ein weiteres Werkzeug für Sie sein. Viele Aufgaben des TMS in diesem Bereich lassen sich nicht nur durch Berechnungen, sondern auch auf kreativem Weg lösen. Betrachten Sie die Aufgaben deswegen weniger als reine Rechenaufgaben, sondern eher als Rätsel, für die eine Lösung gesucht wird.

Die kommenden Unterkapitel werden folgende Themen behandeln:

- Prozentrechnen
- Mischungsaufgaben
- Funktionen
- Proportionalität
- Dreisatz
- Umformungen
- Potenzen

Nehmen Sie sich die Zeit und beginnen Sie frühzeitig mit der Vorbereitung auf die einzelnen Themen dieses Untertests. Die hier angebotenen Lösungsstrategien und logischen Annäherungen sind für sich betrachtet nur Werkzeuge, der Umgang mit ihnen muss gelernt werden und braucht Übung. Es macht so gesehen wenig Sinn, alle Unterkapitel an nur einem Tag „abarbeiten“ zu wollen.

Im Anschluss an jedes behandelte Themengebiet folgt eine Seite zum Thema Verbesserungsstrategie. Nutzen Sie diese Seiten, um über Ihr Vorgehen in den Übungsaufgaben zu reflektieren und die Informationen des Unterkapitels zusammenzufassen. Um diese Aufgabe einfacher bewältigen zu können, raten wir Ihnen, bereits beim Lesen wichtige Informationen hervorzuheben. Je aktiver Sie diesen Teil erarbeiten, umso besser sind die zu erwartenden Ergebnisse.

Grundsätzliches zur Analyse der möglichen Fehler

Bevor Sie sich den verschiedenen Aufgabentypen des Untertests „Quantitative und formale Probleme" widmen, möchten wir Sie dazu anhalten, darüber nachzudenken, welche grundlegenden Fehler bei deren Bearbeitung gemacht werden können bzw. welche Strategien bei der Bearbeitung helfen können. Es ist zwar richtig, dass der Untertest das problemorientierte Denken ebenso wie mathematisches Grundwissen testet, doch im Gegensatz zur Schulzeit und der Abiturvorbereitung im Fachbereich Mathematik stellt der TMS ganz eigene Herausforderungen an die Teilnehmer*innen.

Nehmen Sie sich unbedingt die Zeit, über die hier angesprochenen Punkte zu reflektieren und diese entsprechend zu üben. Dies sollte nach Möglichkeit ohne Notizen geschehen. Je mehr Übungen Sie ausschließlich durch Kopfrechnen bearbeiten, umso fähiger werden Sie in diesem Bereich sein. Um das Kopfrechnen zu trainieren, bietet es sich auch an, bewusst Berechnungen in Alltagssituationen anzustellen, beispielsweise beim Einkaufen.

Viele Fehler, die in diesem Untertest gemacht werden, sind nicht auf fehlendes mathematisches Wissen zurückzuführen. Viel öfter kommt es vor, dass man durch das Lernen auf das Abitur zu sehr darauf getrimmt ist, exakt nach einem bestimmten System zu arbeiten. Dies hat nur dann Vorteile, wenn man die möglichen Anforderungen abschätzen kann, die gestellt werden. Im TMS können Ihnen jedoch Aufgaben und Fragestellungen begegnen, mit denen Sie zuvor niemals in Kontakt gekommen sind. Daher zielt die Vorbereitung auch darauf ab, möglichst viele verschiedene Aufgabentypen und Übungen generell zu bearbeiten, um Ihre mathematische Denkweise zu optimieren.

Der erste, häufige Fehler ist, dass viele Teilnehmer*innen des TMS sich nicht mehr auf das Rechnen ohne elektronische Hilfsmittel verstehen. Damit ist nicht gemeint, dass sie nicht in der Lage wären, eine Aufgabe zu lösen, sondern vielmehr, dass sie nicht mehr in der Lage sind, dies auf effiziente Weise zu tun. Häufig werden unnötige Notizen gemacht und Zwischenschritte gerechnet, die nicht zielführend sind und damit nur Zeit kosten. „Was nicht notiert wird, kann nicht gewertet werden" war eines der Dogmen der Schulzeit. Im TMS gelten aber andere Regeln: Hier zählt nur das gewählte Ergebnis. Sicher gibt es Aufgaben, bei denen wir um Nebenrechnungen nicht herumkommen, doch sind dies die wenigsten. Notieren Sie also so wenig wie möglich und arbeiten Sie so viel wie möglich im Kopf.

Schon beim Lesen einer Aufgabe darf nicht übersehen werden, dass es ja 5 vorgegebene Lösungsvorschläge für diese gibt. Zu keinem Zeitpunkt geht es bei „Quantitative und formale Probleme“ darum, ein Ergebnis zu berechnen, sondern wir bestätigen lediglich eine der 5 möglichen Optionen. Auch zu Schulzeiten gab es bereits ähnliche Verfahren, beim mathematischen Beweis oder Nachweis. Doch diese Aufgaben waren dort sehr selten im Verhältnis zu den üblichen Berechnungen. Sie müssen deswegen hier komplett umdenken. Versuchen Sie nicht, eine Lösung unabhängig von den bereits bestehenden Möglichkeiten zu erzeugen. Stellen Sie sich besser die Frage, wie Sie von den Angaben ausgehend auf eine der Lösungen kommen können.

Arbeiten Sie außerdem nicht zu genau. Viele der gestellten Aufgaben erlauben durch Runden, Überschlagen und Schätzen der Werte eine Annäherung an die richtige Lösung. Betrachten Sie deswegen vor Ihren Berechnungen zuerst die Unterschiede zwischen den Lösungen. Sind diese groß genug, so reicht eventuell bereits eine Schätzung aus, um sicher zum Ziel zu gelangen. Liegen die Optionen zu nah zusammen, so kommen Sie zwar um Rechnungen nicht herum, können diese aber oft vereinfachen.

Der wahrscheinlich gravierendste Fehler ist, dass Werte aus den Angaben unverändert übernommen werden und zu schnell mit einer Rechnung begonnen wird. Sollten Sie sich Werte notieren, um mit diesen eine Berechnung durchzuführen, so sind Sie ja bereits dabei zu rechnen. Es macht daher keinen Sinn, die Werte erst einmal vorsorglich abzuschreiben. Überlegen Sie davor, in welcher Form Ihnen die Angaben am meisten bringen, und schreiben Sie diese dann in der gewählten Darstellung auf. Dies mag Ihnen pro Aufgabe nur wenige Sekunden an Zeit ersparen, doch summiert sich die Zeitersparnis über die einzelnen Aufgaben. Beispielsweise könnten im Aufgabentext mehrere Angaben zum Gewicht verschiedener Objekte in Tonnen und Kilogramm aufgeführt werden. Ein Blick in die Antwortmöglichkeiten zeigt jedoch, dass alle Angaben dort in Gramm und als Zehnerpotenz dargestellt werden. Hier sollten Sie, wenn Sie einen Wert aus der Aufgabe verrechnen möchten, diesen also direkt in der gesuchten Darstellungsform (d. h. in Gramm und als Zehnerpotenz) aufschreiben. So sparen Sie sich am Ende der Aufgabe wertvolle Zeit und vermeiden Fehler bei der Umrechnung, die entstehen können, wenn sie teilweise mit Tonnen und teilweise mit Kilogramm rechnen.

Als letzten Fehler kann mangelnde Flexibilität genannt werden. Viele TMS-Teilnehmer*innen versteifen sich zu sehr darauf, jede Aufgabe mit mathematischen Mitteln zu lösen. Auch wenn dieser Gedanke nur logisch erscheint, so ist dieser Weg oft nicht der geeignetste. Viele Aufgaben lassen sich durch Annäherung oder kleine Tricks am effizientesten lösen. Gehen Sie also nicht mit dem Gedanken in den Test, dass Sie hier einen Haufen Matheaufgaben vor sich haben. Sehen Sie es vielmehr als eine Rätselsammlung an, die Sie als eine mögliche Option auch mithilfe von Mathe lösen können. Je mehr verschiedene Lösungsansätze Sie in den folgenden Kapiteln lernen, desto flexibler werden Sie in der Wahl Ihrer Werkzeuge.

Grundsätzliches zur Bearbeitungsstrategie

Die grundlegende Bearbeitungsstrategie bei Aufgaben im Untertest „Quantitative und formale Probleme“ umfasst zwei einfache Schritte:

- Vermeiden der oben genannten Fehler
- Effizientes Arbeiten mit den gegebenen Informationen

So banal diese Punkte auch wirken mögen, sie machen den Unterschied zwischen einem normalen und einem überdurchschnittlich guten Ergebnis aus. Zu unserem Glück begünstigen sich beide Schritte gegenseitig. Gehen wir deshalb als Erstes auf unsere grundsätzliche Haltung gegenüber einer Aufgabe aus diesem Untertest ein.

Wie zuvor schon mehrfach erwähnt, unterscheiden sich die Aufgaben aus „Quantitative und formale Probleme“ erheblich von den Matheaufgaben, die Sie im Laufe Ihrer Schulzeit kennengelernt haben. Wenn man dies weiß, kann man sich diesen Umstand aber zunutze machen. Um den größten Unterschied noch einmal deutlich hervorzuheben: Es geht in den Aufgaben des TMS meist nicht darum, eine präzise Lösung zu berechnen, sondern darum, sich für eine der vorhandenen Lösungen zu entscheiden. Allein die richtige Auswahl wird belohnt, nicht jedoch der Entscheidungsweg. Jede Aktion muss also dem Ziel dienen, die falschen Lösungsmöglichkeiten auszuschließen oder die richtige Lösung herauszufinden.

Um zu wissen, wie wir im Untertest richtig arbeiten, betrachten wir kurz, aus welchen Elementen die Aufgaben bestehen:

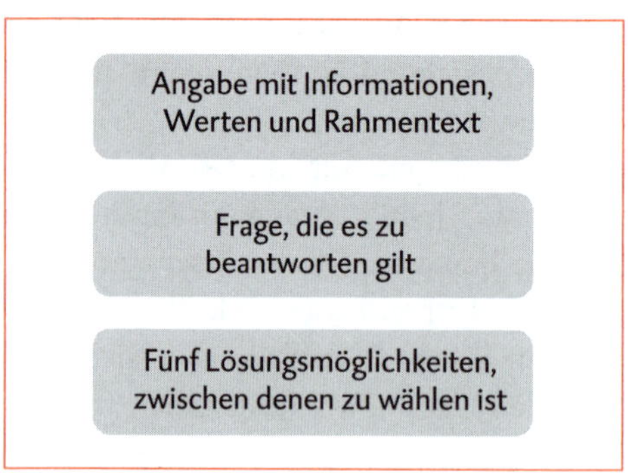

Um eine effiziente Bearbeitung der Aufgabe erst möglich zu machen, müssen wir verstehen, dass wir nie gezwungen sind, die Reihenfolge anzunehmen, die uns vorgeschlagen wird. Selbstverständlich steht ein Rahmentext vor der zu beantwortenden Frage. Ebenso ergibt es auch Sinn, die möglichen Lösungen erst nach der Frage zu präsentieren.

Doch für die Bearbeitung der Aufgabe ist diese Reihenfolge nicht sinnvoll. Jedenfalls nicht, wenn wir sie unter Zeitdruck bearbeiten müssen. Stattdessen empfiehlt es sich, wie in der folgenden Abbildung skizziert in die Aufgabe einzusteigen.

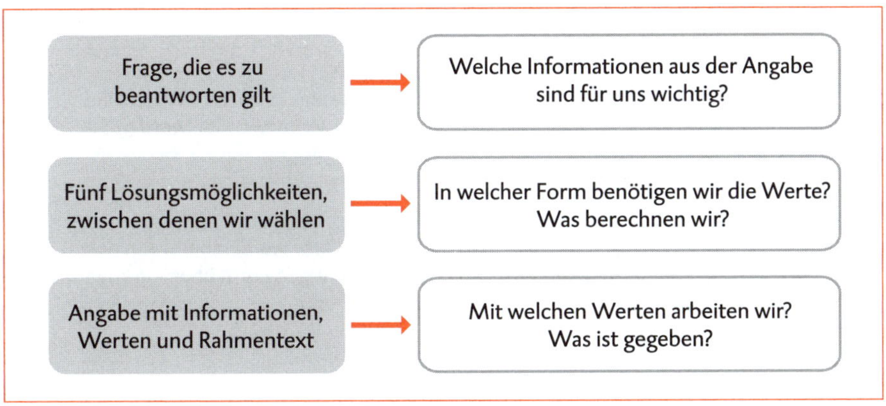

Eine Angabe zu lesen, ohne überhaupt zu wissen, wonach wir suchen, ist verschwendete Zeit. Aus diesem Grund stellen wir die Frage an erste Stelle. Über diese erhalten wir bereits einen kurzen Einblick in die Thematik der gestellten Aufgabe. Sobald wir dann wissen, in welche Richtung wir überhaupt arbeiten sollen, lenken wir unseren Fokus kurz auf die Lösungsmöglichkeiten. So sehen wir, zwischen welchen Optionen wir uns am Ende entscheiden müssen.

Erst nachdem wir wissen, wohin wir eigentlich wollen, lesen wir die Angabe. Hier können wir bereits beim ersten Lesen die für uns wichtigen Werte markieren. Mit dieser Herangehensweise ist es möglich, unwichtige Informationen gleich herauszufiltern.

Nach diesem Schritt sollten Sie nun alle relevanten Informationen hervorgehoben haben. Dieses Vorgehen ist unserer Erfahrung nach das mit Abstand schnellste, wenn es um die systematische Bearbeitung von Aufgaben mit unbekanntem Inhalt geht. Aber: jeder Teilnehmer/jede Teilnehmerin ist unterschiedlich. Nutzen Sie daher unbedingt die Übungsaufgaben, um herauszufinden, von welcher Reihenfolge Sie am meisten profitieren.

Jetzt kommen wir zum wichtigsten Teil der Entscheidungsfindung. Wir müssen uns einen Plan erstellen, der es uns ermöglicht, entweder falsche Lösungsmöglichkeiten auszuschließen oder die richtige Lösung zu finden. Orientieren Sie sich bei Ihrem Vorgehen ausschließlich an Möglichkeiten, die eines der beiden Ziele verfolgen.

Um hier effizient zu arbeiten, haben wir verschiedene Optionen, doch richten diese sich wieder nach den gegebenen Informationen (vgl. nachstehende Abbildung).

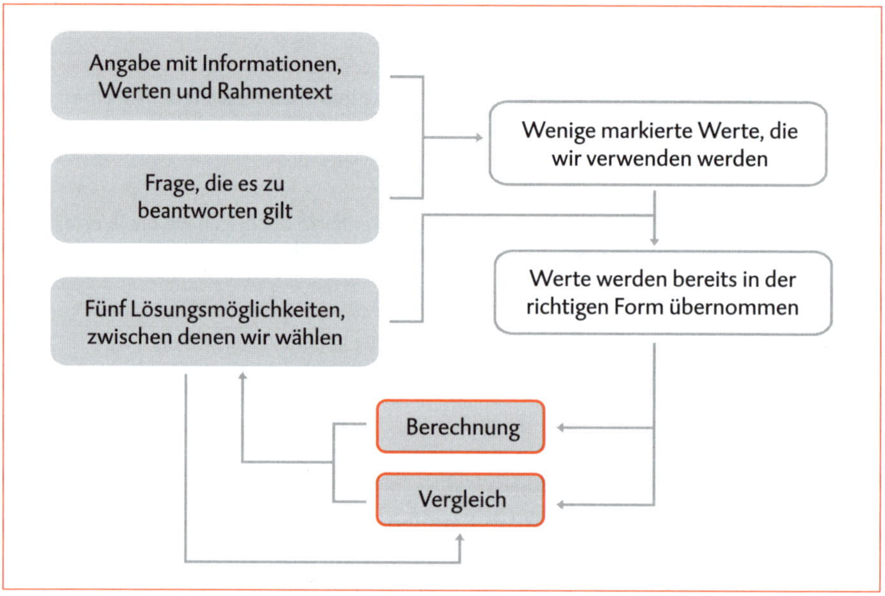

Die Möglichkeiten, die wir verwenden, um eine Entscheidung zu treffen, sind Berechnungen und Vergleiche. Wenn wir eine Aufgabe berechnen wollen, so greifen wir hier auf verschiedene Bearbeitungsstrategien zurück. Diese sind je nach Aufgabentyp unterschiedlich. Sie werden in den kommenden Kapiteln jeweils ein Aufgabenfeld sowie die Herangehensweise, die sich als besonders erfolgreich erwiesen hat, kennenlernen.

Der Vergleich ist eine Bearbeitungsstrategie, die bei den Lösungen ansetzt. Hierbei werden Lösungen direkt miteinander verglichen, um unwahrscheinliche Ergebnisse zu erkennen. Wenn in einer Aufgabe mit physikalischen Einheiten z. B. bei einer Möglichkeit eine zusätzliche Variable auftaucht, die bei keiner der anderen vier Möglichkeiten vorhanden ist, so kann dies ein guter Indikator für eine falsche Aussage sein.

Auch kann es sich lohnen, bereits mit Teilergebnissen einen Vergleich mit den einzelnen Lösungsmöglichkeiten zu wagen. Denn, wie schon gesagt, unser Ziel ist es nicht, ein Ergebnis zu berechnen, sondern uns für eine der bereits vorhandenen Lösungsoptionen zu entscheiden.

Damit Sie den Anforderungen der kommenden Unterkapitel besser gerecht werden, möchten wir Ihnen noch ein paar Tipps für die Berechnung von Aufgaben geben. Diese sind nicht spezifisch für einzelne Aufgabentypen, sondern gelten immer.

Als zusätzlichen Hinweis, den wir Ihnen mit auf den Weg geben möchten
Arbeiten Sie beim Multiplizieren und Dividieren immer mit der Primfaktorenzerlegung. Dieses Vorgehen beschreibt das Aufspalten einer Zahl in Primzahlen. Auf dieser Basis lassen sich die meisten Berechnungen des TMS wesentlich einfacher durchführen.

Beispiel

Primfaktorenzerlegung

$75 \cdot 16 = 75 \cdot 2^4 \rightarrow 1200$

$30:12 = (30:3):4 \rightarrow 2{,}5$

$24 \cdot 0{,}6 = 24 \cdot 2 \cdot 3:10 \rightarrow 14{,}4$

Auf diese Weise können Sie Berechnungen oft schon im Kopf durchführen und müssen sich nur noch die Ergebnisse notieren. Das spart Zeit und schont Ressourcen.

Als zusätzlichen Hinweis, den wir Ihnen mit auf den Weg geben möchten
Eine weitere Option, den Lösungsweg zu beschleunigen, ist das Runden von Zahlen. Wenn wir die Lösungsmöglichkeiten betrachten und dabei feststellen, dass es einen größeren Unterschied zwischen den einzelnen Ergebnissen gibt, können wir durch eine etwaige Annäherung bereits eine Entscheidung treffen. Dies trifft auch immer dann zu, wenn wir große Zahlen teilen oder vervielfachen müssen, die sonst zu einem „unansehnlichen“ Ergebnis führen würden.

Beispiel

Überschlagsrechnung

$3187:16 = 3200:2^4 \quad \rightarrow \quad \approx 200$

$0{,}47 \cdot 6{,}2 = 0{,}5 \cdot 2 \cdot 3 \quad \rightarrow \quad \approx 3$

$153 \cdot 40\,\% = 150 \cdot 4:10 \quad \rightarrow \quad \approx 60$

Nutzen Sie die Möglichkeit einer Annäherung an das Ergebnis, sooft es möglich ist. Selbst wenn sie am Ende hierdurch zwischen zwei verschiedenen Optionen schwanken, so konnten Sie doch bereits drei falsche Lösungen streichen und haben Zeit gespart. Die Überprüfung einer der beiden Möglichkeiten ist dann in der Regel immer noch schneller als eine vollständige Berechnung.

Als zusätzlichen Hinweis, den wir Ihnen mit auf den Weg geben möchten

Lernen Sie, wie Sie die Darstellung von Zahlen flexibel anpassen können. Eine Zahl als Dezimalzahl, Dezimalbruch oder Zehnerpotenz schreiben zu können, erlaubt es Ihnen, flexibel auf die jeweilige Aufgabenstellung reagieren zu können. Eine Tabelle mit Werten, die Sie bis zum TMS beherrschen sollten, finden Sie im Unterkapitel zu Prozentrechnungen auf S. 81.

Beispiel

Darstellungen

$$250 \cdot 2{,}4 = 250 \cdot \frac{24}{10} = 250 \cdot 2^3 \cdot 3:10 \quad \rightarrow \quad 600$$

$$1{,}2 \cdot 4{,}5 = \frac{12}{10} \cdot \frac{45}{10} = \frac{2 \cdot 2 \cdot 3^3 \cdot 5}{100} = \frac{2 \cdot 3^3}{10} \quad \rightarrow \quad 5{,}4$$

$$1{,}8 \cdot 10^3 \cdot 80\,\% = 1{,}8 \cdot 10^3 \cdot 8 \cdot 10^{-1} \quad \rightarrow \quad 1440$$

Auch wenn die Aufgaben schwer erscheinen, so ist es nur eine Frage der Übung. Teilen Sie sich die Zeit bis zum TMS ein und nutzen Sie jeden Tag zehn Minuten für die Vorbereitung. Sie werden binnen weniger Wochen leistungsstärker werden, als Sie es ahnen.

1 Prozentrechnen

Trainierbarkeit

Der Untertest „Quantitative und formale Probleme“ prüft das Grundverständnis für Mathematik und problemorientiertes Denken. Die Aufgaben lassen sich dabei verschiedenen Themenbereichen der Mathematik zuordnen, von denen wir uns die wichtigsten nacheinander ansehen werden.

Der Bereich, der als Erstes im Fokus stehen soll, ist das Rechnen mit Prozenten. Diese werden im TMS häufig verwendet, stellen aber viele Testteilnehmer*innen vor ungeahnte Schwierigkeiten. Das ist vor allem bedingt durch die Tatsachen, dass keine Taschenrechner verwendet werden dürfen und dass in den letzten Jahren des Gymnasiums im Mathematikunterricht andere Schwerpunkte gesetzt werden.

Die Trainierbarkeit der Prozentrechnungen ist sehr hoch. Es geht hier zum einen um ein grundlegendes Verständnis von Prozenten und zum anderen um die schnelle und sichere Umrechnung von Prozentwerten in Dezimalbrüche.

Analyse der möglichen Fehler

Der wahrscheinlich häufigste Fehler ist es, die Werte einfach unverändert aus der Angabe zu übernehmen. Unter Zeitdruck sind viele Teilnehmer*innen nicht mehr in der Lage, ruhig und konzentriert über Aufgabenstellungen nachzudenken. So kann ein Prozentwert aus der Angabe beispielsweise bereits vor der ersten Rechnung in eine andere Form umgewandelt werden, die für diese Aufgabe vielleicht viel sinnvoller ist (40% entsprechen z. B. einem Dezimalwert von 0,4 bzw. einem Bruch von 4/10 oder 2/5).

Vor allem bei Prozentrechnungen ist der Schritt von der Angabe zu einem Lösungsansatz für viele überraschend schwer. Dies kommt daher, dass die meisten Menschen durch das alltägliche Verwenden des Taschenrechners nie gezwungen sind, Prozente selbst zu berechnen. Hier besteht ein starker Zusammenhang zum Kopfrechnen. Beides sollte vor dem TMS täglich trainiert werden.

Auch die Tatsache, dass manche bis zum Abitur nicht verstanden haben, was Prozente eigentlich sind, führt häufig zu Fehlern. Deswegen folgt eine kurze Erklärung, welche Annäherung an die Thematik sich anbietet.

Grundsätzlich ist jede Prozentzahl nur eine Darstellungsweise in der Mathematik und muss auch als eine solche gesehen werden. Die Form kann hierbei flexibel verändert werden, ohne dass sich dabei der Wert ändert:

$$1\,\% \Leftrightarrow 1 \cdot 10^{-2} \Leftrightarrow \frac{1}{100} \Leftrightarrow 0{,}01$$

Je nach Aufgabentyp ist eine der angegebenen Darstellungsweisen eines Prozentsatzes besonders hilfreich. Je leichter es Ihnen fällt, zwischen den verschiedenen Darstellungsmöglichkeiten zu wechseln, desto weniger Anstrengung bedeutet es, einen zielführenden Lösungsansatz zu finden.

Bearbeitungsstrategie

Als zusätzlichen Hinweis, den wir Ihnen mit auf den Weg geben möchten

Egal wie komplex eine Prozentaufgabe im TMS scheint, am Ende folgen alle Berechnungen der gleichen Formel:

Prozentrechnen: Grundwert · Prozentsatz = Prozentwert

An dieser Stelle soll betont werden: Der Grundwert ist immer der unveränderte Wert einer Aufgabe. Ganz gleich, ob wir es mit einer Wertmehrung oder Wertminderung zu tun haben.

Der Prozentsatz ist der prozentuale Anteil, um den der Grundwert erhöht oder gemindert wird. Wenn in der Aufgabenstellung eine Prozentangabe auftaucht, so ist dies in der Regel immer der Prozentsatz. Hierbei ist allerdings darauf zu achten, dass eine Prozentzahl auch anders dargestellt werden kann. Im Gegensatz zum Grundwert hat der Prozentsatz keine eigene Einheit.

Um dies zu verdeutlichen, betrachten wir exemplarisch eine mögliche Aufgabenstellung des TMS.

Beispiel

Ein geübter Dachdecker braucht zum Abdecken eines Hausdaches zwei Arbeitstage zu jeweils sieben Stunden. Da der Auftraggeber sich einen schnellen Abschluss der Arbeiten wünscht, nimmt der Dachdecker seinen Gesellen mit. Die Arbeitsleistung des Meisters fällt um 20 %, da er seinen Gesellen einweisen muss, und die Leistung des Gesellen beträgt 60 % der eigentlichen Leistung seines Meisters.

Wie viele Stunden brauchen die beiden Arbeiter gemeinsam?

- A 7 Stunden
- B 8 Stunden
- C 9 Stunden
- D 10 Stunden
- E 12 Stunden

In unserem Beispiel haben wir die Arbeitsleistung eines Meisters, die sich um einen prozentualen Wert verändert. Um oben genannte Definition auf dieses Beispiel anzuwenden: Die Arbeitsleistung ohne den Gesellen (unveränderte Arbeitsleistung) ist als Grundwert zu betrachten.

Für unser Beispiel können wir festhalten, dass wir zwei verschiedene Prozentsätze haben. Zum einen wird die Arbeitsleistung des Meisters (Grundwert) um einen Prozentsatz gemindert, zum anderen entspricht die Arbeitsleistung des Gesellen einem Prozentsatz der Arbeitsleistung des Meisters (Grundwert). Wir müssen also zwei Berechnungen anstellen, jedoch mit dem gleichen Ausgangswert. Der so veränderte Wert ist der Prozentwert. Dieser sagt uns, was der Prozentsatz auf den Grundwert verrechnet wert ist. Er hat somit die gleiche Einheit wie der Grundwert.

Wenden wir diese Informationen auf die Aufgabe an, erhalten wir zwei Ansätze. Erstens die Arbeitsleistung des Meisters (Prozentwert) als Produkt der Grundleistung mit dem Prozentsatz, zweitens die Arbeitsleistung des Gesellen nach gleicher Berechnung:

$$\text{Arbeitsleistung}_{\text{Meister}}: \quad \text{Grundleistung} \cdot 80\,\%$$
$$\text{Arbeitsleistung}_{\text{Geselle}}: \quad \text{Grundleistung} \cdot 60\,\%$$

Bis zu diesem Zeitpunkt wurde noch keine Berechnung angestellt. Da in dieser Aufgabe nach der Gesamtleistung der beiden Arbeiter gefragt ist, berechnen wir diese aus der Summe beider Leistungen, weil sie sich auf denselben Grundwert beziehen.

$$\begin{aligned}\text{Arbeitsleistung}_{\text{Gesamt}}: \quad & \text{Grundleistung} \cdot 80\,\% + \text{Grundleistung } 60\,\% \\ & \text{Grundleistung} \cdot 140\,\% \\ & \text{Grundleistung} \cdot 1{,}4\end{aligned}$$

Im Falle unserer Aufgabe gibt es einen indirekten Zusammenhang zwischen der Arbeitsleistung und der benötigten Zeit. Eine ausführliche Erklärung für den Umgang mit indirekter wie direkter Proportionalität finden Sie ab S. 111. Der Lösungsansatz für unsere Aufgabe lautet:

$$\text{Grundleistung} \cdot 1{,}4 \rightarrow \text{Zeit} \cdot \frac{1}{1{,}4} \rightarrow \frac{\text{Zeit}}{1{,}4} \rightarrow \frac{14\,\text{Stunden}}{1{,}4} \rightarrow 10\,\text{Stunden}$$

Diese letzte Zeile sollte die einzige Berechnung sein, die angestellt wird, um die Aufgabe zu lösen. Jede zusätzliche Anstrengung bedeutet, dass der Lösungsweg nicht klar war. Es ist notwendig, die eigenen Ressourcen zu schonen, um im Vergleich zu anderen Teilnehmerinnen und Teilnehmern besser abzuschneiden.

Um bei Prozentaufgaben eine bessere Übersicht zu bekommen und flexibler zu agieren, sollten Sie sich immer wieder den Grundsatz bei diesem Aufgabentyp in Erinnerung rufen:

Grundwert · Prozentsatz = Prozentwert

Dieser ist bewusst simpel gehalten, da die Variationsbreite bei diesem Aufgabentyp sehr hoch ist. Die beste Vorbereitung ist daher das regelmäßige Üben – mit dem Grundsatz zu Prozentaufgaben im Hinterkopf.

Zusammenfassung

Um Aufgaben danach einfacher zu berechnen, ist es ratsam aufzuschreiben, welche Tipps und Tricks besonders hilfreich waren.

- **Markieren Sie in der Angabe** — 25 Sekunden maximal

  Markieren Sie während des ersten Lesens bereits wichtige Werte in der Angabe. Auf diese Weise können Sie Ihre Augen besser entspannen, da diese nicht mehr beim Suchen ohne Halt über den Text fliegen. Es ist ratsam, jede Aufgabe mit dem Lesen der Frage zu beginnen. So weiß man danach genau, welche Werte der Angabe wichtig sind und welche nicht.

- **Ordnen Sie mathematische Begriffe zu** — 4 Sekunden maximal

  Wenn Sie bemerken, dass es sich um eine Prozentaufgabe handelt, so weisen Sie den gelesenen Werten die Begriffe „Grundwert", „Prozentsatz" und „Prozentwert" zu. Legen Sie Ihren Fokus hier auch auf die angegebenen Lösungsmöglichkeiten. Beantworten Sie sich selbst die Frage, nach was gesucht wird, und achten Sie dabei auf etwaige Einheiten oder die Darstellung der Lösung (Bruch, Zehnerpotenz, Prozentzahl).

- **Arbeiten Sie mit den Lösungsmöglichkeiten** — 30 Sekunden maximal

  Zu diesem Zeitpunkt sind Sie bereits so weit in der Aufgabe, dass Sie falsche und unlogische Lösungen erkennen können. Sollten Sie solche identifizieren, so zögern Sie nicht, sie direkt auszustreichen. Zudem erhalten Sie so eine bessere Orientierung über die Aufgabe und können Ihr Vorgehen besser planen. Manche Aufgaben lassen sich bereits an dieser Stelle lösen.

- **Finden Sie einen Lösungsweg** — 30 Sekunden maximal

  Überlegen Sie sich ein Vorgehen in höchstens 3 Schritten. Zu diesem Zeitpunkt haben Sie noch keine Berechnung angestellt und dies ist auch nicht notwendig. Die Zeit, die Sie hier investieren, sparen Sie sich danach durch eine einfachere und gezieltere Berechnung. Zudem schonen Sie Ihre Konzentration und können Fehler im Zweifelsfall auch schneller finden.

- **Berechnen Sie die Aufgabe** — 120 Sekunden maximal

  Beginnen Sie mit dem Aufstellen einer Formel. Mit dieser können Sie arbeiten, anstatt direkte Berechnungen anzustellen. Im Gegensatz zu Klausuren oder anderen Mathetests interessiert es hier nicht, wie Sie auf eine Lösung gekommen sind. Vereinfachen Sie deswegen Ihre Berechnung so weit wie möglich und setzen Sie die Werte erst am Ende ein. Werfen Sie einen Blick auf die Lösungen: Achten Sie darauf, ob die Ergebnisse ganze Zahlen sind und gleiche Abstände zueinander haben. Dann können Sie meist runden oder das Ergebnis überschlagen. Sollten Sie zwischen zwei/drei möglichen Ergebnissen schwanken und noch genug Zeit haben, so überprüfen Sie eines/das mittlere, um eine Lösung zu erhalten.

Bearbeitungsstrategie im Überblick

Markieren in der Angabe
Frage davor lesen,
Werte danach markieren

↓

Ordnen Sie Begriffe zu
Grundwert, Prozentsatz und Prozentwert – auch bei Lösungen

↓

Arbeiten Sie mit Lösungen
Falsche/unlogische Lösungen streichen, sich an der Darstellung orientieren

↓

Finden Sie einen Lösungsweg
Maximal 3 Schritte

↓

Berechnung der Aufgabe

- Erstellen Sie eine Formel und vereinfachen Sie diese so weit wie möglich.
  Grundwert · Prozentsatz = Prozentwert
- Runden und vereinfachen Sie Ihre Werte, wenn die Ergebnisse weite/gleichmäßige Abstände zueinander haben.
- Bringen Sie Ihre Prozentzahlen in eine Darstellung, die für die Berechnung von Vorteil ist. Gleichen Sie an dieser Stelle die Einheiten an.
- Setzen Sie zuletzt Ihre Werte ein und führen Sie die Berechnung durch.
- Nutzen Sie hierzu insbesondere die Möglichkeiten der Primfaktorenzerlegung.
  z. B. $\text{Grundwert} \cdot 12\,\% = \text{Grundwert} \cdot \frac{12}{100} = \frac{\text{Grundwert} \cdot 2 \cdot 2 \cdot 3}{100}$

Anhang

Es empfiehlt sich, für die Bearbeitung der TMS-Aufgaben diese Tabelle zu verinnerlichen. Sie wird als Grundwissen angesehen und vorausgesetzt. Die Umrechnung in die verschiedenen Darstellungsformen muss daher ohne weitere Anstrengung funktionieren.

Prozentzahl	Dezimalzahl	Zehnerpotenz	Bruch
100 %	1	$10 \cdot 10^{-1}$	$\frac{100}{100}$
80 %	0,8	$2^3 \cdot 10^{-1}$	$\frac{4}{5}$ oder $\frac{2^3}{10}$
75 %	0,75	$3 \cdot 5^2 \cdot 10^{-2}$	$\frac{3}{4}$ oder $\frac{5^2 \cdot 3}{100}$
66 %	0,66	$66 \cdot 10^{-2}$	$\approx \frac{2}{3}$
50 %	0,5	$5 \cdot 10^{-1}$	$\frac{1}{2}$
40 %	0,4	$2^2 \cdot 10^{-1}$	$\frac{2}{5}$ oder $\frac{2^2}{10}$
33 %	0,33	$33 \cdot 10^{-2}$	$\approx \frac{1}{3}$
25 %	0,25	$5^2 \cdot 10^{-2}$	$\frac{1}{4}$ oder $\frac{1}{2^2}$
20 %	0,2	$2 \cdot 10^{-1}$	$\frac{1}{5}$ oder $\frac{2}{10}$
15 %	0,15	$3 \cdot 5 \cdot 10^{-2}$	$\approx \frac{1}{7}$
12,5 %	0,125	$12{,}5 \cdot 10^{-2}$	$\frac{1}{8}$ oder $\frac{1}{2^3}$
0 %	0	$0 \cdot 10^{-2}$	$\frac{0}{x} (x \neq 0)$

Übungsaufgaben

Nun folgen zwei Aufgaben, die Sie nach folgendem System bearbeiten sollten:

1 Lesen Sie die Aufgabenstellung genau, markieren Sie dabei wichtige Informationen.

2 Finden Sie einen Lösungsweg mit maximal drei Schritten.

3 Bearbeiten Sie die Aufgaben in der vorgegebenen Zeit.
   a Skizzen (wenn benötigt) bitte in das vorgegebene Feld
   b Zwischenschritte (wenn benötigt) bitte in das vorgegebene Feld

4 Geben Sie an, warum manche Lösungen nicht richtig sein können.

- **Anzahl der Aufgaben: 2**
- **Zeit pro Aufgabe: 140 s**
- **Gesamtzeit der Übung: 4 min 40 s**

25 Sie möchten sich einen Kirsch-Bananen-Fruchtsaft mixen und haben für diesen Zweck Früchte eingekauft. Ihnen ist bekannt, dass 100 g Kirschen 7,98 g Zucker und 100 g Bananen 12,02 g Zucker beinhalten.
Wie viel Gramm Bananen können Sie maximal in einem Getränk verarbeiten, wenn Sie am Ende ein Glas mit 300 *mℓ* Inhalt füllen wollen und der Zuckergehalt nicht mehr als 10 % des Gewichts betragen soll? Gehen Sie hierbei näherungsweise davon aus, dass 1 *mℓ* des Getränks dem Gewicht von 1 g entspricht.

A 75 g ☐ falsch, weil ____________________

B 100 g ☐ falsch, weil ____________________

C 125 g ☐ falsch, weil ____________________

D 150 g ☐ falsch, weil ____________________

E 175 g ☐ falsch, weil ____________________

Lösungsweg (max. 3 Schritte/20 Sekunden):

____

____

____

Berechnung der Aufgabe (max. 120 Sekunden):

26 Sie wollen auf einer Party mit 14 Gästen je einen Cocktail pro Gast mischen und verwenden dabei folgendes Rezept für einen Amaretto Sunrise: 1 *cl* Erdbeersirup, 5 *cl* Amaretto (25 % Alkoholgehalt), 8 *cl* Mangosaft, 6 *cl* Bananensaft.
Leider müssen Sie feststellen, dass Sie nur noch 30 *cl* des Amarettos mit 25 % Alkoholgehalt haben und nutzen für den Rest des Rezepts einen Amaretto mit 20 % Alkoholgehalt.
Wie hoch ist der durchschnittliche Anteil des Alkohols in einem Amaretto Sunrise nach der Mischung?

A 5,5 % ☐ falsch, weil ______

B 7,0 % ☐ falsch, weil ______

C 8,5 % ☐ falsch, weil ______

D 9,0 % ☐ falsch, weil ______

E 10,5 % ☐ falsch, weil ______

Lösungsweg (max. 3 Schritte/20 Sekunden):

______

______

______

Berechnung der Aufgabe (max. 120 Sekunden):

Verbesserungsstrategie

Aufgaben aus dem Bereich Prozentrechnen haben sehr viele Variationsmöglichkeiten. Daher ist es notwendig, sich mit verschiedenen Aufgabenstellungen auseinanderzusetzen und neue Möglichkeiten der Bearbeitung zu üben. Reflektieren Sie über die gelösten Aufgaben und fragen Sie sich selbst:

In welcher Darstellungsform haben Sie die Prozentaufgaben am sichersten bearbeitet?

☐ als Bruch ☐ als Zehnerpotenz ☐ als Dezimalzahl

☐ als Prozentzahl ☐ eigenes System ☐ ____________________

Haben Sie bei den Aufgaben bereits aktiv versucht, Brüche in Primfaktoren zu zerlegen?

☐ ja ☐ nein

Konnten Sie bei den Aufgaben bereits nach dem ersten Durchlesen Lösungen ausschließen? Wenn ja, notieren Sie, anhand welcher Information ein Ausschluss möglich war. Wenn nein, bearbeiten Sie die Aufgabe erneut und versuchen Sie, Lösungen bereits auszuschließen, bevor Sie mit den eigentlichen Rechnungen beginnen. Notieren Sie Ihre Erkenntnisse aus dieser Übung.

Platz für weitere Notizen:

2 Mischungsaufgaben

Trainierbarkeit

Diesen Aufgabentyp werden Sie vermutlich weniger aus der Schule kennen. Ein einfaches Beispiel für eine Mischungsaufgabe ist die Vermengung zweier Flüssigkeiten mit unterschiedlichen Alkoholanteilen. Sie sollen dann im Rahmen der Aufgabenstellung den neuen Alkoholgehalt des Gesamtvolumens bestimmen. Auch wenn es unzählige Variationen dieses Aufgabentyps gibt, ist die Trainierbarkeit der Mischungsaufgaben sehr hoch. Durch das Anwenden von simplen Formeln können Aufgaben in diesem Bereich stark vereinfacht werden. Zudem lassen sich einige Angaben durch Logik bereits so weit zusammenfassen, dass sich Berechnungen erübrigen.

In kaum einem anderen Teilbereich von „Quantitative und formale Probleme" lassen sich Aufgaben so sicher durch Annäherung und sinnvolle Überlegungen lösen. Nutzen Sie deswegen die Zeit für regelmäßige Übung, um das Wissen zu vertiefen, das hier vermittelt wird.

Analyse der möglichen Fehler

Bei der Bearbeitung von Mischungsaufgaben geht es in erster Linie darum, sich einen sinnvollen Überblick über die Angaben zu verschaffen. Ein Fehler, der von vielen Teilnehmerinnen und Teilnehmern des TMS begangen wird, ist, mit der Rechnung zu beginnen, noch bevor man sich richtig orientiert hat. Sicher gibt es einige Möglichkeiten, eine Mischungsaufgabe auf mathematischem Weg zu lösen, doch sind diese oft mit einem erheblichen Mehraufwand verbunden. Es ist an dieser Stelle zu betonen, dass „Quantitative und formale Probleme" erst der vierte Untertest am Vormittag des TMS ist. Betrachten Sie es deswegen wie einen Ausdauerlauf. Wer hier bereits seit zwei Stunden sprintet, wird am Ende keine Luft mehr haben. Daher ist das sorgsame Einteilen von Ressourcen ebenso wichtig wie das strategische Vorgehen bei einer Aufgabe.

Ein weiterer Fehler besteht darin, dass vorkommende Einheiten nicht korrekt umgerechnet werden. Oft werden bei Mischungsaufgaben mehrere physikalische Einheiten verwendet, um den Schwierigkeitsgrad der Aufgabe anzuheben. Diese können verschieden dargestellt sein und müssen oft angepasst werden.

Der letzte und offensichtlichste Fehler ist es, nicht zu wissen, wie man eine Mischungsaufgabe berechnet. Jeder, der entsprechende Überlegungen erst während des TMS machen muss, ist automatisch langsamer als vorbereitete Teilnehmer*innen. Da das Ergebnis immer am Durchschnitt aller Personen gemessen wird, die die Prüfung schreiben, kann man sich genau durch dieses Vorwissen absetzen und einen Vorteil sichern.

Bearbeitungsstrategie

Bei Mischungsaufgaben gibt es nur wenige Möglichkeiten, wonach gefragt werden kann. Deswegen unterscheiden wir zwei Fälle:

- Die Konzentrationen der (Start)Flüssigkeiten sind bekannt, ebenso die der Zielflüssigkeit. Gesucht ist das Mischverhältnis der Flüssigkeiten.
- Die Konzentrationen einer (Start)Flüssigkeit sowie der Zielflüssigkeit sind bekannt. Gesucht ist die Konzentration der zweiten (Start)Flüssigkeit.

Betrachten wir diese Fälle nun genauer. Immer, wenn wir eine Mischung aus zwei Flüssigkeiten berechnen, verwenden wir das Prinzip des Mischungskreuzes.

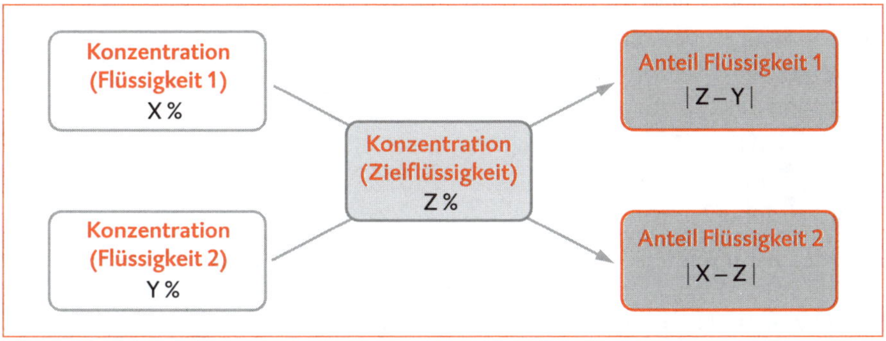

Haben wir zwei Flüssigkeiten mit einer bekannten Konzentration, ebenso eine Zielflüssigkeit mit einer bekannten Konzentration, so wird mit an Sicherheit grenzender Wahrscheinlichkeit immer nach dem Mischungsverhältnis der Flüssigkeiten gefragt werden. Dieses ist gleichzusetzen mit dem Verhältnis der Volumina der beiden Flüssigkeiten zueinander. Es ergeben sich somit folgende mathematische Zusammenhänge:

Anteil (Flüssigkeit 1) =
Konzentration (Zielflüssigkeit) – Konzentration (Flüssigkeit 2)

Anteil (Flüssigkeit 2) =
Konzentration (Flüssigkeit 1) − Konzentration (Zielflüssigkeit)

$$\text{Mischverhältnis (Zielflüssigkeit)} = \frac{\text{Anteil (Flüssigkeit 1)}}{\text{Anteil (Flüssigkeit 2)}}$$

Volumenanteil (Flüssigkeit 1) =

$$\frac{\text{Anteil (Flüssigkeit 1)}}{\text{Anteil (Flüssigkeit 1)} + \text{Anteil (Flüssigkeit 2)}} \cdot \text{Gesamtflüssigkeit}$$

Volumenanteil (Flüssigkeit 2) =

$$\frac{\text{Anteil (Flüssigkeit 2)}}{\text{Anteil (Flüssigkeit 1)} + \text{Anteil (Flüssigkeit 2)}} \cdot \text{Gesamtflüssigkeit}$$

Diese Zusammenhänge werden verständlicher, wenn wir sie direkt auf eine Aufgabe des TMS anwenden.

Beispiel

Für einen Laborversuch sollen zwei Liter einer 14 %igen NaCl-Lösung angesetzt werden. Doch auf Lager findet sich nur noch ein Behälter mit 1,2 Litern einer 35 %igen NaCl-Lösung. Um die gewünschte Lösung zu erhalten, wird die gefundene NaCl-Lösung mit destilliertem Wasser verdünnt.

Welche Menge an destilliertem Wasser wird benötigt?

- **A** 800 $m\ell$
- **B** 900 $m\ell$
- **C** 1 000 $m\ell$
- **D** 1 100 $m\ell$
- **E** 1 200 $m\ell$

Wenden wir unser Mischungskreuz auf diese Aufgabe an, so erhalten wir folgende Werte:

Konzentration (Flüssigkeit 1) = 35 % ⇒ X = 35
Konzentration (Flüssigkeit 2) = 0 % ⇒ Y = 0
Konzentration (Zielflüssigkeit) = 14 % ⇒ Z = 14

Jetzt können wir mit den Werten X, Y (destilliertes Wasser hat immer einen Salzgehalt von 0 %) und Z die jeweiligen Anteile aus den Startflüssigkeiten berechnen.

$$\text{Anteil (Flüssigkeit 1)} = |Z - Y| = |14 - 0| = 14$$

$$\text{Anteil (Flüssigkeit 2)} = |X - Z| = |35 - 14| = 21$$

$$\text{Mischverhältnis (Zielflüssigkeit)} = \frac{\text{14 Teile Flüssigkeit 1}}{\text{21 Teile Flüssigkeit 2}} = \frac{\text{2 Teile Flüssigkeit 1}}{\text{3 Teile Flüssigkeit 2}}$$

Wir können also festhalten, dass die Zielflüssigkeit mit einem Mischverhältnis von 2 zu 3 aus der 14 % NaCl-Lösung und dem destillierten Wasser besteht. Um jetzt das benötigte Volumen des Wassers zu berechnen, müssen wir nur noch das Gesamtvolumen der Zielflüssigkeit unter Berücksichtigung des Mischverhältnisses verrechnen.

$$\text{Volumenanteil (Wasser)} = \frac{3}{2+3} \cdot 2\,000\,m\ell = \frac{3}{5} \cdot 2\,000\,m\ell = \frac{3 \cdot 2 \cdot 2\,000}{10}\,m\ell$$
$$= 1200\,m\ell$$

Selbstverständlich gibt es auch andere Möglichkeiten, die Lösung einer Mischungsaufgabe zu ermitteln. Wie zuvor bereits erwähnt, können viele Aufgaben auch durch eine Annäherung an die wahrscheinlichste Lösung bearbeitet werden.

Mischt man zwei Flüssigkeiten mit unterschiedlicher Konzentration, so kann die der Zielmischung nur zwischen den verwendeten Konzentrationen liegen. Die zu erwartende Konzentration kann durch das Verhältnis der Flüssigkeitsmengen abgeschätzt werden.

Beispiel

Auch diese Herangehensweise können wir auf die obige Aufgabe anwenden:
Konzentration (Flüssigkeit 1) = 35 %
Konzentration (Flüssigkeit 2) = 0 %

Würden wir beide Flüssigkeiten in einem Verhältnis von 1 zu 1 mischen, so wäre die Konzentration der dadurch entstandenen Mischung 17,5 %. Dies ergibt sich daraus, dass wir bei gleichem Volumen der Startflüssigkeiten den Mittelwert der Konzentration beider Flüssigkeiten erreichen. Da wir jedoch eine Mischung mit einer Konzentration von unter 17,5 % herstellen wollen, muss der Volumenanteil der Flüssigkeit mit der geringeren Konzentration höher sein.

$$\text{Volumen (Wasser)} > \frac{1}{2} \cdot \text{Volumen (Mischung)}$$

Aus dieser Überlegung heraus können bereits die Lösungen A, B und C ausgeschlossen werden. Bei diesen Lösungsmöglichkeiten ist die Bedingung nicht mehr erfüllt, da der Wasseranteil zu gering ist. Um jetzt eine eindeutige Lösung zu bestimmen, brauchen wir nur noch eine der übrigen Möglichkeiten zu überprüfen.

$$\text{Überprüfung (D):}\ \frac{(1100 \cdot 0\,\%) + (900 \cdot 35\,\%)}{2\,000} \stackrel{?}{=} 14\,\%$$
$$15{,}75\,\% > 14\,\%$$

In diesem Fall wurde die Stoffmenge der einzelnen Konzentrationen ins Verhältnis zum Gesamtvolumen der Mischung gesetzt. Aus der Annahme der Verwendung von 1 100 $m\ell$ Wasser folgt eine Menge von 900 $m\ell$ der 35 % NaCl-Lösung, da das Gesamtvolumen der Mischung ja 2 000 $m\ell$ betragen soll. Doch auch in dieser Mischung benötigen wir mehr Volumen der Flüssigkeit mit der geringeren Konzentration. Somit kann nur noch Lösung E richtig sein.

Beide Methoden sind geeignet, um eine Lösung zu generieren. Es hängt von der Aufgabe, den vorhandenen Angaben und nicht zuletzt von Ihnen selbst ab, welcher Weg sinnvoller ist. Grundsätzlich lässt sich sagen, dass der mathematische Weg den sichereren Weg zu einem korrekten Ergebnis darstellt, jedoch mehr Zeit in Anspruch nimmt. Durch einen logischen Gedankengang kann man oftmals bereits einige der Lösungsoptionen ausschließen, meistens bleiben aber noch mehrere Möglichkeiten übrig. Es empfiehlt sich, beide Methoden regelmäßig zu üben, um während des TMS flexibel agieren zu können.

Zusammenfassung

Um Aufgaben danach einfacher zu berechnen, ist es ratsam aufzuschreiben, welche Tipps und Tricks besonders hilfreich waren.

- **Markieren Sie in der Angabe** — 20 Sekunden maximal

Markieren Sie während des ersten Lesens bereits wichtige Werte in der Angabe. Auf diese Weise können Sie Ihre Augen besser entspannen, da diese nicht mehr beim Suchen ohne Halt über den Text fliegen. Es ist grundsätzlich sinnvoll, mit dem Lesen der Frage zu beginnen. So weiß man danach genau, welche Werte aus der Angabe wichtig sind und welche nicht.

- **Erstellen Sie ein Mischungskreuz** — 4 Sekunden maximal

Wenn Sie bemerken, dass es sich um eine Mischungsaufgabe handelt, weisen Sie den gelesenen Werten die Bezeichnungen „X", „Y" und „Z" zu. Diese stehen für Konzentrationen der Startflüssigkeiten und der Mischung. Legen Sie Ihren Fokus hier auch auf die angegebenen Lösungsmöglichkeiten. Wenn Sie sich unsicher sind, fertigen Sie eine simple Skizze des Mischungskreuzes an.

- **Arbeiten Sie mit den Lösungsmöglichkeiten** — 20 Sekunden maximal

Zu diesem Zeitpunkt sind Sie bereits so in die Aufgabe vertieft, dass Sie falsche und unlogische Lösungen erkennen können. Gehen Sie hier von den Konzentrationsgrenzen der Startflüssigkeiten und einer Eins-zu-eins-Mischung aus. Über die Konzentration der Mischung oder das Mischverhältnis können Sie hier manche unrealistische Lösungsmöglichkeit erkennen. Sollten Sie eine solche identifizieren, zögern Sie nicht, diese direkt auszustreichen. Zudem erhalten Sie so eine bessere Orientierung innerhalb der Aufgabe und können Ihr Vorgehen besser planen. Manche Aufgaben lassen sich bereits an dieser Stelle lösen.

- **Finden Sie einen Lösungsweg** — 30 Sekunden maximal

Überlegen Sie sich ein Vorgehen in höchstens 3 Schritten. Zu diesem Zeitpunkt haben Sie noch keine Berechnung angestellt, was auch nicht notwendig ist. Die Zeit, die Sie hier investieren, sparen Sie anschließend durch eine einfachere und gezieltere Berechnung. Zudem schonen Sie Ihr Konzentrationsvermögen und können Fehler im Notfall schneller finden.

- **Berechnen Sie die Aufgabe** — 120 Sekunden maximal

Berechnen Sie die Anteile der Flüssigkeiten über das Mischungskreuz oder erstellen Sie eine eigene Formel. Vereinfachen Sie Ihre Berechnung so weit wie möglich und setzen Sie die Werte erst am Ende ein. Alternativ können Sie sich der Lösung auch durch Überlegungen annähern. Werfen Sie einen Blick auf die Lösungen: Achten Sie darauf, ob die Ergebnisse ganze Zahlen sind und gleiche Abstände zueinander haben. Dann können Sie meist runden oder das Ergebnis überschlagen. Sollten Sie zwischen zwei/drei möglichen Ergebnissen schwanken und noch genug Zeit haben, so überprüfen Sie eines der beiden/das mittlere der drei, um (per Ausschlussverfahren) eine Lösung zu erhalten.

Bearbeitungsstrategie im Überblick

Markieren in der Angabe
Frage davor lesen,
Werte danach markieren

↓

Mischungskreuz erstellen
X, Y und Z zuweisen,
Skizze erstellen

↓

Arbeiten Sie mit Lösungen
Falsche/unlogische Lösungen streichen,
sich an Eins-zu-eins-Mischung orientieren

↓

Finden Sie einen Lösungsweg
Maximal 3 Schritte

↓

Berechnung der Aufgabe

- Berechnen Sie die Anteile der Flüssigkeiten über das Mischungskreuz.

  Anteil (Flüssigkeit 1) $= |Z - Y|$

  Anteil (Flüssigkeit 2) $= |X - Z|$
- Alternativ erstellen Sie eine eigene Formel für die Berechnung der Aufgabe. Vereinfachen und arbeiten Sie mit dieser und setzen Sie die Werte aus der Angabe erst im letzten Schritt ein.
- Achten Sie darauf, dass alle verwendeten Einheiten berücksichtigt wurden. Passen Sie diese vor der Berechnung gegebenenfalls an.
- Konnten Sie schon Lösungsmöglichkeiten ausschließen, so ist es oft am effizientesten, eine der übrigen Möglichkeiten direkt zu überprüfen, um eine Lösung zu generieren.

Anhang

Für die Bearbeitung der TMS-Aufgaben sollten Sie diese Tabelle verinnerlichen. Sie wird als Grundwissen angesehen und vorausgesetzt. Die Umrechnung in die verschiedenen Darstellungsformen muss deswegen ohne weitere Anstrengung funktionieren. Diese Werte sind exemplarisch und sollen verdeutlichen, wie die Einheit Liter in Milliliter, Kubikzentimeter und Kubikmeter umgerechnet werden kann.

Liter	Milliliter	Kubikzentimeter	Kubikmeter
1 ℓ 1 ℓ	$1 \cdot 10^3$ mℓ 1 000 mℓ	$1 \cdot 10^3$ cm^3 1 000 cm^3	$1 \cdot 10^{-3}$ m^3 0,001 m^3
0,6 ℓ 0,6 ℓ	$6 \cdot 10^2$ mℓ 600 mℓ	$6 \cdot 10^2$ cm^3 600 cm^3	$6 \cdot 10^{-4}$ m^3 0,0006 m^3
0,25 ℓ 0,25 ℓ	$25 \cdot 10^1$ mℓ 250 mℓ	$25 \cdot 10^1$ cm^3 250 cm^3	$25 \cdot 10^{-5}$ m^3 0,00025 m^3
Es gilt immer:	1 ℓ = 1 000 mℓ 1 ℓ = 1 000 cm^3	1 m^3 = 1 000 000 cm^3 1 ℓ = 0,001 m^3	

Übungsaufgaben

Nun folgen zwei Aufgaben, die Sie nach folgendem System bearbeiten sollten:

1 Lesen Sie die Aufgabenstellung genau, markieren Sie dabei wichtige Informationen.

2 Finden Sie einen Lösungsweg mit maximal drei Schritten.

3 Bearbeiten Sie die Aufgaben in der vorgegebenen Zeit.
   a Skizzen (wenn benötigt) bitte in das vorgegebene Feld
   b Zwischenschritte (wenn benötigt) bitte in das vorgegebene Feld

4 Geben Sie an, warum manche Lösungen keinen Sinn ergeben.

- **Anzahl der Aufgaben: 2**
- **Zeit pro Aufgabe: 140 s**
- **Gesamtzeit der Übung: 4 min 40 s**

27 Um den Geschmack von Speisen zu verbessern, wird oft eine alkoholhaltige Flüssigkeit hinzugefügt, wobei das Ethanol beim Erhitzen wieder verdampft. So bleibt das Aroma erhalten, jedoch nicht die unerwünschten Nebeneffekte des Alkohols.

Für ein Fest wird ein Gericht vorbereitet, bei dem unter anderem 0,8 Liter eines 60 %igen Rums mit 1,2 Liter eines 80 %igen Rums gemischt werden.

Welchen Alkoholgehalt hat die nun entstandene Mischung aus den zwei verschiedenen Rumsorten?

A 66 % ☐ falsch, weil ____________________

B 72 % ☐ falsch, weil ____________________

C 68 % ☐ falsch, weil ____________________

D 70 % ☐ falsch, weil ____________________

E 74 % ☐ falsch, weil ____________________

Lösungsweg (max. 3 Schritte/20 Sekunden):

____

____

____

Berechnung der Aufgabe (max. 120 Sekunden):

28 In einem Labor soll eine Lösung mit einem Ethanolgehalt von insgesamt 50 % hergestellt werden. Doch leider finden sich in der Vorratskammer nur noch zwei Behälter mit unpassendem Alkoholgehalt. Der erste Behälter hat ein Fassungsvermögen von 10 Litern und ist gefüllt mit einem 36 %igen Alkohol. Der zweite Behälter hat ein Fassungsvermögen von 15 Litern und ist gefüllt mit einem 60 %igen Alkohol.
Wie viel Flüssigkeit aus dem zweiten Behälter muss verwendet werden, wenn bei der Mischung die Hälfte des Inhalts des ersten Behälters verwendet wird?

A 5,8 ℓ ☐ falsch, weil ______

B 6,2 ℓ ☐ falsch, weil ______

C 6,6 ℓ ☐ falsch, weil ______

D 7,0 ℓ ☐ falsch, weil ______

E 7,4 ℓ ☐ falsch, weil ______

Lösungsweg (max. 3 Schritte/20 Sekunden):

______

______

______

Berechnung der Aufgabe (max. 120 Sekunden):

Verbesserungsstrategie

Problemstellungen im Bereich Mischungsaufgaben haben kaum Variationsmöglichkeiten. Somit ist es möglich, sich für diese Aufgabenstellungen ein festes Vorgehen anzueignen, das es ermöglicht, Zeit und andere Ressourcen zu sparen. Die möglichen Methoden selbst variieren in diesem Bereich stark und sollten deswegen von Ihnen selbst individuell gewählt werden. Um eine Alternative zum Mischungskreuz zu geben, wurden die Aufgaben mathematisch durch weitere Formeln gelöst. Reflektieren Sie über die gelösten Aufgaben und fragen Sie sich selbst:

Durch welche Methode konnten Sie die Aufgaben am einfachsten lösen?

☐ Mischungskreuz ☐ logische Annäherung ☐ eigene Formel

Könnten Sie jetzt die Lösung über alle drei oben genannten Wege herleiten?

☐ ja ☐ nein

Welche der Methoden liegt Ihnen am ehesten und wo sehen Sie einen Vorteil für sich?

____

____

____

Platz für weitere Notizen:

3 Funktionen

Trainierbarkeit

Die Trainierbarkeit der Funktionen ist hoch. Auch wenn die Aufgabenstellungen sehr vielfältig sind, lassen sie sich doch auf Funktionen des 1. und 2. Grades zurückführen. Im TMS werden also keine Kurvendiskussionen oder Integrale verlangt. Allein die Mathematik der Unterstufe ist hier relevant. Diese wird jedoch auch vorausgesetzt und ist deswegen intensiv zu wiederholen.

Für Aufgaben aus dem Bereich Funktionen reicht es zwar oft, sich nur ein grundlegendes Wissen über die mathematischen Zusammenhänge anzueignen, doch ist dieses ohne ausreichende Übung nutzlos. Nutzen Sie also die Zeit vor dem TMS, um die hier dargestellte Strategie ausreichend zu verinnerlichen.

Analyse der möglichen Fehler

Für die Bearbeitung einer Funktion ist es wichtig, eine schnelle Übersicht über die Aufgabe zu gewinnen. Sobald man in der Lage ist, auf Grundlage der Angabe eine Skizze zu visualisieren, ist die halbe Arbeit schon gemacht. Doch bis zu diesem Schritt sind schon viele Prozesse abgelaufen, bei denen uns Fehler unterlaufen können. Deswegen werden wir uns die Wichtigsten direkt ansehen.

Der größte Fehler ist, zu komplex zu denken. Während unserer Schullaufbahn wurden wir darauf getrimmt, möglichst konzentriert und sorgfältig mit Funktionen umzugehen und sie bis ins letzte Detail zu analysieren: Angefangen von Nullstellen über das Verhalten im Unendlichen und zur x-ten Ableitung. Der Großteil dieser Informationen ist für die Aufgaben des TMS nicht relevant. Halten Sie sich vor Augen, dass es sich hier um Aufgaben handelt, die innerhalb von zwei bis drei Minuten gelöst werden sollen. Auch hat man hier bereits vorgegebene Lösungen, zwischen denen man sich nur noch entscheiden muss. Ein komplettes Berechnen einer Funktion ist also weder notwendig noch erwünscht. Aus diesem Grund ist es wichtig, gegebene Informationen zu filtern und sich auf Relevantes zu konzentrieren.

Da sich der Großteil der Aufgaben auf lineare Funktionen beschränkt, liegt ein weiterer Fehler darin, dass das Wissen zu diesem Thema nicht mehr ausreichend verfügbar ist. Aus diesem Grund wird im Folgenden die notwendige Theorie nochmals angesprochen und auf eine Aufgabe bezogen. An dieser Stelle kann nur noch einmal betont werden, dass alle Werkzeuge dieses Buches nur so gut sind, wie sie verwendet werden. Auch wenn Sie bei vielem denken mögen, dass es logisch und selbsterklärend ist, geht es in erster Linie darum, genau dieses Wissen unter Zeitdruck aufrufen und anwenden zu können. Und das funktioniert nur mit ausreichender Übung.

Zudem fällt es vielen Teilnehmenden schwer, aus den in der Angabe gegebenen Informationen eine Funktion abzuleiten. Selbst mit dem vorhandenen Wissen über Funktionen ist dessen Anwendung teils kompliziert. Aus diesem Grund ist es zwingend notwendig, die Informationen der Angabe zu filtern und in direkten Zusammenhang mit mathematischen Begriffen zu stellen.

Bearbeitungsstrategie

Die Variationsmöglichkeiten des TMS im Bereich Funktionen reichen von der Berechnung von linearen und quadratischen Funktionen bis zum Vergleich weiterer Funktionen untereinander. Je nach Aufgabentyp ist ein leicht unterschiedliches Vorgehen notwendig, das sich aber immer an dem gleichen Grundgerüst orientiert.

Da Funktionen des 1. Grades (lineare Funktionen) mit an Sicherheit grenzender Wahrscheinlichkeit im Rahmen des TMS geprüft werden, betrachten wir zunächst den Aufbau einer solchen Funktion.

Lineare Funktion

$f(x) = mx + b$

- b → y-Achsenabschnitt (Schnittpunkt mit der y-Achse)
- m → Steigung = $\frac{\Delta y}{\Delta x}$

Lineare Funktionen haben eine fest definierte Steigung m, die sich nicht ändert. Bei den entsprechenden Graphen handelt es sich also um Geraden. Verändert sich die Abszisse x um einen festen Wert, so wird auch die Ordinate y um einen festen Wert geändert. Die Art und das Verhältnis der Änderung sind durch die Steigung m definiert. Im Umkehrschluss bedeutet das, dass wir aus zwei Koordinaten und den Veränderungen ihrer Werte die Steigung m folgern können.

Der y-Achsenabschnitt b bezeichnet den Wert für die Ordinate y, bei dem die y-Achse von der Geraden geschnitten wird. Mathematisch wie auch grafisch geschieht dies bei x = 0. Dieser Wert ist unabhängig von der Steigung, da diese mit dem Faktor x = 0 aus der Gleichung fällt.

Aufgaben im TMS, die sich Funktionen 1. Grades bedienen, sind durch genau diese zwei Eigenschaften zu erkennen. In der Angabe wird eine Information über eine Einheit gegeben, die in Abhängigkeit von einer zweiten Größe steigt oder fällt. Dieser Zusammenhang entspricht der Steigung der Funktion. Des Weiteren wird ein Wert genannt, der unabhängig von diesem Zusammenhang existiert. Hier findet sich unser y-Achsenabschnitt b wieder.

Beispiele hierfür sind:

- Handykosten pro Minute + fester monatlicher Grundbetrag
- Kalorienverbrauch pro Trainingseinheit + Grundumsatz des Körpers
- Provision pro Vertragsabschluss + festes Einkommen aus zweitem Beruf
- Wertzunahme pro eingenommenem Medikament + Grundwert des Körpers

Auch wenn die Variationsbreite sehr groß erscheint, so werden in jeder Angabe einer linearen Funktion beide Informationen vorkommen. Somit ist das Vorgehen hier immer identisch. In Abhängigkeit von der gestellten Aufgabe müssen wir entweder einen Wert bestimmen, oder mit einer weiteren linearen Funktion gleichsetzen.

In vielen Fällen ist es sinnvoll, eine simple Skizze des Funktionsgraphen anzufertigen. Da Sie aber aufgrund einer solchen Skizze in aller Regel nicht direkt in der Lage sind, eine Lösung zu generieren, sollten Sie nicht mehr als maximal 15 Sekunden hierfür aufwenden. Der Nutzen liegt darin, eine Orientierung für einen sicheren Lösungsweg zu haben.

Beispiel

Das Antivirenprogramm der Firma Microhard kann pro Sekunde 1 250 Dateien auf ungewünschte Datenstrukturen überprüfen. Zusätzlich bietet es die Funktion an, die Festplatte vor der Überprüfung zu analysieren. Dieser Vorgang dauert 2 Minuten und ermöglicht es dem Programm, danach doppelt so schnell zu arbeiten.

Vorausgesetzt 1 000 Dateien haben eine Größe von 2,4 Megabyte, wie voll muss eine Festplatte sein, dass man sich durch die Zusatzfunktion des Programms Zeit spart?

A 640 Megabyte
B 720 Megabyte
C 800 Megabyte
D 880 Megabyte
E 960 Megabyte

In diesem Beispiel finden wir als Erstes zwei Einheiten, die voneinander abhängen, nämlich die Anzahl der zu überprüfenden Dateien und die für die Überprüfung benötigte Zeit. Dieser Zusammenhang entspricht der Steigung. Die bereits gescannten Dateien zu Beginn der Überprüfung entsprechen dem y-Achsenabschnitt. Mit diesem Wissen lassen sich zwei Funktionen beschreiben, die die Arbeitsvorgänge mathematisch darstellen:

$$\text{Dateienanzahl}_{\text{normal}} = 1250x + 120 \cdot 1250$$

$$\text{Dateienanzahl}_{\text{Zusatz}} = 2\,500x$$

Zu dem Zeitpunkt, an dem das Programm mit der Zusatzfunktion die Überprüfung starten würde, hätte es im normalen Modus bereits 120 Sekunden lang je 1 250 Dateien pro Sekunde analysiert. Die Zusatzfunktion ist also rentabel, sobald dieser Vorsprung aufgeholt ist. Hierfür müssen wir die Funktionen nun gleichsetzen:

$$2\,500x = 1250x + 150\,000 \qquad x = \frac{150\,000}{1250} \qquad x = 120$$

Nach Ablauf von zwei weiteren Minuten wird das Programm mit seiner Zusatzfunktion genauso viele Dateien überprüft haben, wie es sonst in vier Minuten überprüft hätte. Jetzt müssen wir nur noch die Anzahl der überprüften Dateien in Megabyte umrechnen.

$$\text{Dateienanzahl} = 1250 \cdot 120 + 120 \cdot 1250 = 300\,000$$

$$\text{Dateiengröße} = 300\,000 \cdot \frac{2{,}4\ \text{Megabyte}}{1000}$$

$$= 3 \cdot 100 \cdot 2{,}4\ \text{Megabyte} = 720\ \text{Megabyte}$$

Wichtig ist zu erkennen, dass die Steigung der Funktion zu jedem Zeitpunkt gleich ist. Anders sieht es bei einer Funktion 2. Grades (quadratische Funktionen) aus. Hier ist keine Steigung in Form einer Konstanten zu finden, da sich die Abszisse x durch ihren quadratischen Exponenten unterschiedlich stark verändert.

Die Grundform einer quadratischen Funktion wird nach folgender Form gebildet.

Quadratische Funktion

$f(x) = ax^2 + bx + c$

- c → y-Achsenabschnitt (Schnittpunkt mit der y-Achse)
- a → Streckung/Stauchung

TMS-Aufgaben, die auf Funktionen 2. Grades basieren, bedienen sich meist nicht der gesamten Gleichung. Dies kommt daher, dass eine quadratische Funktion einen steigenden und einen fallenden Bereich hat. Viele der Aufgaben beschreiben allerdings Vorgänge, in denen nur eine Entwicklung stattfindet. So können wir die Angaben in exponentielle Wachstumsfunktionen und Zerfälle unterteilen.

Im Gegensatz zu linearen Funktionen haben wir es hier nicht mit einer konstanten Zunahme bzw. Abnahme eines Wertes zu tun, sondern mit einer prozentualen Veränderung. Da sich jedoch mit jedem Schritt der Grundwert der Berechnung ändert, verändert sich auch der Prozentwert. Doch im Falle des TMS ist das meistens ein Vorteil: Durch diesen Umstand müssen die Aufgaben selbst simpel gehalten werden. Anders wäre der Aufwand zu hoch, um die Aufgabe innerhalb von zwei bis drei Minuten zu bewältigen.

Es ist empfehlenswert, die sogenannte Mitternachtsformel und das Gleichsetzen von quadratischen Funktionen vor dem Einstieg in dieses Kapitel im Eigenstudium nochmals zu wiederholen. Diese sind für den TMS zwar nebensächlich, könnten aber dennoch einen Punkt ausmachen.

Mit diesen Informationen schauen wir uns nun eine vereinfachte Formel für den Wertzuwachs bzw. die Wertabnahme einer exponentiellen Funktion an.

Exponentielles Wachstum/exponentieller Zerfall

$\text{Zielwert} = \text{Grundwert} \cdot a^t$

- t → Zeiteinheiten
- a → Prozentsatz

Wie oben erklärt, wenden wir diese Formel an, wenn wir es mit einer prozentualen Veränderung eines Grundwertes über einen längeren Zeitraum zu tun haben. Da sich der Zielwert nicht konstant, sondern exponentiell ändert, sind die meisten Aufgaben dieser Art sehr einfach gehalten. Oft entspricht der Prozentsatz entweder einer Verdopplung ($a = 2$) oder einer Halbierung ($a = 0{,}5$). In beiden Fällen würde eine Berechnung mehr Zeit kosten als ein Nachvollziehen des Prozesses.

Bei solchen Aufgaben ist es wiederum nicht sinnvoll, eine Skizze anzufertigen. Hier würde der Aufwand, einen solchen Graphen authentisch und zumindest halbwegs korrekt zu zeichnen, den Nutzen für ein besseres Aufgabenverständnis in der Regel übersteigen. Außerdem können Sie sich nach ein paar Übungsaufgaben in diesem Themenbereich recht schnell gut vorstellen, was eine Halbwertszeit oder eine Verdopplungsrate bedeutet.

Beispiele hierfür sind:

- Vermehrungsrate einer Bakterienkultur im Labor:
  +100 % pro Zeiteinheit $\Rightarrow \cdot 2^t$
- Wertminderung eines Gegenstandes im Gebrauch:
  –30 % pro Jahr $\Rightarrow \cdot 0{,}7^t$
- Zusammenfallen des Bierschaumes nach dem Einschenken:
  –50 % pro Minute $\Rightarrow \cdot 0{,}5^t$
- Wertsteigerung eines alten Weines:
  +13 % im Jahr $\Rightarrow \cdot 1{,}13^t$

Betrachten wir eine Aufgabe, um den Unterschied zwischen Funktionen 1. und 2. Grades hervorzuheben.

Beispiel

Um die Wirksamkeit eines Wirkstoffs überprüfen zu können, wurde einer erkrankten Person 10 $m\ell$ Blut abgenommen und auf acht Teströhrchen verteilt. In 1,25 $m\ell$ des Blutes konnten zu Beginn der Testreihe eine Gesamtanzahl von $6{,}25 \cdot 10^3$ Erreger festgestellt werden. Nach Zugabe des Wirkstoffs kann beobachtet werden, dass die Gesamtanzahl der Erreger alle 40 Minuten um je die Hälfte sinkt.

Nach wie vielen Minuten befinden sich nur mehr $6{,}25 \cdot 10^2$ Bakterien in einem Teströhrchen?

A ab 40 Minuten
B ab 80 Minuten
C ab 120 Minuten
D ab 160 Minuten
E ab 200 Minuten

In diesem Fall haben wir es mit einem exponentiellen Zerfall zu tun. Die Gesamtzahl der Erreger nimmt pro Zeiteinheit um einen Wert von 50 % ab.

Mithilfe einer Formel könnten wir dies auf folgende Weise ausdrücken:

Erregeranzahl: $6{,}25 \cdot 10^2 = 6{,}25 \cdot 10^3 \cdot 0{,}5^t$

$1 \cdot 10^{-1} = 0{,}5^t$

$t = \log_{0,5} 0{,}1$

Die Berechnung dieser Formel wird sich als schwierig erweisen, da t nicht gegeben ist. Aus diesem Grund wären wir gezwungen, den Logarithmus zur Basis 0,5 ohne weitere technische Hilfsmittel zu berechnen. Nähern wir uns deswegen über das Nachvollziehen des Prozesses an, der beschrieben wird.

Änderung der Erregeranzahl:
pro Zeiteinheit um 0,5, d. h.
$100\,\% \rightarrow 50\,\% \rightarrow 25\,\% \rightarrow 12{,}5\,\% \rightarrow 6{,}25\,\% \rightarrow 3{,}125\,\% \rightarrow \ldots$

Zielwert der Erregeranzahl:
$6{,}25 \cdot 10^2$ entsprechen 10 % von $6{,}25 \cdot 10^3$

Die eigentliche Frage lautet also nur, nach wie vielen Zeiteinheiten wir unter einen Wert von 10 % gefallen sind. Zählen wir die Pfeile ab, so kommen wir auf insgesamt vier Sprünge. Jeder entspricht laut Angabe 40 Minuten.

Gesamtzeit: $4 \cdot 40$ Minuten = 160 Minuten

Diese Strategie können wir bei allen Aufgaben nutzen, bei denen es sich um eine Halbierung, Verdopplung, Verdreifachung usw. handelt (a ist also 0,5 oder eine ganze Zahl) und die Zeit t gesucht wird. Wenn die Änderungsrate allerdings davon abweicht (a ist z. B. 0,7 oder 1,1) und die Zeit t ist gegeben, müssen genauere Berechnungen durchgeführt werden. Ein mögliches Beispiel könnte wie folgt aussehen.

Beispiel

Ein 2 Tonnen schwerer Eisblock verliert aufgrund des sich langsam ändernden Klimas jährlich 30 % seiner Masse. Es ist auch nicht absehbar, dass sich dieser Trend ändern wird.

Wie hoch ist nach drei Jahren noch sein Gewicht?

- A 700 kg
- B 800 kg
- C 900 kg
- D 1 000 kg
- E 1 100 kg

$x = 2\,000\,\text{kg} \cdot 0{,}7^3$	(Wertminderung um 30 % über 3 Zeiteinheiten)
$= 2\,000\,\text{kg} \cdot 0{,}7 \cdot 0{,}7 \cdot 0{,}7$	$(0{,}7 \cdot 0{,}7 = 0{,}49 \approx 0{,}5)$
$\approx 2\,000\,\text{kg} \cdot 0{,}35$	$(0{,}7 \cdot 0{,}5 = 0{,}35)$
$= 2 \cdot 1000\,\text{kg} \cdot 0{,}35$	
$= 700\,\text{kg}$	

Zusammenfassung

Arbeiten Sie bei Funktionen immer nach folgendem Muster:

- **Markieren Sie in der Angabe** — 20 Sekunden maximal

  Markieren Sie während des ersten Lesens bereits wichtige Werte in der Angabe. Auf diese Weise können Sie Ihre Augen besser entspannen, da diese nicht mehr beim Suchen ohne Halt über den Text fliegen. Es empfiehlt sich, bei jeder Aufgabe mit dem Lesen der Frage zu beginnen. So weiß man danach genau, welche der in der Angabe enthaltenen Werte wichtig sind und welche nicht.

- **Bestimmung der Art der Funktion** — 10 Sekunden maximal

  Wenn Sie bemerken, dass es sich um eine Funktion handelt, so weisen Sie den gelesenen Werten die Begriffe Steigung und y-Achsenabschnitt zu. Je nachdem, welche Werte Sie hier finden, kann es sich um eine Funktion 1. oder 2. Grades handeln. Dies ist abhängig davon, ob die Steigung konstant ist.

- **Arbeiten Sie mit den Lösungsmöglichkeiten** — 10 Sekunden maximal

  Verwenden Sie die Lösungsmöglichkeiten, um Ihren eigenen Lösungsweg zu optimieren. Bei diesem Aufgabentyp ist es selten der Fall, dass man eine falsche Lösung auf den ersten Blick entdecken kann. Halten Sie diesen Schritt deswegen kürzer als sonst.

- **Finden Sie einen Lösungsweg** — 30 Sekunden maximal

  Überlegen Sie sich ein Vorgehen in höchstens 3 Schritten. Orientieren Sie sich daran, welche Art von Funktion Sie vor sich haben. Bei Aufgaben zu linearen Funktionen ist mit wesentlich höherem mathematischen Aufwand zu rechnen, während viele Aufgaben, in denen es um exponentielle Funktionen geht, mithilfe von Überlegungen einfacher gelöst werden können.

- **Berechnen Sie die Aufgabe** — 120 Sekunden maximal

  Generieren Sie aus Ihrem Lösungsweg eine Formel. Arbeiten Sie mit dieser und vereinfachen Sie sie so lange, bis Sie am Ende die Werte aus der Angabe einsetzen können. Dies ist vor allem bei Funktionen 1. Grades der Fall. Sollten Sie zwischen zwei/drei möglichen Ergebnissen schwanken und noch genug Zeit haben, so überprüfen Sie eines der beiden/das mittlere der drei, um (per Ausschlussverfahren) eine Lösung zu erhalten. Bei einer exponentiellen Funktion überprüfen Sie, ob a gleich 2 oder 0,5 ist. In diesen Fällen kann die Lösung schnell über eine Annäherung erfolgen. Ansonsten berechnen Sie zunächst die Potenz von a^t und setzen dann das Ergebnis in die Gleichung ein.

Bearbeitungsstrategie im Überblick

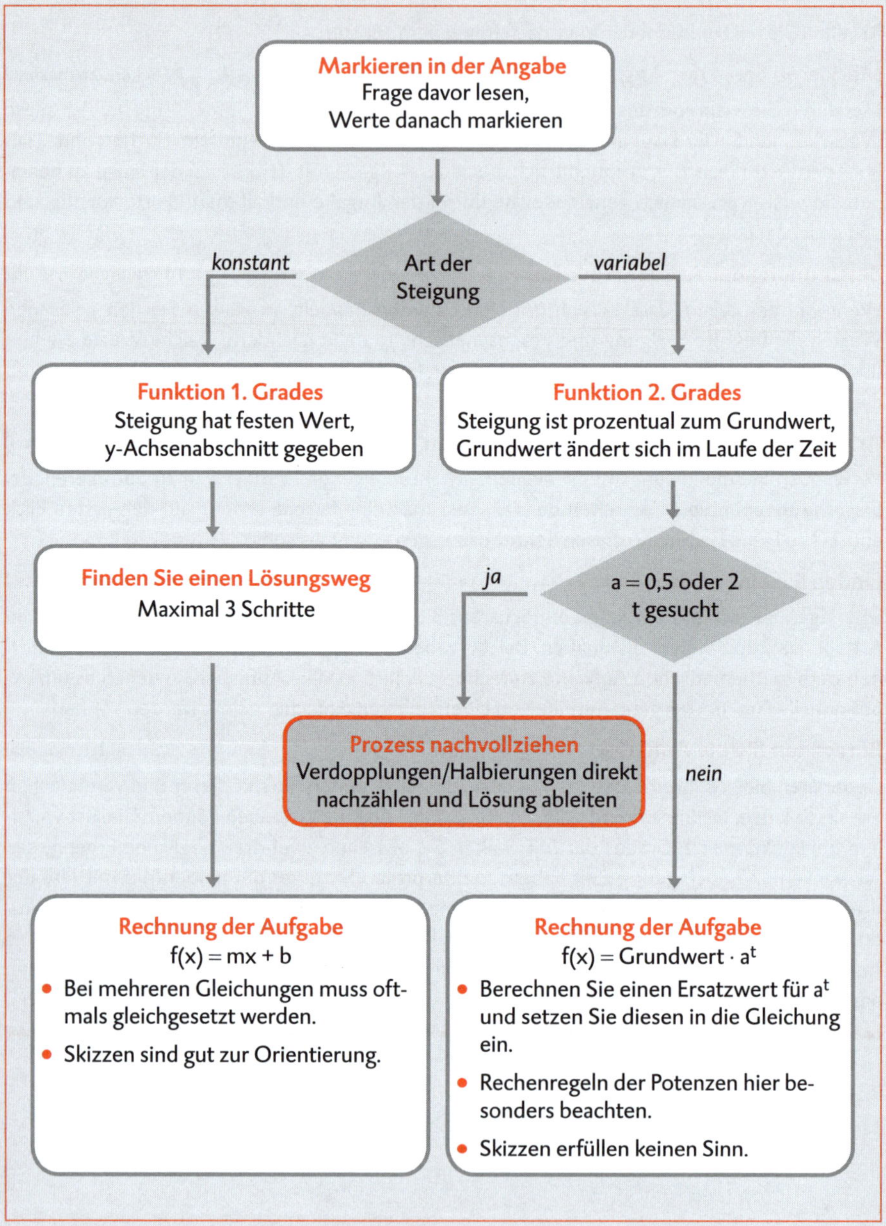

Übungsaufgaben

Nun folgen zwei Aufgaben, die Sie nach folgendem System bearbeiten sollten:

1. Lesen Sie die Aufgabenstellung genau, markieren Sie dabei wichtige Informationen.
2. Finden Sie einen Lösungsweg mit maximal drei Schritten.
3. Bearbeiten Sie die Aufgaben in der vorgegebenen Zeit.
   a. Skizzen (wenn benötigt) bitte in das vorgegebene Feld
   b. Zwischenschritte (wenn benötigt) bitte in das vorgegebene Feld
4. Geben Sie an, warum manche Lösungen keinen Sinn ergeben.

- **Anzahl der Aufgaben:** 2
- **Zeit pro Aufgabe:** 140 s
- **Gesamtzeit der Übung:** 4 min 40 s

29 Um für den HNO-Gebrauch immer genug Holzspatel auf Lager zu haben, stehen zwei Apotheken als Zulieferer zur Verfügung. In beiden Fällen wird die gewünschte Ware nur im 10er-Pack verkauft und mit einem einmaligen Zuschlag für den Versand verrechnet.
Apotheke Rosenthal berechnet für eine 10er-Packung Holzspatel, inklusive 20 % Mehrwertsteuer, 38 Cent und einmalige Versandkosten von 6 €.
Apotheke Alexa verlangt für eine 10er-Packung Holzspatel, ohne 20 % Mehrwertsteuer, 35 Cent und einmalige Versandkosten von 3 €.
Ab welcher Bestellmenge von 10er-Packungen lohnt sich die Bestellung in der Apotheke Rosenthal?

A 36 Packungen ☐ falsch, weil ____________________

B 46 Packungen ☐ falsch, weil ____________________

C 56 Packungen ☐ falsch, weil ____________________

D 66 Packungen ☐ falsch, weil ____________________

E 76 Packungen ☐ falsch, weil ____________________

Lösungsweg (max. 3 Schritte/20 Sekunden):

____

____

____

Berechnung der Aufgabe (max. 120 Sekunden):

30 Wir beobachten unter Laborbedingungen das Wachstum einer Bakterienkultur auf einem Nährboden. Solange keine hemmenden Substanzen verwendet werden, kann ein exponentielles Wachstum angenommen werden. Die Zeit, die benötigt wird, um die Anzahl der Bakterien in einer Kultur zu verdoppeln, wird Generationszeit genannt.
Zu Beginn des Tages, um 7:00 Uhr, haben Sie auf dem Nährboden 250 Bakterien gezählt. Es wurden zu keinem Zeitpunkt hemmende Stoffe hinzugefügt. Als Sie nach der Mittagspause, um 12 Uhr, die Bakterienkultur noch einmal abzählen, entdecken Sie 16 000 Bakterien.
Wie lange ist die Generationszeit des Bakteriums?

A 20 Minuten ☐ falsch, weil ____________________

B 30 Minuten ☐ falsch, weil ____________________

C 45 Minuten ☐ falsch, weil ____________________

D 50 Minuten ☐ falsch, weil ____________________

E 60 Minuten ☐ falsch, weil ____________________

Lösungsweg (max. 3 Schritte/20 Sekunden):

____

____

____

Berechnung der Aufgabe (max. 120 Sekunden):

Verbesserungsstrategie

Auch wenn die Variationsbreite im Bereich Funktionen sehr hoch erscheinen mag, kann man sich mithilfe eines geeigneten Systems doch gut zurechtfinden. Um dieses aber nicht nur in der Theorie zu kennen, sondern auch anwenden zu können, kommt man sowohl um Übung als auch um Selbstreflexion nicht herum:

Welche der Funktionen haben Ihnen Schwierigkeiten bereitet?

☐ Funktionen 1. Grades ☐ Funktionen 2. Grades

Konnten Sie das neu erworbene Wissen über das Nachvollziehen von exponentiellem Wachstum und Zerfall bereits anwenden?

☐ ja ☐ nein

Versuchen Sie mit eigenen Worten zu beschreiben, wann Sie eine Aufgabe zu einer exponentiellen Funktion über die oben genannte Methode lösen können.

____

____

____

Platz für weitere Notizen:

4 Proportionalität

Trainierbarkeit

Der Bereich aus „Quantitative und formale Probleme“, der nun im Fokus stehen soll, ist das Rechnen mit Proportionen. Diese Aufgaben sind nach einem festen System lösbar und dadurch sehr gut trainierbar. Hauptsächlich geht es um das schnelle Einordnen der Aufgaben in die Kategorien direkte Proportionalität oder indirekte Proportionalität sowie deren Berechnung.

Analyse der möglichen Fehler

Für die meisten der am TMS Teilnehmenden bestand das Lösen von Mathematikaufgaben während der letzten Jahre des Gymnasiums vor allem aus Kurvendiskussionen, Integralen und Stochastik. Das Arbeiten mit Proportionen ist wesentlich stärker verbunden mit Alltagssituationen. Aus diesem Grund werden entsprechende Aufgaben oft nicht mit mathematischen Mitteln angegangen, sondern einfach mithilfe von Schätzungen. Dies ist im Grunde auch kein Fehler, führt jedoch häufig zu durchschnittlichen Ergebnissen im TMS. Durch das Erweitern des Mathematikbegriffs auf diesen Aufgabenbereich kann ein Vorteil erarbeitet werden.

Ein weiterer Fehler ist, dass die Begriffe der direkten und indirekten Proportionalität nicht richtig in eine Formel umgesetzt werden. So wird zwar der grundlegende Zusammenhang zwischen den Einheiten verstanden, jedoch kann keine Lösung generiert werden.

Beiden Fehlern werden wir uns in diesem Kapitel zuwenden. Jedoch muss darauf hingewiesen werden, dass ohne ausreichende Übung die Strategie zwar verstanden, doch in Stresssituationen oft nicht schnell genug umgesetzt werden kann. Nutzen Sie deswegen die Zeit vor dem TMS, um das hier vermittelte Wissen zu festigen und zu üben.

Bearbeitungsstrategie

Das Arbeiten mit Proportionalität gehört zum festen Grundwissen der Mathematik. Viele Zusammenhänge aus der Physik sowie Beobachtungen aus anderen Naturwissenschaften lassen sich mathematisch entweder durch die direkte Proportionalität oder die indirekte Proportionalität beschreiben. Ungeachtet der Angabe bestehen immer folgende Gesetzmäßigkeiten.

Direkte Proportionalität

$$\text{Einheit A} = \text{Einheit B} \cdot \text{konstanter Wert} \quad \text{oder} \quad \frac{\text{Einheit A}}{\text{Einheit B}} = \text{konstanter Wert}$$

Im Falle der direkten Proportionalität haben wir einen linearen Zusammenhang zwischen den beschriebenen Einheiten. Wird Einheit A erhöht/reduziert, so wird Einheit B angepasst. Was an dieser Stelle verinnerlicht werden sollte: Zwischen beiden Werten herrscht eine Quotienten-Gleichheit. Bilden wir den Quotienten $\frac{\text{Einheit A}}{\text{Einheit B}}$, so erhalten wir immer einen konstanten Wert.

Es ist darauf zu achten, dass es sich bei diesen Einheiten immer um Faktoren handelt. Es ist nie die Addition oder Subtraktion eines Prozentsatzes (z. B. $+50\,\%$ oder $-50\,\%$), sondern immer die Multiplikation eines Wertes (z. B. $\cdot 1{,}5$ oder $\cdot \frac{1}{2}$).

Es handelt sich bei diesem Zusammenhang also um eine Funktion ersten Grades. Diese muss nicht zwangsläufig durch den Ursprung verlaufen, da dies durch den y-Achsenabschnitt definiert wird. Sollte für eine der Einheiten 0 eingesetzt werden, so ergibt sich für die zweite Einheit oft in der Überlegung auch der Wert 0. Sollten Sie Schwierigkeiten mit linearen oder exponentiellen Funktionen haben, können Sie im entsprechenden Kapitel in diesem Buch nachschlagen.

Wir halten fest, dass bei der direkten Proportionalität die beiden Einheiten sich in der Gleichung gegenüberstehen. Sie können auch als Quotient dargestellt werden.

Indirekte Proportionalität

$$\text{Einheit A} = \frac{\text{konstanter Wert}}{\text{Einheit B}} \quad \text{oder} \quad \text{Einheit A} \cdot \text{Einheit B} = \text{konstanter Wert}$$

Für die indirekte Proportionalität halten wir uns auch an zwei mathematische Zusammenhänge. Wird Einheit A erhöht/reduziert, so wird Einheit B umgekehrt proportional verändert. Im Unterschied zur direkten Proportionalität gilt hier die Produktgleichheit. Multiplizieren wir Einheit A mit Einheit B, so erhalten wir immer einen konstanten Wert. Dies bedeutet aber auch, dass sich beide Einheiten immer proportional verändern müssen. Wird der Wert von Einheit A verdoppelt, so muss der Wert von Einheit B halbiert werden.

Grafisch dargestellt zeigt sich dieser Zusammenhang als Hyperbel, die sich den Achsen des Koordinatensystems annähert. Der Ursprung der Funktion kann unter keinen Umständen erreicht werden, ebenso ergibt sich kein logischer Wert für die zweite Einheit, sollte für die erste Einheit der Wert 0 gesetzt werden.

Wir halten fest, dass bei der indirekten Proportionalität beide Einheiten auf derselben Seite der Gleichung stehen und miteinander multipliziert einen konstanten Wert ergeben müssen. Stehen sie auf unterschiedlichen Seiten des Gleichheitszeichens oder auf der gleichen Seite in Form eines Bruchs, so handelt es sich um direkte Proportionalität.

Im ersten Schritt der Bearbeitung einer Aufgabe aus dem Bereich Proportionen müssen wir entscheiden, ob es sich bei dem vorliegenden Zusammenhang um eine direkte oder eine indirekte Proportionalität handelt. Zu diesem Zweck fragen wir uns, wie sich Einheit B verändern wird, sobald wir Einheit A verändern.

Um diese Zusammenhänge zu verdeutlichen, wenden wir sie auf eine typische TMS-Aufgabe an.

Beispiel

Die Variablen b und z bilden folgende Wertepaare:

b	1	0,44	0,25	0,16	0,11
z	2	3	4	5	6

Wie ist die korrekte Beziehung der Variablen b und z zueinander, wenn man die Werte der Tabelle betrachtet?

- **A** b ist direkt proportional zu z
- **B** b ist direkt proportional zu z^2
- **C** b^2 ist direkt proportional zu z
- **D** b ist indirekt proportional zu z
- **E** b ist indirekt proportional zu z^2

In diesem Beispiel gibt es die Möglichkeit, einen direkten Vergleich der Werte anzustellen. Bei den Werten der Einheit z gibt es einen linearen Anstieg, je weiter man die Tabelle nach rechts verfolgt. Im Vergleich dazu sinken die Werte der Einheit b. Somit kann eine direkte Proportionalität bereits ausgeschlossen werden. Die Antwortmöglichkeiten A, B und C scheiden somit bereits aus.

Um uns jetzt zwischen den Antwortmöglichkeiten D und E entscheiden zu können, müssen wir uns noch einmal kurz vor Augen halten, was eine indirekte Proportionalität bedeutet: Einheit A · Einheit B = konstanter Wert

Für unsere Antwortmöglichkeiten bedeutet das:

D Einheit b · Einheit z = konstanter Wert

E Einheit b · (Einheit z)^2 = konstanter Wert

Setzen wir nun das erste Wertepaar (b = 1; z = 2) aus der Tabelle ein, so ergibt sich das folgende Bild:

D $1 \cdot 2 = 2 \quad \Rightarrow$ konstanter Wert = 2

E $1 \cdot 2^2 = 4 \quad \Rightarrow$ konstanter Wert = 4

Um jetzt eine eindeutige Antwort zu finden, setzen wir ein weiteres Wertepaar (b = 0,25; z = 4) ein. Ergibt sich wieder der konstante Wert, so haben wir den richtigen Zusammenhang gefunden:

D $0{,}25 \cdot 4 = 1 \quad \Rightarrow$ konstanter Wert $= 2 \neq 1$

E $0{,}25 \cdot 4^2 = 4 \quad \Rightarrow$ konstanter Wert $= 4 = 4$

Somit ist Antwort E korrekt. Der Zusammenhang der Tabellenwerte ist eine indirekte Proportionalität von b zu z^2.

Ein Typ von Anwendungsaufgaben zur Proportionalität, der von vielen Teilnehmerinnen und Teilnehmern als wesentlich schwerer empfunden wird, ist das Aufstellen von Gleichungen. Hierbei werden Bedingungen für verschiedene Variablen angegeben, die in einer Gesamtformel zusammengefasst werden sollen. Zur Bearbeitung solcher Aufgaben gibt es eine Strategie, die schnell und sicher zum Erfolg führt.

Hierzu werden wir aus den einzelnen Bedingungen Teilgleichungen aufstellen, die wir am Ende in einer Formel zusammenfassen. Dabei gibt es eine weitere Regel, die wir uns für die Proportionalität ansehen müssen. Wie bereits gesagt, haben wir eine fest definierte Vorstellung davon, wie die direkte respektive indirekte Proportionalität einen konstanten Wert generiert. Jedoch wird in vielen Aufgabenstellungen davon gesprochen, dass ein Wert schneller steigt als ein anderer. Diese Veränderungen verwerten wir mit unterschiedlichen Exponenten der Einheiten.

Beispiel

Ein mathematisches Gesetz mit vier Variablen weist folgende Zusammenhänge auf:

I Verdoppelt man o, so verdoppelt sich auch e.

II Halbiert man s, so schrumpft b auf ein Achtel seines ursprünglichen Wertes.

III Verdoppelt man o, so schrumpft b auf ein Viertel seines ursprünglichen Wertes.

Wie lautet das dazu passende Gesetz?

A $o^2 \cdot e^3 \cdot s = b^2$

B $o^2 \cdot b = e^2 \cdot s^3$

C $o \cdot s^2 \cdot b = e$

D $o \cdot s^2 \cdot b = \frac{e^2}{b}$

E $o^2 \cdot s^3 \cdot b = e^2 \cdot o$

Um eine Aufgabe wie diese schnell und sicher zu lösen, müssen wir mit den gegebenen Bedingungen arbeiten und falsche Lösungsmöglichkeiten ausschließen. Dafür müssen wir im ersten Schritt zunächst die zur Verfügung stehenden Informationen verarbeiten.

Wenden wir unser Wissen über Proportionalität an, so können wir aus der Angabe folgende mathematischen Zusammenhänge über die Einheiten und deren Exponenten ableiten:

Bedingung I:	direkte Proportionalität, gleiche Exponenten
Bedingung II:	direkte Proportionalität, unterschiedliche Exponenten
Bedingung III:	indirekte Proportionalität, unterschiedliche Exponenten

Um jetzt zu verstehen, wie sich die Exponenten unterscheiden müssen, stellen wir eine weitere Überlegung an. Jede Veränderung wird als Produkt mit der jeweiligen Einheit verrechnet und in Zusammenhang gesetzt. Im zweiten Schritt bestimmen wir, um welchen Exponenten sich die Faktoren unterscheiden. Denn um genau diesen Unterschied muss sich die Einheit selbst verändern, sodass sie mit dem Faktor verrechnet wieder die Äquivalenz herstellt.

Bedingung I:	$2 \cdot o = 2 \cdot e$	2^1 zu 2^1	Unterschied 0
Bedingung II:	$\frac{1}{2} \cdot s = \frac{1}{8} \cdot b$	$\frac{1}{2}$ zu $\frac{1}{8} = 2^{-1}$ zu 2^{-3}	Unterschied –2
Bedingung III:	$2 \cdot o = \frac{1}{\frac{1}{4}b} = 4 \cdot \frac{1}{b}$	2 zu $4 = 2^1$ zu 2^2	Unterschied 1

Wenn wir einen Moment darüber nachdenken, so erkennen wir auch die Logik hinter diesem Gedanken. Jede Proportionalität generiert einen konstanten Wert. Dies geschieht entweder durch den Quotienten der Einheiten (direkte Proportionalität) oder durch deren Produkt (indirekte Proportionalität). Um diese Konstante aufrechtzuerhalten, muss die Einheit mit der kleineren Änderung den größeren Exponenten erhalten:

Bedingung I: Exponent (o) = Exponent (e) (Unterschied 0)

Bedingung II: Exponent (s) = Exponent (b) + 2

Bedingung III: Exponent $\left(\frac{1}{o}\right)$ = Exponent (b) + 1

Da b den kleinsten Exponenten haben muss, können wir diesen auf 1 setzen. Alle anderen Exponenten lassen sich aus dem vorher dargestellten Zusammenhang mit ihrem Faktor ableiten:

Bedingung I: $o = e$

Bedingung II: $s^3 = b$

Bedingung III: $\left(\frac{1}{o}\right)^2 = b$

Nachdem wir jetzt alle Zusammenhänge geklärt haben, können wir die Bedingungen in einer Gesamtformel zusammenfassen. Hierzu müssen wir nur die Einheiten samt Exponenten übertragen. Vor allem muss darauf geachtet werden, dass die Proportionalität zueinander berücksichtigt wird. Die Formel kann danach noch umgestellt werden, damit sie einer der Lösungen optisch entspricht:

Gesamtformel: $\frac{o^2}{s^3} = e^2 \cdot \frac{1}{b}$ oder $o^2 \cdot b = e^2 \cdot s^3$

Bei der letzten Aufgabenart, die gerne im Zusammenhang mit Proportionalität gestellt wird, steht die Frage nach der prozentualen Veränderung von Einheit B im Zentrum, wenn Einheit A um einen definierten Wert verändert wird. In den meisten Fällen handelt es sich hier um indirekte Proportionalität. Um auch solche Aufgaben schnell lösen zu können, erweitern wir unsere oben definierten Formeln der Proportionalität um einen zur Einheit gehörenden Faktor.

Indirekte Proportionalität

Faktor A · Einheit A · Faktor B · Einheit B = konstanter Wert

Wenn: Einheit A · Einheit B = konstanter Wert

Dann: Faktor A · Faktor B = 1

Wie bereits erklärt, ist die Veränderung einer Einheit immer als Produkt mit ihrem Faktor zu verstehen. Eine „Erhöhung um 50 %" wäre also immer eine Multiplikation mit dem Faktor 1,5. Das „Reduzieren um 45 %" eine Multiplikation mit dem Faktor 0,55.

Aus diesem Wissen heraus und vor dem Hintergrund, dass beide Faktoren zusammen das Produkt 1 ergeben müssen, können wir den zweiten Faktor immer als Kehrwert des ersten Faktors bestimmen. Das vereinfacht die Arbeit mit diesen Aufgaben sehr.

Sehen wir uns dazu eine weitere TMS-Aufgabe an:

Beispiel

Um einen Spülvorgang abzuschließen, braucht eine Spülmaschine insgesamt zwei Stunden. Durch einen weiteren Wasserzufluss, der zusätzlich aktiviert werden kann, steigt die Leistung der Maschine um 60 %.

Wie lange braucht die Spülmaschine zum Abschließen eines Spülvorgangs bei Verwendung der Zusatzfunktion?

- A 65 Minuten
- B 70 Minuten
- C 75 Minuten
- D 80 Minuten
- E 85 Minuten

Da sich Leistung und Zeit indirekt proportional zueinander verhalten, müssen wir nur den Kehrwert des Faktors bestimmen, um den sich die Leistung der Spülmaschine verändert. Diesen verrechnen wir dann mit der benötigten Zeit.

$$\text{Maschine}_{\text{Zusatzleistung}} = 160\,\% \cdot \text{Maschine}_{\text{normal}} = \frac{8}{5} \cdot \text{Maschine}_{\text{normal}}$$

$$\text{Zeit}_{\text{Zusatzleistung}} = \frac{5}{8} \cdot \text{Zeit}_{\text{normal}} = \frac{10}{2^4} \cdot 120\ \text{Minuten} = 75\ \text{Minuten}$$

Zusammenfassung

Um mit Aufgaben aus dem Bereich Proportionen sicher zu arbeiten, bedienen wir uns immer des gleichen Systems.

- **Markieren Sie in der Angabe** — 15 Sekunden maximal

  Markieren Sie während des ersten Lesens bereits wichtige Werte in der Angabe. Auf diese Weise können Sie Ihre Augen besser entspannen, da diese nicht mehr beim Suchen ohne Halt über den Text fliegen. Es empfiehlt sich, bei jeder Aufgabe mit dem Lesen der Frage zu beginnen. So weiß man danach genau, welche Werte der Angabe wichtig sind und welche nicht.

- **Zusammenhänge zwischen den Einheiten erkennen** — 5 Sekunden maximal

  Wenn Sie bemerken, dass es sich um eine Aufgabe mit direkter beziehungsweise indirekter Proportionalität handelt, so markieren Sie die entsprechenden Einheiten und bestimmen den Zusammenhang. Achten Sie hierbei auch darauf, dass aus jedem Zusammenhang eine einzelne Gleichung entstehen kann.

- **Arbeiten Sie mit den Lösungsmöglichkeiten** — 20 Sekunden maximal

  Sollte es sich um eine Aufgabe handeln, in der eine Gesamtgleichung aufgestellt werden soll, kann es eine gute Alternative sein, direkt mit den Lösungsmöglichkeiten zu arbeiten. Überprüfen Sie in diesem Fall die einzelnen Optionen auf die oben bestimmten Zusammenhänge. Sortieren Sie jeden falschen Zusammenhang aus.

- **Finden Sie einen Lösungsweg** — 30 Sekunden maximal

  Überlegen Sie sich ein Vorgehen in höchstens 3 Schritten. Diese sollten selbstverständlich in Abhängigkeit von der Fragestellung, den Werten der Angabe und den eventuell schon aussortierten Lösungen geschehen. Grundsätzlich gilt: Die Zeit, die Sie hier investieren, sparen Sie durch die gezielte Bearbeitung der Aufgabe wieder ein.

- **Berechnen Sie die Aufgabe** — 100 Sekunden maximal

  Bearbeiten Sie nun die Aufgabe nach dem von Ihnen geplanten Lösungsweg. Vereinfachen Sie zunächst die erstellte Formel, und stellen Sie sie um, bevor Sie die Werte einsetzen. Verwenden Sie die Eigenschaft der Proportionalität, immer konstante Werte zu erzeugen, um Lösungen zu überprüfen.

  Tipp: Es ist auch möglich, durch kleine Symbole Zusammenhänge festzuhalten (z. B. $a \sim \frac{1}{b}$ oder $a\uparrow$ & $b\downarrow$ als Einheit a ist indirekt proportional zu Einheit b).

Bearbeitungsstrategie im Überblick

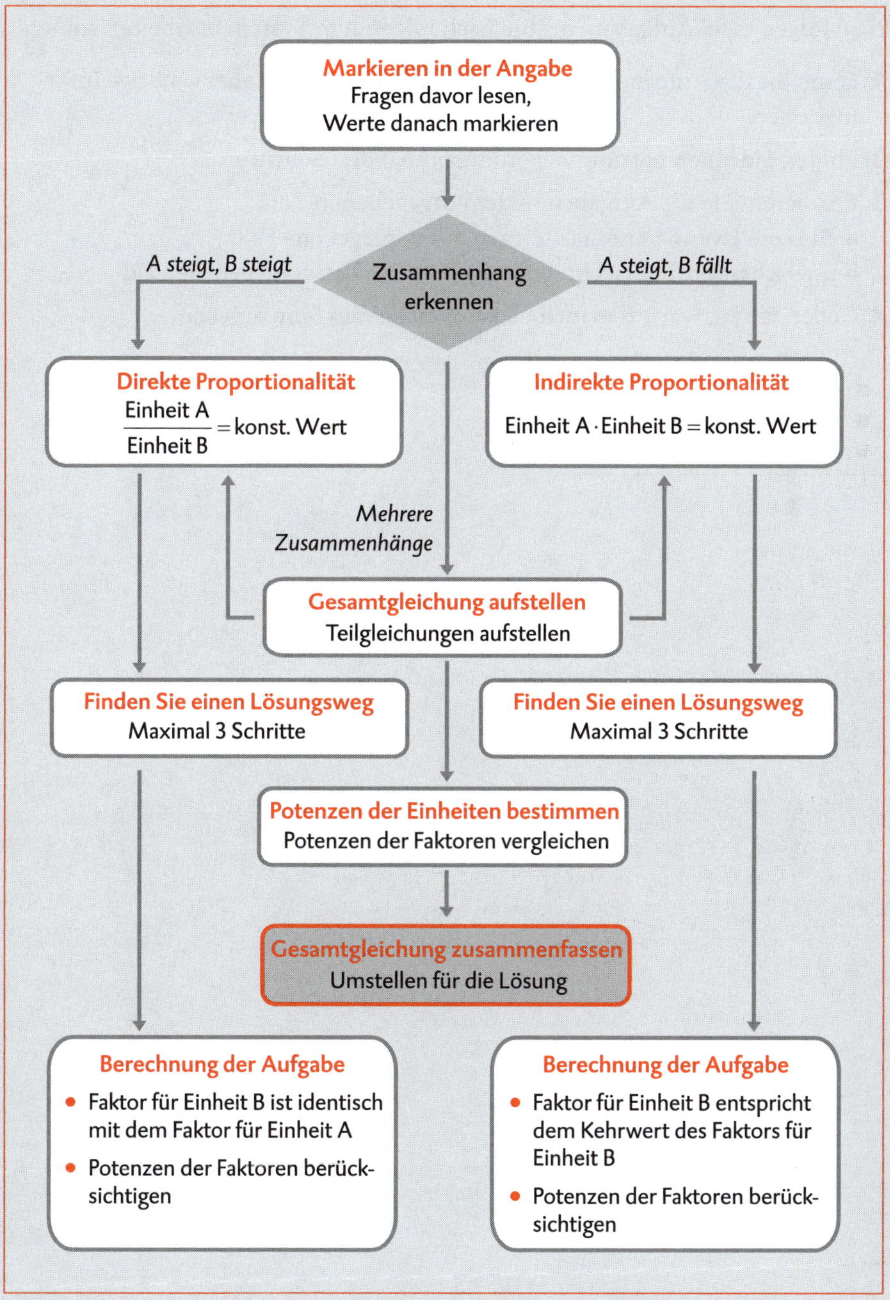

Übungsaufgaben

Nun folgen zwei Aufgaben, die Sie nach folgendem System bearbeiten sollten:

1. Lesen Sie die Aufgabenstellung genau, markieren Sie dabei wichtige Informationen.
2. Finden Sie einen Lösungsweg mit maximal drei Schritten.
3. Bearbeiten Sie die Aufgaben in der vorgegebenen Zeit.
   a Skizzen (wenn benötigt) bitte in das vorgegebene Feld
   b Zwischenschritte (wenn benötigt) bitte in das vorgegebene Feld
4. Geben Sie an, warum manche Lösungen keinen Sinn ergeben.

- **Anzahl der Aufgaben: 2**
- **Zeit pro Aufgabe: 140 s**
- **Gesamtzeit der Übung: 4 min 40 s**

31 Wenn sich akustische Wellen im Raum frei ausbreiten können, so ist der Wellenwiderstand Z_w nur vom Medium abhängig. Dieser berechnet sich aus dem Produkt der Dichte ρ (Rho) des Mediums und der Schallgeschwindigkeit c. Die Schallgeschwindigkeit ist für Luft bei einer Temperatur von 21 °C definiert als 343 Meter pro Sekunde. Die Dichte selbst berechnet sich wiederum aus der Masse im Verhältnis zum Volumen. Hierbei verhalten sich Masse und Volumen proportional, Dichte und Volumen indirekt proportional zueinander. Als SI-Einheit für die Masse ist kg zu verwenden, während das Volumen als m^3 definiert ist.
Mit welcher Einheit wird der Wellenwiderstand Z_w angegeben?

A $\frac{kg}{m^2 \cdot s}$ ☐ falsch, weil ______________________

B $\frac{s \cdot m^3}{kg}$ ☐ falsch, weil ______________________

C $\frac{s \cdot m^2}{kg}$ ☐ falsch, weil ______________________

D $\frac{kg}{s \cdot m}$ ☐ falsch, weil ______________________

E $\frac{kg}{s \cdot m^3}$ ☐ falsch, weil ______________________

Lösungsweg (max. 3 Schritte/20 Sekunden):

____

____

____

Berechnung der Aufgabe (max. 120 Sekunden):

32 Bei einem physikalischen Gesetz mit den Variablen i, s, d und n ergeben sich folgende Zusammenhänge:

- Verdoppelt man i, so wird auch s verdoppelt.
- Halbiert man d, so wird n vervierfacht.
- Wird s vervierfacht, so wird d verdoppelt.

Wenn wir die genannten Zusammenhänge miteinander in Verbindung setzen, welche der folgenden Beziehungen ist dann korrekt?

A $d \cdot i^2 = s^2 \cdot n$ ☐ falsch, weil ____________________

B $d^2 \cdot i = s \cdot n$ ☐ falsch, weil ____________________

C $d^2 \cdot i^2 = \frac{s^2}{n}$ ☐ falsch, weil ____________________

D $d^2 \cdot i^2 = s \cdot n$ ☐ falsch, weil ____________________

E $d^2 \cdot i = \frac{s}{n}$ ☐ falsch, weil ____________________

Lösungsweg (max. 3 Schritte/20 Sekunden):

____

____

____

Berechnung der Aufgabe (max. 120 Sekunden):

Verbesserungsstrategie

Das Arbeiten mit Proportionalität schreckt einen Großteil der TMS-Teilnehmer*innen ab, vor allem wenn es um die Erstellung von (physikalischen) Gleichungen geht. Aus diesem Grund sind genau diese Aufgaben auch jedes Jahr wieder vertreten. Nutzen Sie Ihren Vorteil, indem Sie den Lösungsalgorithmus verinnerlichen und auf verschiedene Aufgaben anwenden.

Reflektieren Sie zudem noch einmal über die eben bearbeiteten Aufgaben und beantworten Sie sich selbst folgende Fragen:

Auf welche Weise konnten Sie die vorgegebenen Aufgaben am besten bearbeiten?

☐ mathematischer Weg ☐ logischer Weg

Konnten Sie das neu erworbene Wissen über das Aufstellen einer Gesamtgleichung bereits anwenden?

☐ ja ☐ nein

Wählen Sie eine physikalische Formel aus und versuchen Sie, Ihre Einheiten untereinander mit den Begriffen der direkten oder indirekten Proportionalität zu beschreiben.

Platz für weitere Notizen:

5 Dreisatz

Trainierbarkeit

Der Bereich aus „Quantitative und formale Probleme“, den wir nun betrachten, wird unter dem Begriff „Dreisatz“ zusammengefasst. Dieses mathematische Verfahren, das auch Verhältnisgleichung oder Schlussrechnung genannt wird, bietet die Möglichkeit, bei drei bekannten Werten aus einer Proportionalität einen unbekannten vierten Wert zu bestimmen.

Die Trainierbarkeit der Dreisatzrechnungen ist sehr hoch. Das Ziel ist es hier, durch ein besseres Verständnis der mathematischen Struktur Zeit zu sparen und Sicherheit beim Rechnen zu gewinnen.

Analyse der möglichen Fehler

Als Sie das Kapitel über den Dreisatz aufgeschlagen haben, hat Sie vielleicht ein Gefühl der Nostalgie erfüllt. Die Mathematik der frühen Schuljahre waren geprägt von diesem Begriff. Doch das liegt für alle Teilnehmer*innen lange zurück. Jetzt erinnert man sich zwar sicherlich noch grob an das Verfahren, doch braucht man zumeist ein wenig Vorlauf, um es wieder sicher einsetzen zu können.

Das erste Problem ist, dass Ihnen genau diese Zeit fehlt. Dieses Kapitel soll Ihnen helfen, Ihr Wissen wieder zu aktivieren, sodass Sie jederzeit schnell darauf zugreifen und es anwenden können. Wiederholen Sie vor allem das entsprechende Vokabular und machen Sie es wieder nutzbar.

Ein Fehler vieler TMS-Teilnehmer*innen ist, dass sie das theoretische Wissen über den Dreisatz aus dem Mathematikunterricht nicht auf eine konkrete Rechnung übertragen können, ohne hier umständlich zu arbeiten. Wir erinnern uns sicherlich alle (mehr oder weniger gut) an die Berechnungen des Dreisatzes. Wie der Name bereits verrät, sind hierfür drei Rechenschritte notwendig, von denen jeder einzelne anfällig für Fehler ist und damit das Risiko erhöht, einen Punkt in diesem Untertest liegen zu lassen.

Ein weiteres Problem ist, dass häufig der Zusammenhang zwischen dem Dreisatz und der Proportionalität nicht bekannt ist. Aus diesem Grund werden hier oft Unterschiede gesucht, wo keine existieren. Selbstverständlich gibt es Aufgaben, bei denen Sie sofort an den Dreisatz denken. Nun müssen Sie diesen Gedanken nur um die Anwendung der Proportionalität erweitern. Auf diese Weise haben Sie mehr als nur ein Werkzeug zur Verfügung, um Aufgaben dieser Art zu bewältigen.

Bearbeitungsstrategie

Führen wir uns zuerst noch einmal die Grundlagen des Dreisatzes vor Augen: Wenn wir ein Wertepaar besitzen, das einen gemeinsamen Zusammenhang beschreibt („2,5 kg Äpfel kosten 8 €."), so können wir durch eine weitere Bedingung („Max möchte 1,5 kg Äpfel kaufen.") einen unbekannten Wert berechnen („Wie viel muss Max dafür bezahlen?"). Hierfür bringen wir immer den bekannten Wert auf 1 („1 kg Äpfel kostet 3,2 €.") und können anschließend auf den gesuchten Zielwert erweitern („1,5 kg Äpfel kosten 4,8 €").

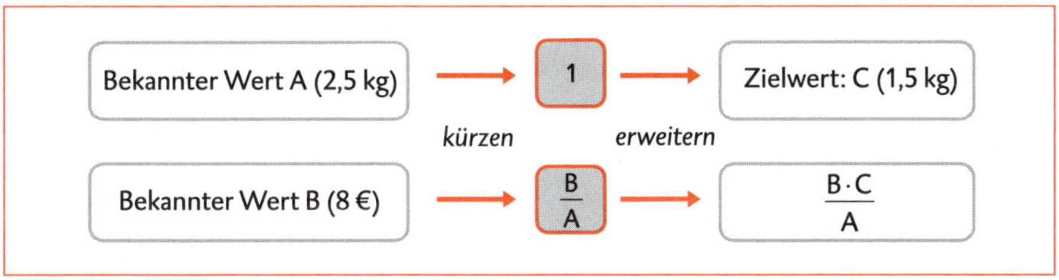

Doch erfordern diese Berechnungen oft zeitaufwendige Nebenrechnungen. Aus diesem Grund betrachten wir nun die bereits mehrfach angesprochenen Zusammenhänge. Sollten Sie das Unterkapitel zur Proportionalität noch nicht bearbeitet haben, wäre nun ein guter Zeitpunkt dafür.

Es gibt nur zwei Möglichkeiten, wie die Werte bzw. Einheiten zueinander in Verbindung stehen können.

Direkte Proportionalität

$\text{Einheit A} = \text{Einheit B} \cdot \text{konstanter Wert}$ oder $\frac{\text{Einheit A}}{\text{Einheit B}} = \text{konstanter Wert}$

Indirekte Proportionalität

$\text{Einheit A} = \frac{\text{konstanter Wert}}{\text{Einheit B}}$ oder $\text{Einheit A} \cdot \text{Einheit B} = \text{konstanter Wert}$

Die in den Angaben enthaltenen Informationen lassen Rückschlüsse darüber zu, welche Form der Proportionalität vorliegt. Nun haben wir die Möglichkeit, eine Formel für den Dreisatz abzuleiten.

Gehen wir in diesem Fall davon aus, dass als Zusammenhang eine direkte Proportionalität vorliegt. Durch das gegebene erste Wertepaar können wir bereits den Quotienten bestimmen, welcher für jedes weitere Wertepaar gelten muss.

Dreisatz bei direkter Proportionalität

$$\frac{\text{Einheit}_1\ (\text{Wert 1})}{\text{Einheit}_2\ (\text{Wert 1})} = \text{konstanter Wert}$$

$$\frac{\text{Wert}_{\text{gesucht}}}{\text{Einheit}_2\ (\text{Wert 2})} = \text{konstanter Wert}$$

$$\text{Wert}_{\text{gesucht}} = \text{konstanter Wert} \cdot \text{Einheit}_2\ (\text{Wert 2})$$

Der Vorteil, der sich aus diesem Zusammenhang ergibt, ist, dass wir sofort ein direktes Verhältnis bestimmen können, in dem die Einheiten vorliegen müssen. Dies ermöglicht es uns, den gesuchten Wert unmittelbar zu bestimmen.

Das bisher vermittelte Wissen wird nun in dem Beispiel auf der folgenden Seite angewendet.

Beispiel

In einem Labor werden Nährstoffplatten oft verwendet, um die Wechselwirkungen von Mikroorganismen untereinander zu bestimmen. Im vorliegenden Fall kann beobachtet werden, dass der Erreger der Reiskeimlingsfäule, ein Pilz namens *Rhizopus microsporus*, mit dem Bakterium *Burkholderia rhizoxinica* zusammenarbeitet. Hierbei lebt das Bakterium sogar in den einzelnen Pilzzellen. Es ist nicht ungewöhnlich, auf eine Menge von $1{,}7 \cdot 10^2$ Pilzzellen mehr als $5{,}1 \cdot 10^4$ Bakterien vorzufinden.
Von wie vielen Bakterien kann nach dieser Faustregel ausgegangen werden, wenn die Anzahl der Pilzzellen auf $4{,}04 \cdot 10^7$ steigt?

- **A** $1{,}212 \cdot 10^{10}$
- **B** $12{,}012 \cdot 10^9$
- **C** $12{,}12 \cdot 10^{-9}$
- **D** $120{,}12 \cdot 10^8$
- **E** $121{,}20 \cdot 10^9$

Die vorliegende Aufgabe kann mithilfe des Dreisatzes gelöst werden. Hierzu müssen wir die Anzahl der vorhandenen Bakterien als Erstes durch die anfängliche Anzahl der Pilzzellen dividieren, um sie danach wieder mit der neuen Anzahl von Pilzzellen zu erweitern.

Doch diese Schritte sind anfällig für Leichtsinnsfehler und sollten deshalb vermieden werden. Stattdessen können wir hier einen Ansatz über die Proportionalität wählen.

In unserem Fall liegt der Zusammenhang der direkten Proportionalität vor. Mit einer steigenden Anzahl an Pilzzellen geht auch eine steigende Anzahl an Bakterien einher. Somit gilt eine Quotientengleichheit der möglichen Wertepaare:

$$\frac{\text{Bakterienanzahl}}{\text{Pilzzellenanzahl}} = \frac{5{,}1 \cdot 10^4}{1{,}7 \cdot 10^2} = 3 \cdot 10^2 = 300$$

Wir wissen nun also, dass alle Wertepaare den Quotienten 300 ergeben müssen. Auf Basis dieser Information lässt sich eine Gleichung für unsere Lösung erstellen:

$$\frac{\text{Bakterienanzahl}}{4{,}04 \cdot 10^7} = 3 \cdot 10^2$$

$$\text{Bakterienanzahl} = 4{,}04 \cdot 3 \cdot 10^{7+2} = 12{,}12 \cdot 10^9 = 1{,}212 \cdot 10^{10}$$

Durch das Aufstellen einer einzigen Gleichung lässt sich somit das Ergebnis ohne umständliche Berechnung bestimmen. Nutzen Sie aus diesem Grund das hier angebotene Wissen als Alternative zum Dreisatz. Es wird Ihnen Zeit sparen und Ressourcen schonen.

Analog zum bereits gezeigten Arbeiten bei direkter Proportionalität gibt es natürlich auch eine Anwendung bei indirekter Proportionalität. In diesem Fall ergeben sich die Berechnungen aus den folgenden Zusammenhängen.

Dreisatz bei indirekter Proportionalität

$$\text{Einheit}_1\ (\text{Wert } 1) \cdot \text{Einheit}_2\ (\text{Wert } 1) = \text{konstanter Wert}$$

$$\text{Einheit}_2\ (\text{Wert } 2) \cdot \text{Wert}_{\text{gesucht}} = \text{konstanter Wert}$$

$$\text{Wert}_{\text{gesucht}} = \frac{\text{konstanter Wert}}{\text{Einheit}_2\ (\text{Wert } 2)}$$

Auch in diesem Fall wird im ersten Schritt wieder der konstante Wert bestimmt. An dieser Stelle ist es wichtig, zu wissen, dass dieser Wert nicht als feste Zahl bestimmt werden muss. Eine Verhältniszahl ist vollkommen ausreichend. Im oben angeführten Beispiel wäre dies ein Verhältnis von 1 zu 300. Auch Brüche können hilfreich sein. Auf diese Weise sind oft sehr genaue Schätzungen möglich, die Berechnungen oft unnötig machen.

Es soll hier noch einmal angesprochen werden, wie wichtig es ist, Ihr Wissen durch Übung zu verinnerlichen. Sie halten mit diesem Buch ein Werkzeug in der Hand, das Ihnen zu einem überdurchschnittlich guten TMS verhelfen kann. Doch hierfür müssen Sie selbst aktiv werden.

Wie auch in den vorangegangenen Unterkapiteln von „Quantitative und formale Probleme“ werden Sie die Möglichkeit haben, eigene Notizen und Gedanken im Verbesserungsbereich zu notieren. Machen Sie von solchen Angeboten Gebrauch und erweitern Sie somit die Erfahrungen, die Sie im Vorfeld sammeln können.

Sollten Sie im TMS eine Aufgabe vorfinden, die Sie lieber über den klassischen Dreisatz lösen wollen, so tun Sie sich bitte keinen Zwang an. Selbstverständlich sollen Sie jedes Problem auf Ihre eigene Art angehen.

Zusammenfassung

Halten Sie sich bei der Bearbeitung der Aufgaben an folgende Herangehensweise:

- **Markieren Sie in der Angabe** — 20 Sekunden maximal

  Markieren Sie während des ersten Lesens bereits wichtige Werte in der Angabe. Auf diese Weise können Sie Zeit sparen und Ihre Augen sind auf das Wesentliche fokussiert. Die Erfahrung hat gezeigt, dass man mit dem Lesen der Frage beginnen sollte. So weiß man danach genau, welche Werte der Angabe für einen wichtig sind und welche nicht.

- **Bestimmung des konstanten Wertes** — 15 Sekunden maximal

  Sollte für Sie offensichtlich werden, dass es sich bei der vorliegenden Aufgabe um eine Dreisatzaufgabe handelt, so wandeln Sie diese in eine Proportionalitätsaufgabe um.

  Hierbei ist es wichtig, die Art des Zusammenhangs festzustellen und den konstanten Wert zu berechnen. Hierbei reicht es, ein Zahlenverhältnis zu bestimmen.

  - Direkte Proportionalität: Quotientengleichheit
  - Indirekte Proportionalität: Produktgleichheit

  Tipp: Notieren Sie sich das Ergebnis Ihrer Berechnung in der Nähe der Lösungsmöglichkeiten.

- **Arbeiten Sie mit den Lösungsmöglichkeiten** — 30 Sekunden maximal

  Zu diesem Zeitpunkt sind Sie bereits so weit in der Aufgabe, dass Sie falsche und unlogische Lösungen erkennen können. Sollten Sie solche identifizieren, zögern Sie nicht, diese direkt auszustreichen. Zudem sollten Sie durch den berechneten konstanten Wert bereits in der Lage sein, Schätzungen vorzunehmen. Auf diese Weise können manche Aufgaben schon in dieser Phase gelöst werden.

- **Finden Sie einen Lösungsweg** — 30 Sekunden maximal

  Überlegen Sie sich ein Vorgehen in höchstens drei Schritten. Zu diesem Zeitpunkt haben Sie neben der Bestimmung des konstanten Wertes noch keine weiteren Berechnungen angestellt und dies ist auch noch nicht notwendig. Die Zeit, die Sie hier investieren, sparen Sie danach durch eine einfachere und gezieltere Berechnung. Zudem schonen Sie Ihre Konzentration und können Fehler im Zweifelsfall auch schneller finden.

- **Berechnen Sie die Aufgabe** — 120 Sekunden maximal

  Berechnen Sie die Aufgabe nach dem Muster einer Proportionalitätsaufgabe. Rufen Sie sich hierfür die ausführliche Darstellung im vorherigen Unterkapitel ins Gedächtnis.

Bearbeitungsstrategie im Überblick

Markieren in der Angabe
Frage davor lesen,
Werte danach markieren

↓

Konstanten Wert bestimmen

Direkte Proportionalität:

$$\frac{\text{Einheit}_1\ (\text{Wert 1})}{\text{Einheit}_2\ (\text{Wert 1})} = \text{konstanter Wert}$$

Indirekte Proportionalität:

$$\text{Einheit}_1\ (\text{Wert 1}) \cdot \text{Einheit}_2\ (\text{Wert 1}) = \text{konstanter Wert}$$

↓

Arbeit mit Lösungen
Falsche/unlogische Lösungen streichen,
Ergebnisse überschlagen

↓

Berechnung der Aufgabe
Wenden Sie Schritt für Schritt Ihren geplanten Lösungsweg an. Gehen Sie dabei nach dem beschriebenen Schema für Proportionalitätsaufgaben vor.

Übungsaufgaben

Nun folgen zwei Aufgaben, die Sie nach folgendem System bearbeiten sollten:

1 Lesen Sie die Aufgabenstellung genau, markieren Sie dabei wichtige Informationen.

2 Finden Sie einen Lösungsweg mit maximal drei Schritten.

3 Bearbeiten Sie die Aufgaben in der vorgegebenen Zeit.
   a Skizzen (wenn benötigt) bitte in das vorgegebene Feld
   b Zwischenschritte (wenn benötigt) bitte in das vorgegebene Feld

4 Geben Sie an, warum manche der Lösungen nicht richtig sein können.

- **Anzahl der Aufgaben:** 2
- **Zeit pro Aufgabe:** 140 s
- **Gesamtzeit der Übung:** 4 min 40 s

33 Diabetiker müssen sich Insulin spritzen, da ihr Körper nicht imstande ist, dieses in ausreichender Menge zu produzieren. Um ihren Blutzuckerspiegel exakt einstellen zu können, bedarf es hier einer genauen Handhabung der gespritzten Insulindosis.

Eine I. E. (internationale Einheit) Insulin senkt den Blutzuckerspiegel um $2\,\frac{\text{mmol}}{\ell}$, 1 BE (Broteinheit) entspricht 12 g Kohlenhydraten. 3 g Kohlenhydrate erhöhen den Blutzuckerspiegel um insgesamt $10\,\frac{\text{mg}}{\%} = 0{,}5\,\frac{\text{mmol}}{\ell}$.

Ein Diabetiker (nüchtern $= 80\,\frac{\text{mg}}{\%}$) will eine Pizza (8 BE) und ein kleines Bier (1 BE) zu sich nehmen.

Wie viele I. E. Insulin muss er sich spritzen, wenn er nach dem Essen nicht über einen Wert von $160\,\frac{\text{mg}}{\%}$ kommen will?

- **A** 5 I. E. ☐ falsch, weil __________
- **B** 6 I. E. ☐ falsch, weil __________
- **C** 7 I. E. ☐ falsch, weil __________
- **D** 8 I. E. ☐ falsch, weil __________
- **E** 9 I. E. ☐ falsch, weil __________

Lösungsweg (max. 3 Schritte/20 Sekunden):

Berechnung der Aufgabe (max. 120 Sekunden):

34 Paracelsus prägte den Satz: „Allein die Menge macht das Gift." Dieses Zitat macht deutlich, dass viele Medikamente in zu hoher Dosis schädlich für den menschlichen Körper sind.

Paracetamol kann die Leber bei einem durchschnittlichen Erwachsenen mit 80 kg ab einer Dosis von 8 Gramm am Tag stark schädigen. Auch bei Kindern orientiert man sich am Körpergewicht. Die zulässige Gesamtdosis beträgt hier 60 $\frac{mg}{kg}$ pro Tag.

Wenn bei einem durchschnittlichen Erwachsenen bei 16 Tabletten Vergiftungserscheinungen auftreten, wie viele Tabletten darf ein Kind mit 25 kg dann höchstens einnehmen?

A 1 Tablette ☐ falsch, weil ____________________

B 2 Tabletten ☐ falsch, weil ____________________

C 3 Tabletten ☐ falsch, weil ____________________

D 4 Tabletten ☐ falsch, weil ____________________

E 5 Tabletten ☐ falsch, weil ____________________

Lösungsweg (max. 3 Schritte/20 Sekunden):

____

____

____

Berechnung der Aufgabe (max. 120 Sekunden):

Verbesserungsstrategie

Durch das Verknüpfen des bereits vorhandenen Wissens über Proportionalität und der Anwendung des Dreisatzes haben Sie eine weitere Möglichkeit kennengelernt, Ihre Perspektive auf eine Aufgabenstellung zu verändern. Es sind genau diese erweiterten Möglichkeiten, die Ihnen eine flexible Bearbeitung des TMS und somit Rückgriffe auf Ihre Stärken ermöglichen.

Nehmen Sie sich die Zeit, unter folgenden Gesichtspunkten über die gerade bearbeiteten Aufgaben zu reflektieren:

Auf welche Weise konnten Sie die vorgegebenen Aufgaben am besten bearbeiten?

☐ mathematischer Weg ☐ logischer Weg

Konnten Sie das neu erworbene Wissen über das Aufstellen einer Gesamtgleichung bereits anwenden?

☐ Proportionalität ☐ Dreisatz ☐ andere Lösungsmöglichkeit

Versuchen Sie kurz zu beschreiben, welche Schwierigkeiten Sie bei der Bearbeitung der Aufgaben hatten. Welche Möglichkeiten haben Sie, um diesen besser zu begegnen?

____

____

____

Platz für weitere Notizen:

6 Umformungen

Trainierbarkeit

Der Teilbereich aus „Quantitative und formale Probleme“, den wir im Folgenden genauer betrachten werden, ist das Arbeiten mit Einheiten und deren Umformung.

Die Trainierbarkeit der Umformungsaufgaben ist sehr hoch. Das liegt daran, dass grundlegende Einheiten sich nach dem metrischen System richten und damit den immer gleichen Regeln folgen. Lernt man diese für eine Einheit, kann man sie auch auf andere Einheiten anwenden.

Analyse der möglichen Fehler

Beim Arbeiten mit Einheiten können verschiedene Fehler passieren. Diese reichen von Leichtsinnsfehlern, die nicht vollkommen verhindert werden können, bis hin zu Verständnisfehlern. Um Ersteres zu verhindern, hilft nur Konzentration und Übung. Um das Zweitgenannte werden wir uns in diesem Kapitel kümmern.

Einer der größten Fehler ist, dass viele TMS-Teilnehmer*innen sich nicht eingehend genug mit den Präfixen des metrischen Systems auseinandergesetzt haben. So wird es zwar als Allgemeinwissen betrachtet, dass es Nano-, Mikro- und Milli-Größen gibt, doch die Umrechnung wurde in der Regel nie geübt. Aus diesem Grund werden im Test wichtige Minuten darauf verschwendet, Gedanken zu sortieren und Ergebnisse mehrfach zu überprüfen.

Ein weiterer Fehler ist, dass der Zusammenhang zwischen Zehnerpotenzen und den Einheiten oft nicht vertieft wurde. Im TMS muss aber ein grundlegendes Verständnis für die verwendeten Größenordnungen vorhanden sein. Nehmen Sie sich daher während der Vorbereitung immer wieder die Zeit, verschiedene Beispiele zu den einzelnen Einheiten zu üben (siehe Tabelle, S. 137).

Bearbeitungsstrategie

Um zu verstehen, wie wir mit einer Umformungsaufgabe arbeiten sollten, betrachten wir als Erstes einen typischen Wert aus dem naturwissenschaftlichen Bereich:

$$2{,}4 \cdot 10^{-2} \, \frac{\text{mmol}}{\ell}$$

Da wir in den Naturwissenschaften versuchen, alle theoretisch möglichen Bereiche zu erklären, haben wir eine enorm große Spannweite von zu beschreibenden Ereignissen. Um diese abdecken zu können, müssen wir in der Lage sein, Einheiten und Werte ohne großes Nachdenken anzupassen und umzurechnen.

Betrachten wir das Beispiel etwas genauer. Der hier angegebene Wert ist eine Konzentrationsangabe. Um sie in eine andere Darstellungsform zu bringen, untersuchen wir, was eigentlich alles geändert werden kann.

$2{,}4 \cdot 10^{-2}$	$\frac{\text{mmol}}{\ell}$	**Wert**
Zahl	Einheit	

Der Wert setzt sich immer aus den beschreibenden Zahlen und ihrer Einheit zusammen. Diese verhalten sich zueinander indirekt proportional. Wenn wir die Zahl um einen Faktor erweitern, so müssen wir die Einheit um den gleichen Wert kürzen, um die Konstanz des Wertes zu erhalten.

Halten wir uns dabei aber noch vor Augen, dass sich die meisten Einheiten immer in Zehnerpotenz-Schritten verändern (z. B. Milligramm ↔ Gramm ↔ Kilogramm). Verglichen mit der Grundeinheit lassen sich so alle weiteren Darstellungen durch ein SI-Präfix („Vorsilbe") oder eben durch eine Anpassung der Zehnerpotenz erreichen (siehe Tabelle, S. 137).

Im Falle unseres Beispiels bedeutet das, dass wir die Zahl um denselben Faktor kürzen müssen, wenn wir die Einheit von Millimol in Mol ändern wollen (hierdurch wird die Einheit um den Faktor 1 000 größer):

$2{,}4 \cdot 10^{-2} \cdot 10^{-3}$	$\frac{\text{mol}}{\ell}$	**Wert**
Zahl	Einheit	

Um das Umformen von Einheiten und Zahlen zu beherrschen, muss man die SI-Präfixe beherrschen. Diese sind auf unser Dezimalsystem genormt und international einheitlich. Anders wäre es auch schwer, wissenschaftlich über die Landesgrenzen hinweg zu forschen. Lernen Sie bitte die folgende Tabelle auswendig. Sie werden sie im Laufe des TMS garantiert benötigen:

Symbol	Präfix (Vorsilbe)	Zehnerpotenz	Zahl
T	Tera	$1 \cdot 10^{12}$	1000000000000
G	Giga	$1 \cdot 10^{9}$	1000000000
M	Mega	$1 \cdot 10^{6}$	1000000
k	Kilo	$1 \cdot 10^{3}$	1000
	Grundheit	$1 \cdot 10^{0}$	1
d	Dezi	$1 \cdot 10^{-1}$	0,1
c	Zenti	$1 \cdot 10^{-2}$	0,01
m	Milli	$1 \cdot 10^{-3}$	0,001
µ	Mikro	$1 \cdot 10^{-6}$	0,000001
n	Nano	$1 \cdot 10^{-9}$	0,000000001
p	Piko	$1 \cdot 10^{-12}$	0,000000000001
f	Femto	$1 \cdot 10^{-15}$	0,000000000000001

Betrachten wir beispielsweise die Zahl 1 000000000000, wird deutlich, wie angenehm es ist, denselben Wert als Zehnerpotenz zu schreiben. Das Verwenden von Potenzen verringert nicht nur die Gefahr, sich zu verrechnen, wir können Zahlen in dieser Form auch einfacher für Berechnungen verwenden. Die Wahrscheinlichkeit, etwas durcheinanderzubringen, ist bei großen Zahlen sehr hoch und eine Kontrolle benötigt zu viel Zeit. Bitte gewöhnen Sie sich deswegen im Vorfeld eine Schreibweise in Zehnerpotenzen an.

Ein weiterer Grund für die Verwendung der Zehnerpotenz-Schreibweise ist die bereits angesprochene Umrechnung der Einheiten. Mit dem passenden Vorgehen behalten Sie dabei auch bei komplexen Aufgabenstellungen stets die Übersicht. Dabei bietet es sich an, nach einem Blick auf die Antwortmöglichkeiten, die gegebenen Werte aus der Aufgabenstellung in die gesuchte Einheit und/oder die gesuchte Zehnerpotenz umzurechnen. Wenn also bei den Antwortmöglichkeiten ausschließlich Werte in µm angegeben sind, sollte Werte aus der Aufgabenstellung wie Meter, Millimeter, Kilometer usw. stets in die gesuchte Einheit umgerechnet werden.

Wie wir außerdem bereits wissen, verhalten sich Zahl und Einheit indirekt proportional zueinander. Wird daher die Zahl bzw. die Einheit angepasst, ist zwangsläufig auch immer eine Anpassung der Einheit bzw. der Zahl nötig. Um welchen Faktor wir diese Veränderungen vornehmen müssen, können Sie der Tabelle auf S. 137 direkt entnehmen.

Um Ihnen das Vorgehen besser verdeutlichen zu können, wenden wir es auf zwei Beispiele an:

Beispiel

a Umrechnung von $12{,}03 \cdot 10^2$ ng in mg
Hier soll eine Umrechnung von Nanogramm in Milligramm stattfinden. Da die Einheit in diesem Fall größer wird, muss die Zahl kleiner werden.
Der Tabelle können wir entnehmen, dass sich ng von mg durch den Faktor 10^6 unterscheidet.
Mithilfe dieser beiden Informationen können wir die Umrechnung durchführen:

$12{,}03 \cdot 10^2 \cdot 10^{-6} \cdot 10^6\ \text{ng} = 12{,}03 \cdot 10^{-4}\ \text{mg}$

Durch die Verrechnung von ng mit $10^6 \Rightarrow$ mg

Durch die Verrechnung von 10^2 mit $10^{-6} \Rightarrow 10^{-4}$

b Umrechnung von $0{,}13 \cdot 10^{-3}$ MPa in dPa
In diesem Beispiel haben wir es mit der Einheit für den Druck (Pascal) zu tun. Die Darstellung soll statt in Megapascal in Dezipascal erfolgen. Hierbei wird die Einheit kleiner, also muss die Zahl im Gegenzug größer werden.
Der Tabelle können wir entnehmen, dass sich MPa von dPa durch den Faktor 10^7 unterscheidet.
Für die Umrechnung verwenden wir nun beide Informationen:

$0{,}13 \cdot 10^{-3} \cdot 10^7 \cdot 10^{-7}\ \text{MPa} = 0{,}13 \cdot 10^4\ \text{dPa}$

Durch die Verrechnung von MPa mit $10^{-7} \Rightarrow$ dPa

Durch die Verrechnung von 10^{-4} mit $10^7 \Rightarrow 10^3$

Sollte es sich bei einer der gestellten Aufgaben um eine Einheit des zweiten oder dritten Grades handeln, so verändert sich auch der Umrechnungswert. Nehmen Sie dazu einfach den Exponenten der Einheit und multiplizieren Sie ihn mit dem des Umrechnungswertes.

Umrechnung von	nm	in	mm	$\Rightarrow$	10^6		
	nm^2	in	mm^2	$\Rightarrow$	$10^{6 \cdot 2}$	$\Rightarrow$	10^{12}
	nm^3	in	mm^3	$\Rightarrow$	$10^{6 \cdot 3}$	$\Rightarrow$	10^{18}

Zusammenfassung

Bearbeiten Sie Aufgaben aus dem Bereich Umformungsaufgaben immer nach folgendem Muster:

- **Markieren Sie in der Angabe** — **25 Sekunden maximal**

  Markieren Sie während des ersten Lesens bereits wichtige Werte in der Angabe. Auf diese Weise können Sie Ihre Augen besser entspannen, da diese nicht mehr beim Suchen ohne Halt über den Text fliegen. Achten Sie zu diesem Zeitpunkt besonders darauf, ob sich verschiedene Einheiten in der Angabe befinden. Es ist ratsam, jede Aufgabe mit dem Lesen der Frage zu beginnen. So weiß man danach genau, welche Werte der Angabe wichtig sind und welche nicht.

- **Anpassung der Darstellung** — **4 Sekunden maximal**

  Sollte es sich um eine Aufgabe handeln, bei der verschiedene Darstellungen der gleichen Grundeinheit verwendet werden, so ist es immer vorteilhaft, diese zu vereinheitlichen. Auf diese Weise lassen sich sofort Vergleiche anstellen und Berechnungen vereinfachen. Orientieren Sie sich bei der Wahl der Einheit an den Ergebnissen.

- **Finden Sie einen Lösungsweg** — **30 Sekunden maximal**

  Überlegen Sie sich ein Vorgehen in höchstens drei Schritten. Zu diesem Zeitpunkt haben Sie neben eventuellen ersten Umformungen noch keine Berechnung angestellt und dies ist auch nicht notwendig. Die Zeit, die Sie hier investieren, sparen Sie sich danach durch eine einfachere und gezielte Berechnung. Zudem schonen Sie Ihre Konzentration und können Fehler im Zweifelsfall auch schneller finden.

- **Berechnen Sie die Aufgabe** — **120 Sekunden maximal**

  Wenden Sie nun die Schritte für Ihren geplanten Lösungsweg an. Bedenken Sie dabei, dass es hier im Gegensatz zu Klausuren oder anderen Mathetests nicht relevant ist, wie Sie auf die Lösung gekommen sind. Nutzen Sie einen Blick auf die Lösungen, um zu erkennen, ob Sie runden oder überschlagen können – vereinfachen Sie dafür Ihre Berechnungen so weit wie möglich.

Bearbeitungsstrategie im Überblick

Markieren in der Angabe
Frage davor lesen,
Werte danach markieren

↓

Anpassen der Darstellung
Verschiedene Einheiten anpassen,
Einheit der Lösung beachten

↓

Arbeiten Sie mit Lösungen
Falsche/unlogische Lösungen streichen,
sich an der Darstellung der Einheiten
und der Werte orientieren

↓

Finden Sie einen Lösungsweg
Maximal 3 Schritte

↓

Berechnung der Aufgabe

- Vereinheitlichen Sie die angegebenen Einheiten.
- Nutzen Sie Zehnerpotenzen, um Zwischenrechnungen im Kopf zu machen. Wiederholen Sie hierzu noch einmal die Potenzgesetze.
- Formen Sie gegebenenfalls die Präfixe der SI-Einheiten in Zehnerpotenzen um.
- Sollten Sie um eine Berechnung der Aufgabe nicht herumkommen, arbeiten Sie so lange wie möglich direkt mit den Formeln und den Zehnerpotenzen. Fassen Sie am Ende alles zusammen und überprüfen Sie, was Sie wirklich berechnen müssen. Oft ist es hier nützlich, direkt von den Ergebnissen ausgehend zu arbeiten.

Übungsaufgaben

Nun folgen zwei Aufgaben, die Sie nach folgendem System bearbeiten sollten:

1. Lesen Sie die Aufgabenstellung genau, markieren Sie sich dabei wichtige Informationen.
2. Finden Sie einen Lösungsweg mit maximal drei Schritten.
3. Bearbeiten Sie die Aufgaben in der vorgegebenen Zeit.
   a. Skizzen (wenn benötigt) bitte in das vorgegebene Feld
   b. Zwischenschritte (wenn benötigt) bitte in das vorgegebene Feld
4. Geben Sie an, warum manche Lösungen keinen Sinn ergeben.

- **Anzahl der Aufgaben:** 2
- **Zeit pro Aufgabe:** 140 s
- **Gesamtzeit der Übung:** 4 min 40 s

35 Eukaryotische Zellen sind von einer Zellmembran umgeben, die durchschnittlich eine Dicke von 6 Nanometern hat. Der Zellkern hat im Vergleich dazu einen Durchmesser von 10 Mikrometern.
Wie viele Zellmembranen könnten wir nebeneinander durch die breiteste Stelle des Zellkerns legen?

A $16{,}5 \cdot 10^3$ ☐ falsch, weil ______

B $1{,}65 \cdot 10^2$ ☐ falsch, weil ______

C $16{,}5 \cdot 10^4$ ☐ falsch, weil ______

D $1{,}65 \cdot 10^4$ ☐ falsch, weil ______

E $1{,}65 \cdot 10^3$ ☐ falsch, weil ______

Lösungsweg (max. 3 Schritte/20 Sekunden):

______

______

______

Berechnung der Aufgabe (max. 120 Sekunden):

36 Die Wirksamkeit eines Giftes wird oft dadurch definiert, ab welcher Dosis es für einen Organismus letal wirkt. So führt das Batrachotoxin aus der Haut des südamerikanischen Pfeilgiftfrosches bereits bei einer Konzentration von 0,25 Mikrogramm pro 125 Gramm Körpergewicht zum Tod.
Wie viel von dem Gift benötigt man, um ein Lebewesen mit einem Gewicht von 3,6 Tonnen tödlich zu vergiften?

A 720 µg ☐ falsch, weil ______________________________

B 3,6 mg ☐ falsch, weil ______________________________

C 7,2 mg ☐ falsch, weil ______________________________

D 36 mg ☐ falsch, weil ______________________________

E 72 µg ☐ falsch, weil ______________________________

Lösungsweg (max. 3 Schritte/20 Sekunden):

____

____

____

Berechnung der Aufgabe (max. 120 Sekunden):

Verbesserungsstrategie

Das Arbeiten mit physikalischen Einheiten gehört zum Alltag von naturwissenschaftlich arbeitenden Studierenden. Aus diesem Grund müssen Sie sich bereits im Vorfeld darüber im Klaren sein, dass die hier geprüften Kompetenzen zu den vorausgesetzten Grundlagen gehören. Wie ein leitender Chefarzt einmal so passend gesagt hat: „Nicht die doppelte Menge tötet einen Patienten, sondern das falsch gesetzte Komma."

Betrachten Sie deswegen die von Ihnen bearbeiteten Aufgaben unter den folgenden Aspekten:

Wie empfanden Sie die Herausforderung, fließend zwischen den Einheiten, Zehnerpotenzen und Kommastellen zu wechseln, um die Darstellung der Werte anzupassen?

☐ sehr einfach ☐ eher einfach ☐ eher schwer ☐ sehr schwer

Versuchen Sie hier noch einmal die Präfixe (Vorsilben) der Einheiten in aufsteigender Reihenfolge aufzuzählen. Durch welches Symbol werden diese dargestellt?

Platz für weitere Notizen:

7 Potenzen

Trainierbarkeit

Die Trainierbarkeit der Potenzaufgaben ist sehr hoch. Dies liegt an der geringen Anzahl von Gesetzmäßigkeiten, die zur Anwendung kommen. Haben wir diese einmal verstanden, so können wir viele wichtige Schritte bereits im Kopf zusammenfassen und sparen so effektiv Zeit.

In kaum einem anderen Untertest hängt Ihr TMS-Ergebnis derart stark von der eingeplanten Übungszeit ab. Richtig angewandt, kann Ihnen die hier dargestellte Bearbeitungsstrategie zu einem überdurchschnittlichen Ergebnis in diesem Teilbereich verhelfen. Planen Sie daher genügend Zeit zum Üben ein und verinnerlichen Sie das erarbeitete Wissen.

Analyse der möglichen Fehler

Grundsätzlich sind sich die Ersteller*innen des TMS darüber im Klaren, dass jede Abiturientin und jeder Abiturient in der Lage ist, mit Potenzen zu arbeiten. Um die Fähigkeiten der einzelnen Teilnehmer*innen also unterscheiden zu können, werden die Potenzen dezent in den Fließtext der Angabe eingewoben. Ein häufiger Fehler ist somit, dass diese überlesen und nicht markiert werden.

So banal es auch klingen mag, dass Potenzen bei diesen Aufgaben oft überlesen werden – für die Bearbeitungsstrategie ist es selbstverständlich ausschlaggebend, dass Ihnen das nicht passiert. Nehmen Sie sich deswegen die Zeit, die Angabe einmal richtig zu lesen und wichtige Informationen schon beim ersten Lesen zu markieren.

Ein weiterer Fehler ist, dass die einzelnen Potenzgesetze nicht zeitnah wiederholt wurden. Jeder von Ihnen wird in der Lage sein, sich die einzelnen Gesetzmäßigkeiten binnen weniger Minuten ins Gedächtnis zu rufen. Doch im TMS haben Sie diese Zeit nicht. Hier geht es darum, Wissen unmittelbar nutzen zu können.

Zuletzt liegt der Fehler im Detail. Viele TMS-Teilnehmer*innen sind nicht in der Lage, aus den gegebenen Informationen die beste Lösungsstrategie abzuleiten. Jede nicht zielgerichtete Aktion während des TMS ist verschwendete Zeit und kostet zusätzliche Konzentration. Potenzaufgaben sind in der Regel Unterrichtsthema der gymnasialen Unter- und Mittelstufe. Um eventuell verschüttetes Wissen wieder aufzufrischen, sollten Sie die hier angebotene Lösungs- und Bearbeitungsstrategie lernen und nutzen.

Bearbeitungsstrategie

Wir haben bereits in einigen Unterkapiteln zu den „Quantitativen und formalen Problemen" Aufgaben kennengelernt, in denen Potenzen verwendet werden. Im Bereich der naturwissenschaftlichen Forschung dienen sie als wichtiges Werkzeug zur geeigneten Darstellung von Größen und Einheiten.

Um Aufgaben, die auf Potenzrechnungen basieren, schnell und effizient bearbeiten zu können, müssen wir diese als Erstes erkennen. Aus diesem Grund markieren Sie bitte in einer Angabe immer Folgendes:

- jede Zehnerpotenz, z. B. 10^3, 10^{-4}, ...
- jede Wurzel, z. B. $\sqrt{16}$, $\sqrt[3]{27}$, $\Leftrightarrow$ $16^{\frac{1}{2}}$, $27^{\frac{1}{3}}$
- jede genannte Einheit, z. B. Milligramm, Nanometer, Hektopascal, ...

Jedes der hier aufgeführten Beispiele kann als eine Potenz ausgedrückt werden. Dies ermöglicht es uns durch das Verwenden der Potenzgesetze, Berechnungen ohne Umwege durchzuführen. Im folgenden Beispiel soll Ihnen dieses Vorgehen näher erklärt werden.

Beispiel

$7{,}25 \cdot 10^2$ mg

In unserem gewählten Beispiel befindet sich zum einen bereits eine Zehnerpotenz, zum anderen aber auch eine Einheit, welche wir als Potenz ihrer Grundeinheit ausdrücken wollen. Sollten Sie Probleme mit den Umrechnungsfaktoren haben, so lesen Sie bitte noch einmal das Kapitel über Umformungen, das hier als Grundwissen vorausgesetzt wird.

$$\begin{aligned} 7{,}25 \cdot 10^2\ \text{mg} &= 7{,}25 \cdot 10^2 \cdot 10^{-3}\ \text{g} \\ &= 7{,}25 \cdot 10^{-1}\ \text{g} \\ &= 0{,}725\ \text{g} \end{aligned}$$

Das Darstellen von Einheiten in einer anderen Form ist eine der gängigsten Möglichkeiten, um Angaben aus TMS-Aufgaben zu vereinfachen und besser berechnen zu können. Ebenso müssen Sie aber auch in der Lage sein, verschiedene Einheiten miteinander zu verrechnen. Insgesamt verwenden wir dabei sechs Grundregeln.

Grundregeln der Potenzgesetze

- Werden Potenzen gleicher Basis **multipliziert**, so **addiert** man ihre Exponenten:
  $a^m \cdot a^n = a^{m+n}$
- Werden Potenzen gleicher Basis **dividiert**, so **subtrahiert** man ihre Exponenten:
  $a^m : a^n = a^{m-n}$
- Werden Potenzen **potenziert**, so bilden wir das **Produkt** ihrer Exponenten:
  $(a^m)^n = a^{m \cdot n}$
- Besitzt eine Potenz einen **negativen Exponenten**, so bilden wir daraus einen **Bruch**:
  $a^{-m} = \frac{1}{a^m}$
- Für jede Basis $a \neq 0$ gilt: Der Wert bei einem **Exponenten** 0 ist 1:
  $a^0 = 1 \quad (a \neq 0)$
- Besitzen Potenzen **gleiche Gestalt** (Basis und Exponent), so können wir diese **addieren**:
  $ka^m + pa^m = (k+p) \cdot a^m$

Alle Aufgaben des TMS, die mit Potenzen arbeiten, lassen sich durch eine Kombination dieser Grundregeln berechnen. Um dies zu verdeutlichen, wenden wir sie nun direkt auf eine mögliche Aufgabenstellung an.

Beispiel

Im Durchschnitt finden sich in 10 *ml* menschlichem Blut etwa $6 \cdot 10^7$ Leukozyten, $5 \cdot 10^{10}$ Erythrozyten und $20 \cdot 10^8$ Thrombozyten. Wie viele Zellen (Leu + Ery + Thr) haben wir durchschnittlich in 25 *ml* Blut?

A $130 \cdot 10^{10}$
B $1{,}03 \cdot 10^{12}$
C $1{,}3 \cdot 10^{11}$
D $13 \cdot 10^9$
E $103 \cdot 10^{10}$

In dieser Aufgabe ist von Anfang an offensichtlich, dass wir mit Potenzen arbeiten werden. Diese finden sich nicht nur in der Angabe, sondern auch in den Lösungsmöglichkeiten. Aus diesem Grund markieren wir die einzelnen Werte und bringen sie auf den gleichen Exponenten.

$$\text{Anzahl}_{10\,m\ell}\,(\text{Leukozyten}): \quad 6\cdot 10^7 \quad \Leftrightarrow \quad 6\cdot 10^7 \quad \Leftrightarrow \quad 6\cdot 10^7$$
$$\text{Anzahl}_{10\,m\ell}\,(\text{Erythrozyten}): \quad 5\cdot 10^{10} \quad \Leftrightarrow \quad 5\cdot 10^3\cdot 10^7 \quad \Leftrightarrow \quad 5\,000\cdot 10^7$$
$$\text{Anzahl}_{10\,m\ell}\,(\text{Thrombozyten}): \quad 20\cdot 10^8 \quad \Leftrightarrow \quad 20\cdot 10^1\cdot 10^7 \quad \Leftrightarrow \quad 200\cdot 10^7$$

Hierfür verwenden wir zu Beginn unsere erste Regel und brechen die Potenzen so auf, dass wir überall ein 10^7 erzeugen. Im nächsten Schritt können wir durch die sechste Regel alle Potenzen mit gleicher Gestalt addieren:

$$\text{Anzahl}_{10\,m\ell}\,(\text{Zellen}_{\text{Gesamt}}): \quad (6+5\,000+200)\cdot 10^7 = 5\,206\cdot 10^7$$

Diese Zahl ist jedoch auf eine Blutmenge von $10\,m\ell$ gerechnet. Um nun unser Ergebnis zu erhalten, müssen wir es noch auf $25\,m\ell$ hochrechnen, was dem Faktor 2,5 entspricht.

$$\text{Anzahl}_{25\,m\ell}\,(\text{Zellen}_{\text{Gesamt}}):$$
$$\text{Anzahl}_{10\,m\ell}\,(\text{Zellen}_{\text{Gesamt}})\cdot 2{,}5$$
$$\text{Anzahl}_{10\,m\ell}\,(\text{Zellen}_{\text{Gesamt}})\cdot \frac{10}{4} \Rightarrow \frac{5206}{4}\cdot 10^{7+1} \approx 1300\cdot 10^8 \approx 1{,}3\cdot 10^{11}$$

Ein kleiner Einschub an dieser Stelle: Es mag hier einfacher erscheinen, direkt mit dem Faktor 2,5 zu arbeiten. Dennoch wird das Arbeiten im TMS unter Zeitdruck zu einer Stresssituation, in der auch bei einfachen mathematischen Schritten Fehler passieren können. Eine Zahl durch die Zahl vier zu teilen bedeutet, sie einfach zweimal durch zwei zu dividieren. Auf diese Weise werden Fehlerquellen minimiert und Berechnungen sehr einfach.

Wie Sie sicher schon gemerkt haben, gehen viele Themengebiete des Untertests „Quantitative und formale Probleme" ineinander über. So haben auch die Potenzaufgaben viele Berührungspunkte mit dem Kapitel zu den Umformungen. Die entsprechenden Gemeinsamkeiten und Zusammenhänge sollten Sie verinnerlichen. Die Anforderungen des TMS an die mathematischen Kenntnisse der Teilnehmer*innen sind keine besondere Herausforderung im Hinblick auf das theoretische Wissen. Die meisten der teilnehmenden Abiturientinnen und Abiturienten haben eine überdurchschnittlich gute Leistung in ihrer schulischen Laufbahn gezeigt. Deshalb wurden die Aufgaben so gestaltet, dass der TMS die Befähigung testet, vorhandenes Wissen nutzbar zu machen. Unabhängig davon, wie Sie eine Lösung generieren, wird sie immer gleich viel wert sein. Nehmen Sie sich also nicht selbst die Chance, möglichst viele Zugänge zur Bearbeitung einer Aufgabe zu erlernen. Verknüpfen Sie die verschiedenen Themengebiete und optimieren Sie so Ihr Testergebnis.

Zusammenfassung

Um Zeit zu sparen und sicher ein Ergebnis zu erhalten, verfahren Sie bei Potenzaufgaben immer nach folgendem Muster:

- **Markieren Sie in der Angabe** — 20 Sekunden maximal

  Markieren Sie während des ersten Lesens bereits wichtige Werte in der Angabe. Auf diese Weise können Sie Ihre Augen besser entspannen, da diese nicht mehr beim Suchen ohne Halt über den Text fliegen. Legen Sie Ihren Fokus dabei besonders auf Zehnerpotenzen, Wurzeln und Einheiten. Es wird empfohlen, mit dem Lesen der Frage zu beginnen. So weiß man danach genau, welche Werte der Angabe für einen selbst wichtig sind und welche nicht.

- **Anpassen der Einheiten** — 30 Sekunden maximal

  In den meisten Fällen sind Potenzaufgaben eng verknüpft mit Einheiten aus dem naturwissenschaftlichen Umfeld. Um hier Möglichkeiten für Vergleiche und Berechnungen zu erlauben, vereinheitlichen Sie diese bitte. Dies kann durch gleiche Zehnerpotenzen oder gleiche Grundeinheiten erreicht werden. Das Vorgehen ist hier in Abhängigkeit von der jeweiligen Aufgabe zu wählen. Orientieren Sie sich bei der Wahl an den gegebenen Lösungsmöglichkeiten.

- **Arbeiten Sie mit den Lösungsmöglichkeiten** — 20 Sekunden maximal

  Zu diesem Zeitpunkt haben Sie sich bereits so weit in die Aufgabe eingearbeitet, dass Sie falsche und unlogische Lösungen erkennen können. Achten Sie als Erstes auf die Exponenten der Potenzen und die beschreibenden Einheiten. Bei manchen Aufgaben bietet es sich auch an, direkt von den Lösungen her zu arbeiten oder sie untereinander zu vergleichen. Nutzen Sie diese Informationen im gleichen Maße wie die Werte aus der Angabe.

- **Finden Sie einen Lösungsweg** — 30 Sekunden maximal

  Überlegen Sie sich ein Vorgehen in höchstens drei Schritten. Zu diesem Zeitpunkt haben Sie neben möglichen Anpassungen bei den Einheiten noch keine weiteren Berechnungen angestellt und dies ist auch nicht notwendig. Die Zeit, die Sie hier investieren, sparen Sie danach durch eine einfachere und gezielte Berechnung. Zudem schonen Sie Ihre Konzentration und können Fehler im Zweifelsfall auch schneller finden.

- **Berechnen Sie die Aufgabe** — 100 Sekunden maximal

  Nutzen Sie die Grundregeln der Potenzgesetze (siehe S. 147), um Werte bereits im Kopf zusammenzufassen. Notieren Sie sich außerdem Zwischenergebnisse, um den Überblick zu behalten. Ebenso kann ein erneuter Blick in die Antwortmöglichkeiten während der Berechnung der Aufgabe nützlich sein, um eventuell weitere Lösungsmöglichkeiten streichen zu können.

Bearbeitungsstrategie im Überblick

Markieren in der Angabe
Frage davor lesen,
Werte danach markieren

↓

Anpassen der Einheiten
Gleiche Zehnerpotenzen und
Einheiten bilden

↓

Arbeiten Sie mit Lösungen
Falsche/unlogische Lösungen streichen,
Vergleich der Lösungen untereinander

↓

Finden Sie einen Lösungsweg
Maximal 3 Schritte

↓

Berechnung der Aufgabe

- Nutzen Sie die Potenzgesetze, um schnell und sicher Berechnungen durchzuführen:

  $a^m \cdot a^n = a^{m+n}$ $\quad$ $a^m : a^n = a^{m-n}$ $\quad$ $(a^m)^n = a^{m \cdot n}$

  $a^{-m} = \frac{1}{a^m}$ $\quad$ $a^0 = 1$ $\quad$ $ka^m + pa^m = (k+p) \cdot a^m$

  Halten Sie die Menge der geschriebenen Informationen in diesen Aufgaben möglichst gering. Viele Berechnungen lassen sich durch die oben genannten Zusammenhänge im Kopf durchführen. Notieren Sie sich deswegen nur essenziell wichtige Werte.
- Nutzen Sie Teilergebnisse, um bereits falsche Lösungsvorschläge auszustreichen. Durch diesen Schritt werden viele weitere Berechnungen unnötig.

Übungsaufgaben

Nun folgen zwei Aufgaben, die Sie nach folgendem System bearbeiten sollten:

1 Lesen Sie die Aufgabenstellung genau, markieren Sie sich dabei wichtige Informationen.
2 Finden Sie einen Lösungsweg mit maximal drei Schritten.
3 Bearbeiten Sie die Aufgaben in der vorgegebenen Zeit.
   a Skizzen (wenn benötigt) bitte in das vorgegebene Feld
   b Zwischenschritte (wenn benötigt) bitte in das vorgegebene Feld
4 Geben Sie an, warum manche Lösungen keinen Sinn ergeben.

- **Anzahl der Aufgaben:** 2
- **Zeit pro Aufgabe:** 140 s
- **Gesamtzeit der Übung:** 4 min 40 s

37 Sie haben auf einem gemeinsamen Nährboden drei verschiedene Pilzstämme kultiviert. Um das Auszählen der Gesamtzahl aller Pilzzellen zu vereinfachen, haben Sie sich den bewachsenen Bereich in fünf gleich große Bereiche eingeteilt. Sie erhalten nach der Analyse eines Bereiches folgende Werte:

Stamm P1: 20 Milliarden Zellen
Stamm P2: 200 Millionen Zellen
Stamm P3: 2 Millionen Zellen

Wie hoch ist die Anzahl der Pilzzellen auf dem gesamten Nährboden?

A $10{,}101 \cdot 10^{9}$ ☐ falsch, weil ______________________

B $10{,}101 \cdot 10^{10}$ ☐ falsch, weil ______________________

C $10{,}101 \cdot 10^{-9}$ ☐ falsch, weil ______________________

D $10{,}01 \cdot 10^{9}$ ☐ falsch, weil ______________________

E $10{,}01 \cdot 10^{10}$ ☐ falsch, weil ______________________

Lösungsweg (max. 3 Schritte/20 Sekunden):

____

____

____

Berechnung der Aufgabe (max. 120 Sekunden):

38 Fünf verschiedene Bakterienkulturen C–L–O–U–D, die zu Beginn der Beobachtungsperiode die gleiche Anzahl an Bakterien aufweisen, vermehren sich unterschiedlich schnell. Der Zuwachs einer Kultur pro Stunde (h) ergibt sich wie folgt:
Kultur L wächst proportional zur dritten Potenz der momentanen Anzahl der Bakterien.
Kultur U wächst proportional zur momentanen Anzahl der Bakterien.
Kultur C wächst proportional zum Quadrat der momentanen Anzahl der Bakterien.
Kultur D wächst proportional zur Quadratwurzel der momentanen Anzahl der Bakterien.
Kultur O wächst umgekehrt proportional zur momentanen Anzahl der Bakterien.
Ordnen Sie die Bakterienkulturen in aufsteigender Reihenfolge nach der Bakterienanzahl, die nach 16 Stunden erreicht ist.

A O–D–U–C–L ☐ falsch, weil ____________________

B O–U–D–C–L ☐ falsch, weil ____________________

C L–C–D–U–O ☐ falsch, weil ____________________

D L–C–U–O–D ☐ falsch, weil ____________________

E D–U–C–L–O ☐ falsch, weil ____________________

Lösungsweg (max. 3 Schritte/20 Sekunden):

____

____

____

Berechnung der Aufgabe (max. 120 Sekunden):

Verbesserungsstrategie

Kaum eine andere Vorgehensweise ist flexibler darin, Darstellungsgrößen anzupassen, als die Verwendung von Zehnerpotenzen. Nur so ist es möglich, Zahlen wie die Avogardrokonstante ($6{,}022 \cdot 10^{23}$) zu schreiben, ohne die Übersicht zu verlieren. Als angehende*r Naturwissenschaftler*in müssen Sie deswegen in der Lage sein, grundlegende Berechnungen schnell und sicher durchzuführen.

Bearbeiten Sie aus diesem Grund die vorliegenden Aufgaben gewissenhaft und aufmerksam.

Welche der Grundregeln zu den Potenzgesetzen konnten Sie bei den vorgegebenen Aufgaben gut anwenden und welche noch nicht?

____

____

____

Recherchieren Sie die Größeneinheiten für die folgenden Objekte und wandeln Sie diese mithilfe von Zehnerpotenzen in die Einheit Meter um:

Prionen: ____________________

HI-Virus: ____________________

Dicke eines Haars: ____________________

E. coli-Bakterium: ____________________

Basketball: ____________________

Internationale Raumstation ISS: ____________________

Höhe Eiffelturm: ____________________

Entfernung Erde – Sonne: ____________________

Durchmesser Milchstraße: ____________________

Platz für weitere Notizen:

____

____

Figuren lernen

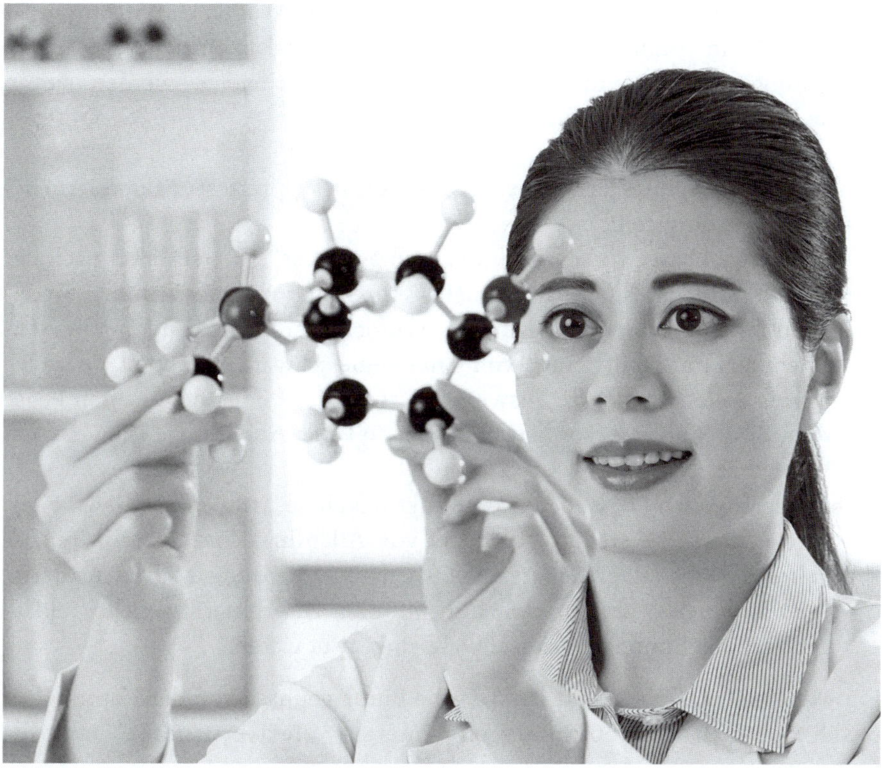

Aufbau und Trainierbarkeit

Eine weitere Fähigkeit, die im TMS geprüft werden soll, ist die Gedächtnisleistung der Teilnehmer*innen. Dies geschieht in den beiden Untertests „Figuren lernen“ und „Fakten lernen“. Da sich diese Untertests hinsichtlich Aufbau, Bearbeitungsstrategien und Anforderungen unterscheiden, werden sie in diesem Buch getrennt voneinander behandelt.

Der Untertest „Figuren lernen“ ist (ebenso wie der Untertest „Fakten lernen“) in zwei Phasen aufgeteilt:

- Die erste Phase, die sogenannte „Einprägephase“, startet direkt nach der 60-minütigen Mittagspause. Sie hat eine Dauer von vier Minuten, in denen Ihnen 20 abstrakte Figuren präsentiert werden. Jede der Figuren besteht aus fünf Teilflächen, von denen eine schwarz gefärbt ist. Diese Figuren sollen Sie nun so auswendig lernen, dass Sie in der zweiten Phase des Tests angeben können, welcher Teil der Abbildungen jeweils geschwärzt war.
- In der zweiten Phase, der „Reproduktionsphase“, finden Sie die 20 Figuren in anderer Reihenfolge wieder vor. Allerdings sind nun alle Teilflächen der abstrakten Figuren weiß gefärbt. Ihre Aufgabe besteht darin, sich in einem Zeitraum von fünf Minuten zu erinnern, welche Teilflächen in der Einprägephase schwarz eingefärbt waren.

Ein weiterer wichtiger Punkt ist, dass die Einprägephase von der Reproduktionsphase durch den 60-minütigen Untertest „Textverständnis“ und die Einprägephase des Untertests „Fakten lernen“ getrennt ist. Um den Anspruch erheben zu können, die Gedächtnisleistung zu testen, ist dies aber auch notwendig.

Obgleich die Figuren einander ähneln und von Jahr zu Jahr immer ähnlicher werden, gilt „Figuren lernen“ als sehr gut trainierbar. Durch das Anwenden von Bearbeitungsstrategien und rechtzeitiger Vorbereitung sind 15 bis 20 Punkte für jede Teilnehmerin bzw. jeden Teilnehmer realistisch. An dieser Stelle muss jedoch noch einmal deutlich erwähnt werden, dass dies nur durch regelmäßiges Üben unter möglichst prüfungsnahen Umständen gewährleistet werden kann. Achten Sie daher auch darauf, die Übungsaufgaben zu „Figuren lernen“ und zu „Fakten lernen“ immer zusammen zu trainieren und eine Unterbrechung von ca. 60 Minuten zwischen Einpräge- und Reproduktionsphase einzuplanen, in der Sie sich einer weiteren kognitiv anspruchsvollen Aufgabe widmen, idealerweise einer Übungseinheit zum „Textverständnis“.

Erwähnenswert ist zudem, dass es bei „Figuren lernen" keine Einstreuaufgaben gibt. Jede richtig beantwortete Aufgabe entspricht einem Punkt, wodurch sich 20 Gesamtpunkte ergeben.

Exkurs: Unser Gedächtnis

Da dieser Test darauf abzielt, die Gedächtnisleistung zu prüfen, sollte man sich kurz vergegenwärtigen, wie das menschliche Gedächtnis aufgebaut ist und wie es arbeitet. Zum einen, da dies für Sie als angehende Medizinstudentin bzw. angehender Medizinstudent ohnehin interessant ist, und zum anderen, da Sie dadurch besser verstehen, warum die hier vorgestellten Bearbeitungsstrategien so gut funktionieren.

Unter „Gedächtnis" versteht man die Fähigkeit unseres Nervensystems, aufgenommene Informationen zu codieren, zu speichern und später wieder abzurufen. Die Speicherung der Informationen ist das Ergebnis vorangegangener bewusster wie unbewusster Lernprozesse.

Abhängig von der Dauer, während der eine Information gespeichert bleibt, lässt sich unser Gedächtnis in verschiedene Subsysteme unterteilen. Folgende spielen in dem Gedächtnistest des TMS eine Rolle:

- Sensorisches Gedächtnis (elektrischer Speicher)
- Arbeitsgedächtnis (elektrischer Speicher)
- Langzeitgedächtnis (biochemischer Speicher)

Im Falle unseres sensorischen Gedächtnisses, das auch Ultrakurzzeitgedächtnis genannt wird, werden Informationen nur für wenige Sekunden bis hin zu Minuten gespeichert. Allerdings können hier eine Unmenge von Informationen zeitgleich aufgenommen und verarbeitet werden. Auf diesem Weg wird gewährleistet, dass wir uns in unserer Umgebung sicher bewegen können. So erkennen wir z. B. das herannahende Auto und erinnern uns auch daran, während wir es aus den Augen verlieren. Haben wir die Straße überquert, so ist diese Information für uns jedoch nicht mehr relevant und verfällt.

Das Arbeitsgedächtnis oder auch Kurzzeitgedächtnis ist in der Lage, Informationen über eine Dauer von bis zu 20 Minuten zu speichern. Nach Millers (1956) ist die Menge an Informationen hier auf 5 bis 9 Informationsblöcke (sog. Chunks) begrenzt. Nach heutigem Wissensstand sollte man eher von 3 bis 4 Chunks ausgehen. Wie auch im sensorischen Gedächtnis werden Informationen hier in erster Linie durch im Nervensystem zirkulierende elektrische Reize gespeichert und sind daher nicht permanent.

Das Langzeitgedächtnis ist das dauerhafte Speichersystem unseres Gehirns. Im Gegensatz zu den vorher genannten Subsystemen unseres Gedächtnisses werden Informationen hier durch biochemische Veränderungen unseres Gehirns gespeichert. Hierdurch ist es möglich, sich über Jahre hinweg an Situationen zu erinnern. Im Kontrast zur theoretisch unbegrenzten Speicherdauer steht jedoch, dass nur wenige Informationsspuren, auch Engramme genannt, in diesen Speicher übernommen werden.

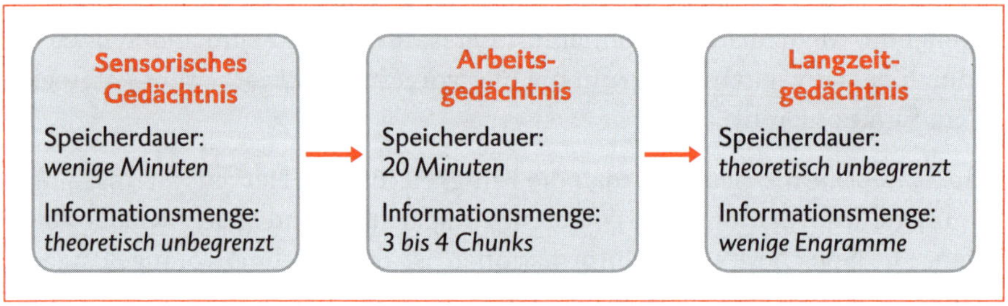

Um Informationen in unser Langzeitgedächtnis zu transferieren, müssen sie zuerst das sensorische Gedächtnis und das Arbeitsgedächtnis durchlaufen. Wie wir jetzt wissen, steigt die Speicherdauer innerhalb der Subsysteme auf Kosten der gespeicherten Informationsmenge an. Während wir im sensorischen Gedächtnis noch unbegrenzt Informationen aufnehmen können, werden diese für unser Arbeitsgedächtnis auf ein paar Datenblöcke reduziert. Das Übertragen in unser Langzeitgedächtnis filtert weitere Informationen aus, bis es die wenigen übrig gebliebenen Informationsspuren speichert.

Die Weiterleitung von Informationen entzieht sich unserer direkten Kontrolle. Diese Tatsache bedeutet allerdings nicht, dass wir den Prozess nicht beeinflussen können. Eine Information besitzt für unser Gedächtnis eine desto höhere Priorität, je höher das emotionale Gewicht und die Anzahl der vorhandenen Assoziationen sind.

Wir halten also für uns fest, dass wir durch das Verknüpfen mit bereits vorhandenen Informationen oder das Anbinden der Informationen an emotionale Befindlichkeiten die Wahrscheinlichkeit erhöhen können, dass eine Speicherung im Langzeitgedächtnis erfolgt. Um dies zu bewerkstelligen, muss die gewünschte Information aber zuerst das Arbeitsgedächtnis durchlaufen. Da dieses, im Gegensatz zum sensorischen Gedächtnis, eine starke Limitierung in der Aufnahme von Informationen hat, müssen wir die zu speichernden Informationen in einzelnen Chunks zusammenfassen.

Die besten Gedächtniskünstler dieser Welt sind in der Lage, eine Vielzahl von Zahlenfolgen innerhalb weniger Sekunden auswendig zu lernen, da sie beispielsweise für jede Zahl von 0 bis 99 ein codiertes Bild eines Objektes verinnerlicht haben. So wird eine Zahlenkombination in Bausteine von je 2 Ziffern zerlegt und diese werden in das jeweilige Bild übersetzt. Das Ergebnis ist eine Geschichte, in der die Künstler die codierten Gegenstände nacheinander verwenden. Je lustiger oder seltsamer die Geschichte ist, desto höher ist ihr emotionales Gewicht.

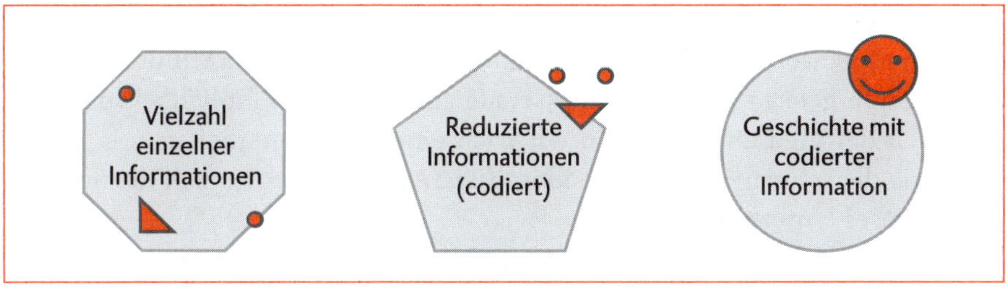
Vielzahl einzelner Informationen
Reduzierte Informationen (codiert)
Geschichte mit codierter Information

Diese und andere Methoden sind erlernt. Ihre Effizienz ist das Ergebnis von langer Übung sowie Vorbereitung. Aus diesen Tatsachen kann man zwei wichtige Informationen für die Vorbereitung auf den TMS ziehen:

- Jeder kann Methoden zur Verbesserung der Gedächtnisleistung lernen.
- Um die Methoden zu beherrschen, reicht allein das Wissen darüber nicht aus, sondern man muss es durch Übung anwenden und wiederholen.

Nutzen Sie in diesem Sinne die hier beschriebenen Tipps und machen Sie sie zu Ihrem eigenen Werkzeug für den TMS. Eine klare Denkstruktur und ein funktionierendes Gedächtnis sind die beste Vorbereitung, um Erfolg zu haben.

Analyse der möglichen Fehler

Um verstehen zu können, welche Fehler beim Bearbeiten dieses Untertests passieren können, ist es wichtig, zu verstehen, wie die Figuren im Einzelnen visualisiert werden.

Wie anfangs erklärt, handelt es sich um sehr abstrakte Figuren, die aus je fünf Teilflächen bestehen. Während der Einprägephase ist eine dieser Teilflächen schwarz gefärbt und unterscheidet sich dadurch von den weißen Flächen. In der Reproduktionsphase müssen Sie in der Lage sein, die Figur wiederzuerkennen und anzugeben, welche Fläche zuvor schwarz gefärbt war.

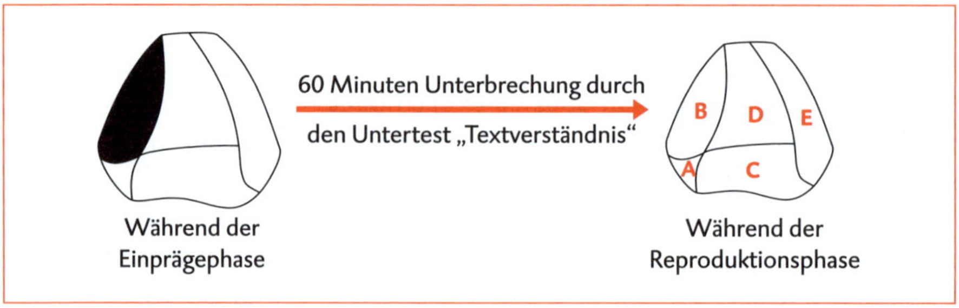

Betrachten wir nur diese eine Figur, so erscheint uns der Untertest simpel. Jedoch muss bedacht werden, dass wir innerhalb von nur vier Minuten 20 solcher Figuren gelernt haben sollen. Gerade aufgrund der Ähnlichkeit und Abstraktheit der Figuren, bei denen wir nach einer Stunde Arbeiten mit Texten eindeutig die schwarze Teilfläche identifizieren sollen, ergibt sich die Schwierigkeit dieses Untertests.

Ein schwerer Fehler ist es, zu unterschätzen, wie viel Konzentration man während des Untertests „Textverständnis" benötigt, und es gilt außerdem, nicht zu vergessen, dass auch noch die Fakten erinnert werden müssen. Selbst Formen, die man sich davor intensiv angeschaut hat, können einem danach fremd vorkommen. Das kommt daher, dass unser Arbeitsgedächtnis nur eine Speicherdauer von etwa 20 Minuten besitzt. Wir müssen die einzelnen Formen inklusive ihrer schwarzen Teilflächen also in unser Langzeitgedächtnis integrieren. Das einfache Ansehen der Formen mit dem Vorsatz, die Informationen nicht zu vergessen, reicht hierzu leider nicht aus.

Die Vorstellung, dass sich die abstrakten Figuren gut voneinander unterscheiden lassen, ist ein weiterer Fehler, der von den Teilnehmenden oft gemacht wird. Im Laufe der Jahre wurde der Schwierigkeitsgrad des Untertests „Figuren lernen" wegen seiner hohen Trainierbarkeit immer mehr erhöht. Das bedeutet, dass die einzelnen Figuren einander immer ähnlicher gestaltet wurden. In den letzten Testjahren sahen sie wiederholt aus wie Beachvolleybälle. Natürlich lassen sie sich noch unterscheiden, doch bei Weitem nicht mehr so einfach wie früher. Besonders stark kommt hier die Theorie der Ähnlichkeitshemmung ins Spiel. Diese besagt, dass, wenn wir versuchen, verschiedene Informationen zu lernen, die einander sehr ähnlich sind, die Wahrscheinlichkeit gesenkt wird, dass diese in unserem Gedächtnis integriert werden. Gleiches gilt auch für die Reproduktion der Information. So sind wir nicht mehr in der Lage, auf Gedächtnisinhalte zuzugreifen, da die Vielzahl an ähnlichen Informationen dies verhindert.

Da sich die Reihenfolge der zwanzig Figuren von der Einpräge- zur Reproduktionsphase verändert, sollten Sie sich die einzelnen Figuren unabhängig voneinander merken. Ein entscheidender Fehler, der Sie viel Zeit kosten kann, ist es, die Figuren von links oben Stück für Stück nach rechts unten durchzuarbeiten. Viel sinnvoller ist es, sich zuerst mit denjenigen Figuren zu beschäftigen, die für Sie besonders markant und auffällig sind. Halten Sie sich nicht mit einer Figur auf, zu der Ihnen auf die Schnelle keine passende Assoziation einfällt.

Der größte Fehler ist, mit der Einstellung „das merke ich mir einfach" ohne passende Strategie und ausführliche Übung an den Test heranzugehen. Dies ist ein Fehler, der sehr vielen TMS-Teilnehmerinnen und Teilnehmern unterläuft. Aber auch die beste Strategie bleibt nutzlos, wenn sie nicht durch regelmäßige Übung verinnerlicht wird.

Zuletzt noch der Hinweis auf einen Fehler, dessen Vermeidung besondere Bedeutung zukommt:

Drehen Sie niemals das Blatt mit den Figuren, die Sie gerade lernen wollen. Auf diesem Weg erschaffen Sie nur zusätzliche Figuren in Ihrem Kopf. Da diese den original-ausgerichteten Figuren ähnlich sind, erhöhen Sie damit die Gefahr einer Ähnlichkeitshemmung.

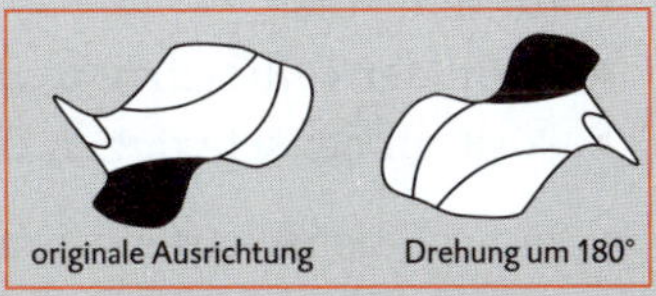

Bearbeitungsstrategie

Unser Ziel im Untertest „Figuren lernen" ist es, in der Reproduktionsphase bei mindestens 15 Figuren angeben zu können, welche Teilfläche während der Einprägephase schwarz gefärbt war. Um dies zu bewerkstelligen, muss die Information darüber in unser Langzeitgedächtnis integriert werden.

Wie im Abschnitt über die Funktionsweise unseres Gedächtnisses bereits erwähnt, wird eine Information umso eher in unser Langzeitgedächtnis übernommen, je höher ihr emotionales Gewicht ist und je mehr Assoziationen wir damit erstellen können. Im Gegensatz hierzu steht, dass die abstrakten Figuren aufgrund ihres kaum zu unterscheidenden Äußeren zu einer Ähnlichkeitshemmung führen können.

Eine gute Bearbeitungsstrategie muss jeden dieser Punkte berücksichtigen:

- Vorhandene Assoziationen nutzen
- Emotionales Gewicht für einzelne Informationen schaffen
- Ähnlichkeitshemmung verhindern

Im Untertest „Figuren lernen" haben wir nur abstrakte ähnliche Formen, die wir rein logisch gesehen weder emotional noch kognitiv mit Vorwissen verknüpfen können. Eine rein logische Betrachtung der gestellten Aufgabe kann somit nicht zum Erfolg führen.

Betrachten wir deswegen die drei oben aufgezählten Punkte im Einzelnen und wie wir sie für uns nutzbar machen können. So stellt sich nun unweigerlich die Frage, wie wir bereits vorhandenes Wissen mit einer undefinierten Form verbinden wollen. Die Lösung ist einfach: Wir verändern unsere Vorstellung von diesem Untertest in der Art, dass er sich über Kreativität lösen lässt.

Um eine brauchbare Verbindung zu einer bereits gespeicherten Information herzustellen, betrachten wir folgende Eigenschaften der Figur:

- Äußere Form
- Form der Teilflächen und Verlauf der Linien
- Position der schwarzen Fläche

Aus diesen Eigenschaften wird ein Titel für die Figur abgeleitet. Man kann es sich so vorstellen, als ob man einem Gemälde in einer Galerie einen Titel geben würde. Je prägnanter der Titel, desto höher ist der Wiedererkennungswert des Bildes. Der Kreativität ist hierbei kein Limit gesetzt. Die Länge des Titels darf bis hin zu einer Kurzbeschreibung reichen. Essenziell wichtig ist dabei nur, dass die Position der schwarzen Fläche als zentrale Information verwertet wird.

Beispiel

Betrachten Sie folgende Figuren aus dem TMS und ihre Kurzbeschreibungen.

a

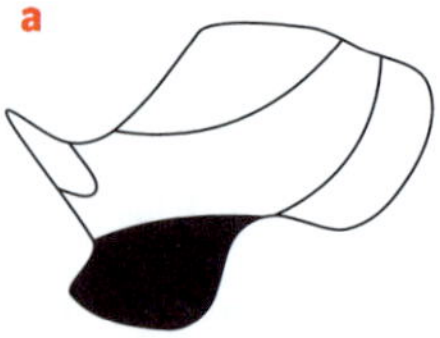

b

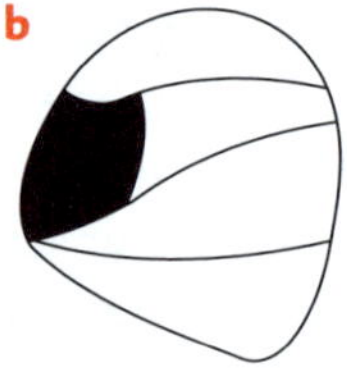

c

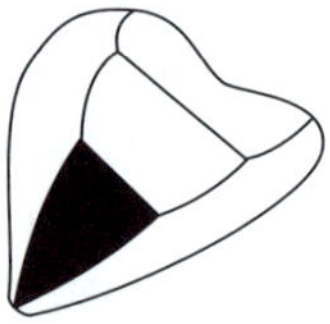

Die angegebenen Beschreibungen stammen von Medbooster-Kursteilnehmerinnen. Sie sind exemplarisch und können beliebig durch andere Titel ersetzt werden.

- **a** Ein Nashorn leckt Tinte.
- **b** Der Motorradfahrer ist blind.
- **c** Ein schwarzer Filzstift malt ein Herz.

Zu jedem der Titel folgt nun eine kurze Erläuterung sowie die Entscheidung, ob er die oben genannten Vorgaben erfüllt.

Im ersten Fall ist es einfach, den Gedankengang nachzuvollziehen. Durch die markante spitz zulaufende Form, die einem Horn ähnelt, kann der Eindruck eines Nashorns entstehen. Die Position der schwarzen Fläche erinnert an eine Zunge, die Tinte leckt. Die Beschreibung wird mit hoher Wahrscheinlichkeit replizierbar sein.

Die zweite Form ist auch gut beschrieben. Vor allem durch die Verknüpfung der Linien miteinander sowie durch die äußere Form entsteht das Erscheinungsbild eines Motorradhelms. Die Position der schwarzen Fläche als Visier ist treffend. Mit der emotionalen Assoziation eines blinden Motorradfahrers ist die Wahrscheinlichkeit hoch, dass dieses Ergebnis nach einer Stunde noch replizierbar ist.

Die letzte Form hat einen besonderen Wert. In diesem Fall handelt es sich um zwei sehr starke Symbole, die wir in unserem Denken mit vielen Assoziationen verbinden. So steht der Stift für Wissen und die Schule, mit der Sie in den vergangenen Jahren sicherlich täglich zu tun hatten. Hier ist es auch nur logisch, dass die Spitze des Stiftes die schwarze Farbe enthält. Das Herz hingegen ist ein international verwendetes Symbol mit einer eindeutigen Nachricht. Sogar der kausale Zusammenhang, dass der Stift das Herz zeichnen kann, ist gegeben und wird somit von unserem Gehirn einfacher akzeptiert.

Der Grund, warum die Information über die dritte Form so schnell in unser Langzeitgedächtnis integriert wird, ist der zweite Aspekt, der den Erfolg der hier beschriebenen Bearbeitungsstrategie ausmacht: Die emotionale Gewichtung der Information.

Unser Gehirn ist aus zwei Hälften aufgebaut, die Informationen über unterschiedliche Aspekte bewerten. Während die linke Seite logikorientiert ist, fühlt sich die rechte Seite unseres Gehirns lieber in eine Thematik ein und ist für Emotionen und Kreativität zugänglicher. Es wäre eine Verschwendung von Potenzial, würden wir nur mit der Hälfte unserer Kapazität an die Aufgabe gehen. Aus diesem Grund ergänzen wir unseren Titel durch Begriffe, die Emotionen beschwören. Hierbei sind der Fantasie keine Grenzen gesetzt. Ganz gleich, ob diese Begriffe unter moralischen Gesichtspunkten als anstößig oder seltsam zu betrachten sind, hier dienen sie dazu, unsere Gedächtnisleistung zu verbessern. Genau genommen sind es meist sogar solche Titel, die sich besonders stark in unserem Kopf verankern.

Beispiel

Wenden wir dieses Verfahren auf unsere Beispiele an und ergänzen die Titel:

a Ein Nashorn leckt Öl und wird dadurch todkrank.

b Der Motorradfahrer ist blind und hat deswegen einen verheerenden Unfall.

c Ein schwarzer Filzstift malt ein Herz für seinen einzigen Freund, den roten Filzstift.

Die Ergänzung der Assoziation mit einem weiteren Adjektiv oder einer anderen Zusatzinformation weckt eine bestimmte emotionale Haltung gegenüber dem beschriebenen Bild. So sagten einige Kursteilnehmer*innen, dass sie Sorge um ein Nashorn hätten, das Tinte leckt. Diese Sorge ist bereits eine mögliche emotionale Komponente, welche die beschriebene Form wahrscheinlicher in unser Gedächtnis bringt. Gleiches gilt auch für einen blinden Motorradfahrer, ein Beispiel, das einen Hauch von Ironie trägt. Auch das Beispiel mit dem Zeichnen ist hier durch die Anbindung an das Wort „Herz“ sehr emotional, was den Prozess der Einprägung unterstützt.

All diese Kombinationen aus einer Assoziation der äußeren und inneren Form der Abbildungen und einer Emotion machen aus den beschriebenen Bildern Unikate. Auf diesem Weg umgehen wir auch die letzte Gefahr, die sich bei der Bearbeitung des Tests ergibt: die Ähnlichkeitshemmung. Auch wenn die abstrakten Figuren selbst einander ähneln, so haben wir die Informationen für uns als Unikate codiert. Auf diesem Weg existieren sie für unser Gedächtnis als ebensolche.

Um die Merkfähigkeit bei diesem Untertest noch zu verbessern, können Sie versuchen, einzelne Titel zu einer Geschichte zu verknüpfen. Dies sollten Sie nicht mit Zwang versuchen, weil Sie dabei viel Zeit verlieren würden und die Geschichten dann auch nicht besonders „erinnerungswert“ sind. Aber wenn Ihnen Verknüpfungen der einzelnen Titel auffallen sollten, nutzen Sie diese unbedingt. Die entsprechenden Figuren werden Ihnen später sichere Punkte bringen. In Bezug auf unser Beispiel von oben könnte eine Geschichte wie folgt aussehen: Ein Nashorn leckt Öl von der Straße ab. Der blinde Motorradfahrer sieht das Nashorn zwar nicht, kann es aber sehr gut hören. Um das Nashorn nicht zu anzufahren, muss der Motorradfahrer abrupt ausweichen und baut daher einen verheerenden Unfall.

Um vor lauter Titeln und bunten Merkbildern, die vielleicht sogar noch zu Geschichten verknüpft wurden, nicht den Überblick zu verlieren, sollten Sie während der Einprägephase die Titel systematisch wiederholen. Dabei hat sich folgendes Schema als besonders effektiv herausgestellt:

Machen Sie nach jeder vierten Figur, die Sie sich gemerkt haben, eine kurze Pause und rekapitulieren Sie die letzten vier Figuren, bzw. die letzten acht Figuren ab der zweiten Wiederholungspause. Bei zwanzig Figuren kommen Sie demnach auf insgesamt fünf kurze Wiederholungspausen, die Ihnen in der Reproduktionsphase sichere Punkte bringen werden. Durch die Wiederholungen werden Sie außerdem auf Möglichkeiten für Verknüpfungen aufmerksam, die Ihnen nicht auffallen würden, wenn Sie die Figuren lediglich eine nach der anderen durchgegangen wären.

Mithilfe von kreativen Verknüpfungen und systematischen Wiederholungen können Sie sich in diesem Untertest einen entscheidenden Vorsprung gegenüber anderen Teilnehmerinnen und Teilnehmern verschaffen.

Weil viele Figuren ähnlich aussehen, besteht die Gefahr, sehr ähnliche Titel zu verwenden. Um diese Gefahr zu minimieren, kann vorab eine Notfall-Liste erstellt werden (siehe auch S. 177). Hierbei handelt es sich um eine Sammlung von Begriffen, die man verwenden kann, falls man einen Blackout hat.

Unabhängig von der Form handelt es sich bei jeder Figur stets um eine Kombination aus vier weißen Flächen und einer schwarzen Fläche. Also helfen alle Begriffe, die grundsätzlich eine solche Figur beschreiben könnten, d. h., Begriffe für weiße/helle Gegenstände mit einem sich davon abhebenden Element, z. B.:

- Höhle/Haus + Eingang
- Briefumschlag + Briefmarke
- Eiweiß + Eigelb
- Zahn + Loch

Diese Beispiele nennen wir Notfall-Liste, da sie wenig spezifisch sind. Aus diesem Grund ist der Wiedererkennungswert um ein Vielfaches geringer als bei einem selbst gewählten Titel. Um dennoch eine subjektive Notfall-Liste zu besitzen, sind Sie selbst gefragt. Schreiben Sie Ihre eigenen Beispiele für weiße/helle Objekte auf, bei denen sich ein Element durch eine andere Farbe hervorhebt.

All die beschriebenen Gedächtnismethoden sind erlernbar. Auch wenn es am Anfang schwierig ist, für jede Form einen Titel zu entwickeln, wird man mit ein wenig Übung schnell weit bessere Ergebnisse erreichen als auf dem konventionellen Weg. Nehmen Sie sich daher ausreichend Zeit, um in diesem Bereich sehr gute Ergebnisse zu erzielen. Denn obgleich der Untertest nur insgesamt neun Minuten dauert (vier Minuten für die Einprägephase, fünf Minuten für die Reproduktionsphase), sind auch hier bis zu 20 Punkte möglich. Somit hat dieser Untertest ebenso viel Gewicht wie die meisten anderen.

Zusammenfassung

Der Untertest „Figuren lernen“ sollte nach folgendem Muster bearbeitet werden:

- **Auswahl einer Aufgabe** — 2 Sekunden maximal

  Da uns für die gesamte Vorbereitung in der Einprägephase nur ein Zeitfenster von vier Minuten zur Verfügung steht, haben wir die Möglichkeit, die Figuren einfach der Reihe nach zu bearbeiten oder sie uns einzeln auszusuchen. Für die meisten Kursteilnehmer*innen scheint es angenehmer zu sein, sich die ersten markanten Figuren selbst zu wählen. Suchen Sie hierzu nach besonders hervorstechenden Formen, die einen hohen Wiedererkennungswert haben.

- **Entwicklung eines Titels** — 5 Sekunden maximal

  Wählen Sie nun einen Titel oder eine kurze Beschreibung für die vorliegende Figur. Wählen Sie einen der ersten spontanen Gedanken und erklären Sie sich selbst, warum er zutreffend ist. Besonders wichtig ist dabei, dass Sie die Position der schwarzen Fläche in Ihre Überlegung mit einbauen. Seien Sie hier so kreativ wie möglich, aber erzwingen Sie keine zu seltsamen Verknüpfungen, die Sie nicht auch sehen. Wenn Sie Schwierigkeiten mit diesem Schritt haben, können Sie auch auf eine Notfall-Liste zurückgreifen. Diese finden Sie im Abschnitt „Verbesserungsstrategie“ dieses Kapitels.

- **Hinzufügung von Adjektiv/Emotion** — 3 Sekunden maximal

  Ergänzen Sie nun den Titel noch um ein beschreibendes Adjektiv oder eine andere Zusatzinformation. Das Ziel ist es, einen Titel zu finden, der bei Ihnen eine Emotion auslöst. Verknüpfen Sie sowohl die Zusatzinformation wie auch die Emotion direkt mit der zu merkenden Figur. Hindern Sie sich bei diesem Teil der Aufgabe nicht durch moralische Vorstellungen, sondern ziehen Sie alle Register, um einen Titel zu finden, der möglichst starke Emotionen kanalisiert.

- **Wiederholung** — nach je 4 Figuren

  Nach je vier Figuren wiederholen Sie Ihre bisherigen Titel. Das trägt nicht nur dazu bei, sie besser zu speichern, sondern vereinfacht auch den kommenden Schritt dieser Strategie. Wiederholen Sie immer die letzten acht Figuren, die Sie sich angesehen haben:

Nach der vierten Figur:	Wiederholung der Titel 1 bis 4
Nach der achten Figur:	Wiederholung der Titel 1 bis 8
Nach der zwölften Figur:	Wiederholung der Titel 5 bis 12
Nach der sechzehnten Figur:	Wiederholung der Titel 9 bis 16
Nach der zwanzigsten Figur:	Wiederholung der Titel 13 bis 20

- **Verknüpfung** — Wenn möglich: immer nach Wiederholung

  Im letzten Schritt kann man versuchen, einzelne Titel miteinander zu verknüpfen. Dies ist besonders dann von Vorteil, wenn man sich durch diesen Schritt weitere Eselsbrücken schaffen kann. Manchmal ist man in der Lage, ganze Geschichten zu entwickeln. Diese sind der Weg zu 20 Punkten in diesem Untertest.

Bearbeitungsstrategie im Überblick

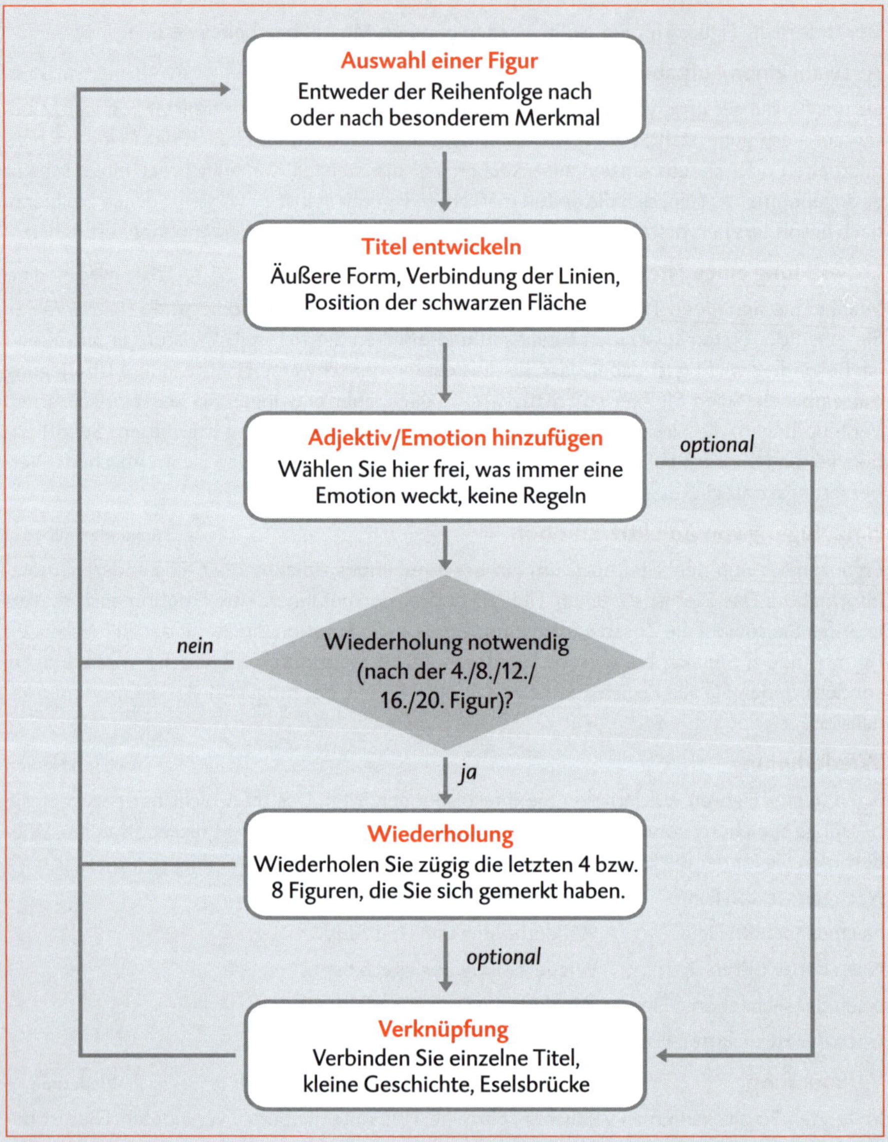

Übungsaufgaben

Während des TMS haben Sie 4 Minuten Zeit, um sich die 20 Figuren des Untertests „Figuren lernen" einzuprägen. Ihnen stehen also pro Figur durchschnittlich 12 Sekunden zur Verfügung. Um Zeit für eine Wiederholung zu erwirtschaften, werden 10 Sekunden pro Figur angestrebt.

Die Einprägephase beginnt direkt nach der Mittagspause des TMS. Daher ist es am sinnvollsten, wenn Sie diese Übung machen, nachdem Sie sich ein wenig ausgeruht haben.

Die Reproduktionsphase, bei der Ihr Wissen über die Figuren geprüft wird, findet erst 60 Minuten später im Anschluss an den Untertest „Textverständnis" statt. Planen Sie daher für die Bearbeitung dieser Übung eine weitere Aufgabe ein, die etwa eine Stunde in Anspruch nimmt. Andernfalls können Sie die Effizienz der Bearbeitungsstrategie nicht zuverlässig überprüfen.

Während der Einprägephase dürfen keine Stifte oder andere Hilfsmittel verwendet werden. Es können weder Notizen noch Skizzen oder andere Hilfen aus der Phase mitgenommen werden.

Es folgen nun 20 Figuren, die Sie immer nach dem gleichen System bearbeiten sollten:

1. Suchen Sie eine der Figuren aus oder gehen Sie der Reihe nach vor.
2. Entwickeln Sie einen Titel für die gewählte Figur (achten Sie auf die Position der schwarzen Fläche).
3. Fügen Sie dem Titel ein weiteres Adjektiv hinzu, um eine Emotion anzuknüpfen.
4. Wiederholen Sie nach jeweils 4 Figuren die letzten 8 Titel.
5. Optional: Verknüpfen Sie einzelne Titel miteinander.

- **Anzahl der Aufgaben: 20**
- **Zeit pro Aufgabe: 12 s**
- **Gesamtzeit der Übung: 4 min**

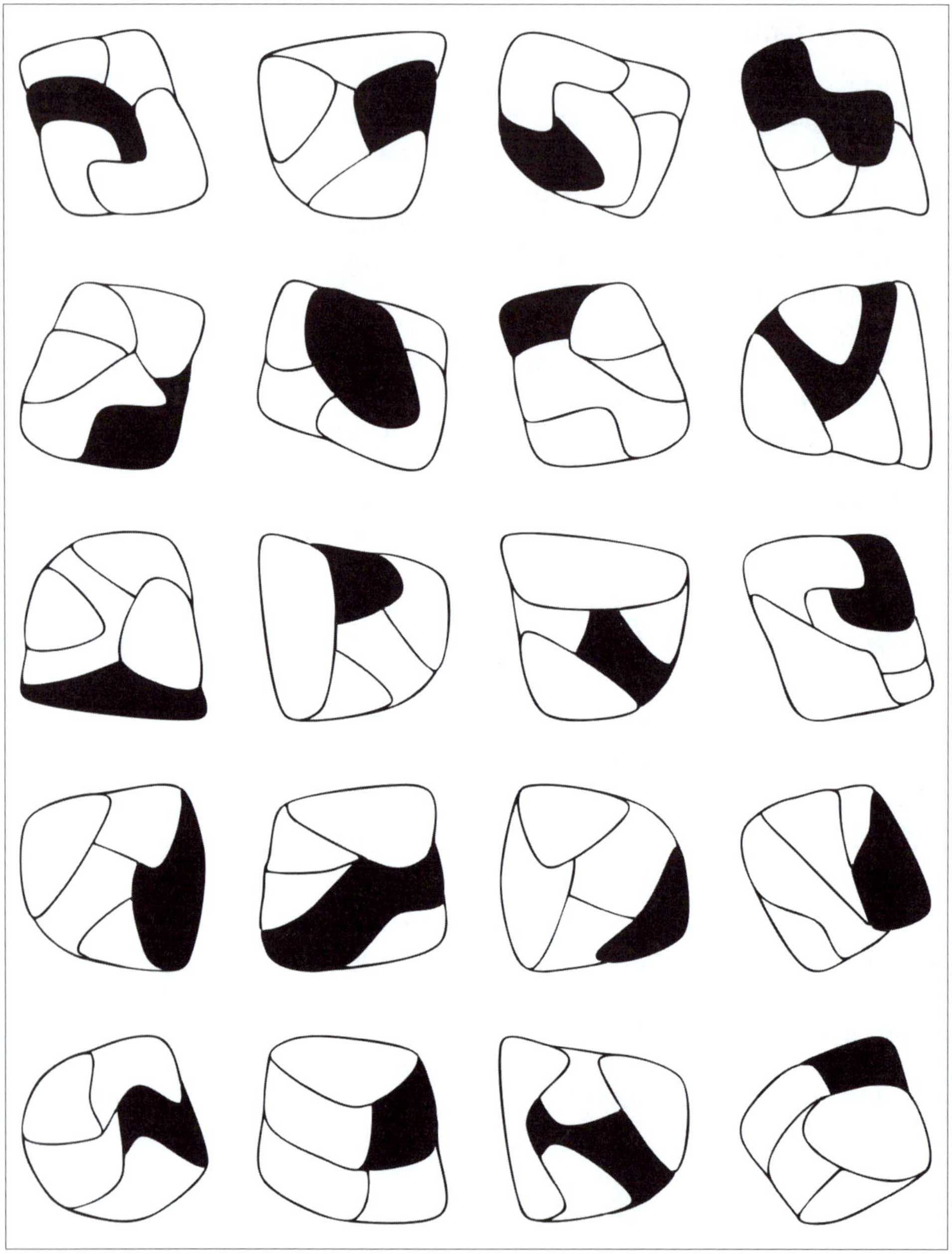

Bevor Sie auf den nächsten Seiten Ihre Gedächtnisleistung prüfen, sollten Sie eine ca. 60-minütige Übung machen, die Sie kognitiv fordert. Besonders sinnvoll wäre es, wenn es sich um eine ähnliche Anforderung wie in der Aufgabe „Textverständnis“ handeln würde.

Alternativen sind Kreuzworträtsel oder Übungsaufgaben aus den Fachbereichen Deutsch, Englisch oder einer anderen Sprache.

Arbeiten Sie **danach** an dieser Stelle weiter.

Im Folgenden beginnt der Reproduktionsteil für den Untertest „Figuren lernen“. Im TMS folgt dieser auf den Untertest „Textverständnis“ und dauert fünf Minuten.

Es folgen nun 20 Aufgaben, die Sie immer nach dem gleichen System lösen sollten:

1. Wählen Sie eine der Figuren aus.
2. Schreiben Sie Ihren Titel nieder.
3. Kreuzen Sie an, welche Teilfläche der Figur schwarz gefärbt war.

- **Anzahl der Aufgaben:** 20
- **Zeit pro Aufgabe:** 15 s
- **Gesamtzeit der Übung:** 5 min

39

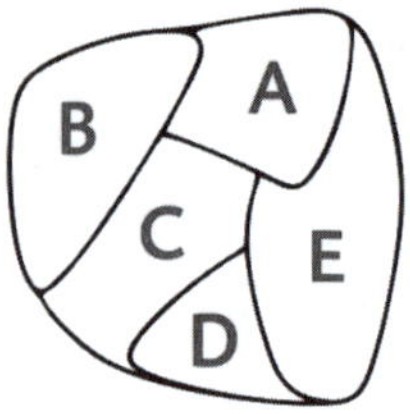

Titel: ______________________

Lösung:

A ☐ B ☐ C ☐ D ☐ E ☐

40

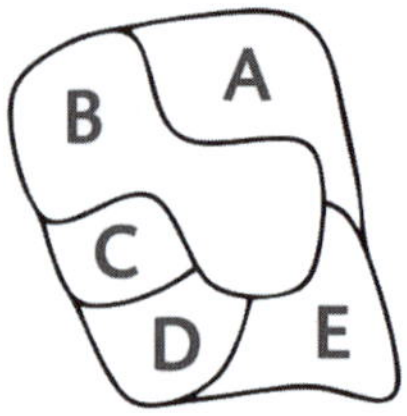

Titel: ______________________

Lösung:

A ☐ B ☐ C ☐ D ☐ E ☐

41

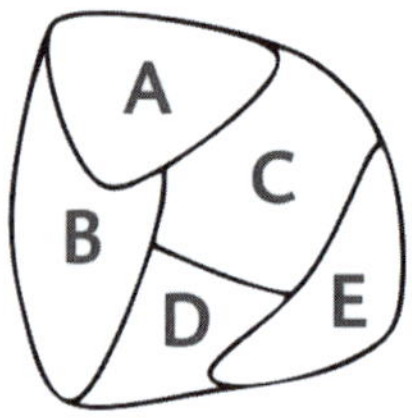

Titel: ______________________

Lösung:

A ☐ B ☐ C ☐ D ☐ E ☐

42

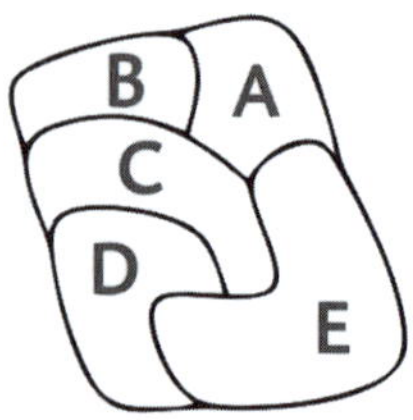

Titel: ______________________

Lösung:

A ☐ B ☐ C ☐ D ☐ E ☐

43

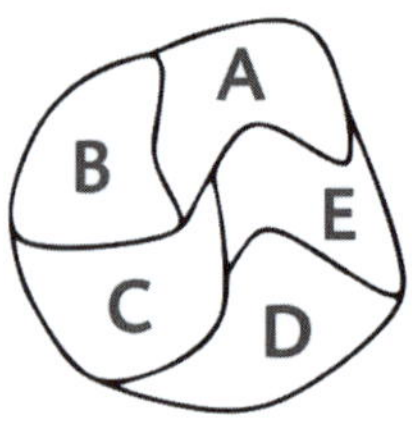

Titel: ______________________

Lösung:

A ☐ B ☐ C ☐ D ☐ E ☐

44

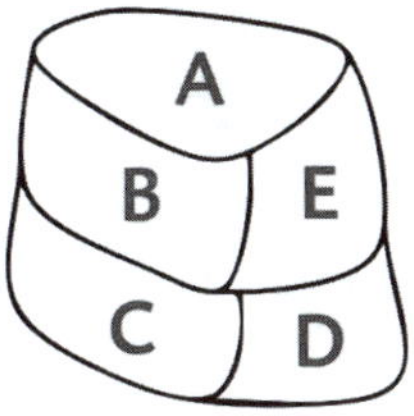

Titel: ______________________________

Lösung:

A ☐ B ☐ C ☐ D ☐ E ☐

45

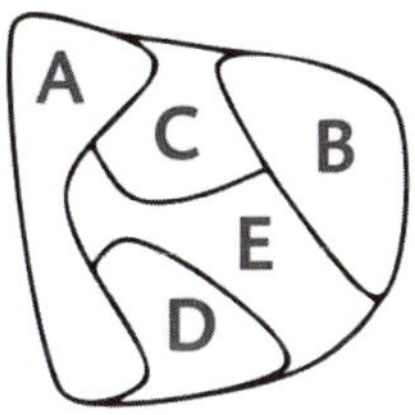

Titel: ______________________________

Lösung:

A ☐ B ☐ C ☐ D ☐ E ☐

46

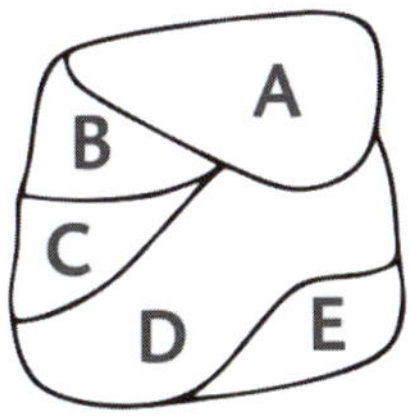

Titel: ______________________________

Lösung:

A ☐ B ☐ C ☐ D ☐ E ☐

47

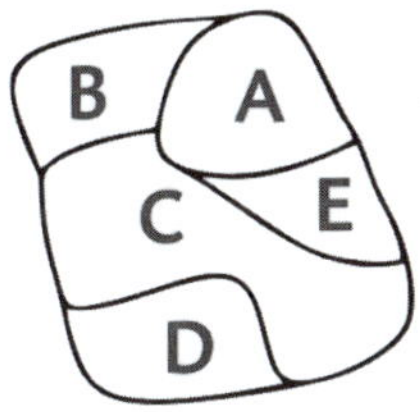

Titel: ______________________________

Lösung:

A ☐ B ☐ C ☐ D ☐ E ☐

48

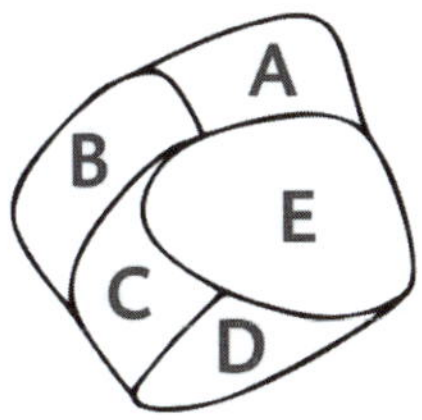

Titel: ______________________________

Lösung:

A ☐ B ☐ C ☐ D ☐ E ☐

49

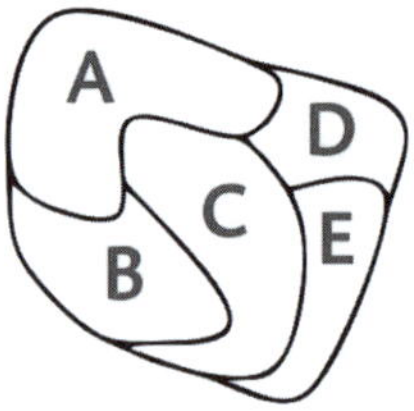

Titel: ______________________

Lösung:

A ☐ B ☐ C ☐ D ☐ E ☐

50

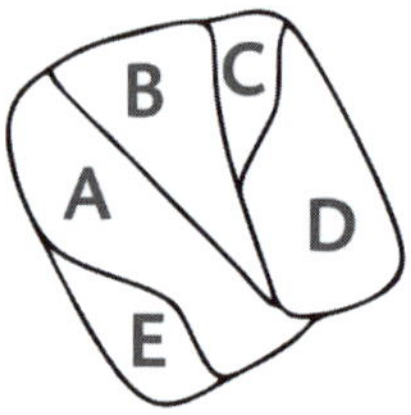

Titel: ______________________

Lösung:

A ☐ B ☐ C ☐ D ☐ E ☐

51

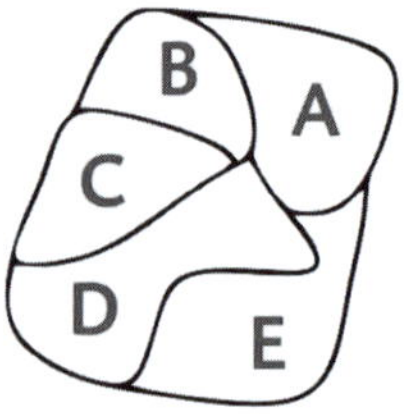

Titel: ______________________

Lösung:

A ☐ B ☐ C ☐ D ☐ E ☐

52

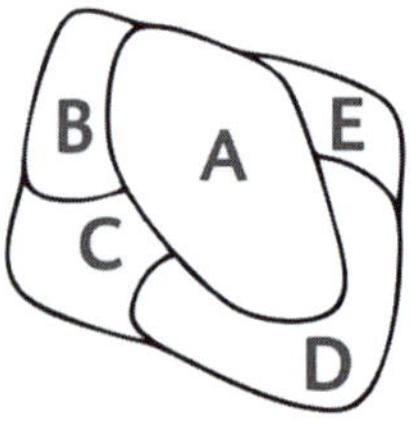

Titel: ______________________

Lösung:

A ☐ B ☐ C ☐ D ☐ E ☐

53

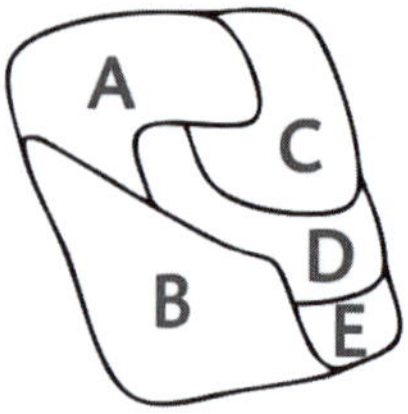

Titel: ______________________

Lösung:

A ☐ B ☐ C ☐ D ☐ E ☐

54

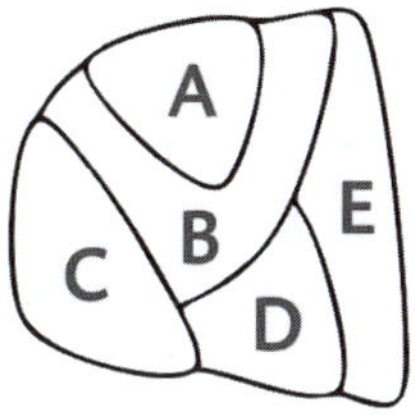

Titel: ______________________________

Lösung:

A ☐ B ☐ C ☐ D ☐ E ☐

55

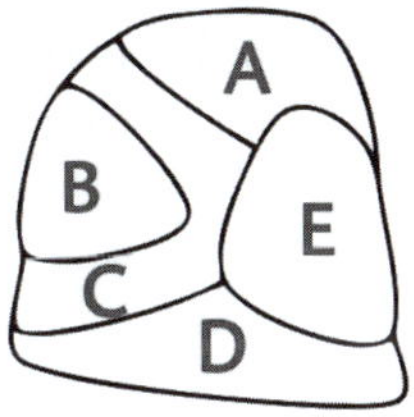

Titel: ______________________________

Lösung:

A ☐ B ☐ C ☐ D ☐ E ☐

56

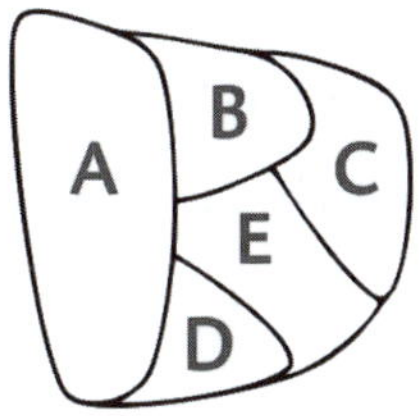

Titel: ______________________________

Lösung:

A ☐ B ☐ C ☐ D ☐ E ☐

57

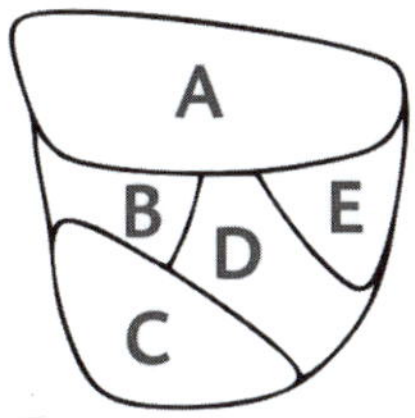

Titel: ______________________________

Lösung:

A ☐ B ☐ C ☐ D ☐ E ☐

58

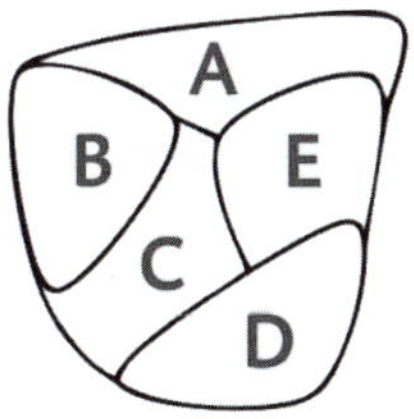

Titel: ______________________________

Lösung:

A ☐ B ☐ C ☐ D ☐ E ☐

Verbesserungsstrategie

Der Untertest „Figuren lernen“ eröffnet durch seine besondere Aufgabenstellung viele Möglichkeiten, durch Kreativität und Einfallsreichtum Erfolge zu erzielen. Im TMS, der ansonsten eher logisches Denken belohnt, ist dies eine willkommene Abwechslung.

Durch die Bearbeitungsstrategie, die Sie in diesem Kapitel gelernt haben, sind Sie in der Lage, wesentlich bessere Ergebnisse zu erzielen. Doch dies setzt voraus, dass Sie sich auch mit den Ergebnissen der Übung auseinandersetzen und über Ihre Bearbeitungsstrategie reflektieren.

Aus welchem Bereich kamen die meisten Ihrer Titel?

☐ Tiere ☐ Gesichter/Körperteile ☐ geometrische Figuren

☐ Lebensmittel ☐ unbelebte Natur ☐ ____________________

Welche dieser Titel konnten Sie danach auch wieder Ihrer Figur zuordnen?

☐ Tiere ☐ Gesichter/Körperteile ☐ geometrische Figuren

☐ Lebensmittel ☐ unbelebte Natur ☐ ____________________

Mit welchen Emotionen konnten Sie Ihre Bilder oft verbinden?

____

____

____

Platz für weitere Notizen:

____

____

____

____

____

____

Anhang: Notfall-Liste

Eine weitere Strategie, um in diesem Untertest einen Vorteil zu haben, ist es, die bereits erwähnte Notfall-Liste anzulegen. Die hier aufgeführten Begriffe können genutzt werden, falls Sie während des TMS einen Blackout bekommen oder keine Einfälle mehr haben, was die Figuren darstellen könnten.

Wählen Sie nun eigene Objekte aus, die eine helle Grundfarbe besitzen, und ein weiteres Element, das sich farblich davon abhebt. Diese sind nicht mehr so spezifisch wie spontane Einfälle, können aber im beschriebenen Notfall den einen oder anderen Punkt retten. Es ist vorteilhaft, diese Liste selbst zu erstellen, da sie Ihnen auf diese Weise am besten entspricht.

Weißes/helles Objekt	Dunkles Element	Mögliche Emotionen/Verknüpfungen
Zahn	Loch	Unwohlsein, Schmerz
Briefumschlag	Briefmarke	Neugier, Freude
Eiweiß	Eigelb	Appetit, Aggression
Höhle/Berg	Eingang/Tür	Neugierde oder Angst/Gefahr

Fakten lernen

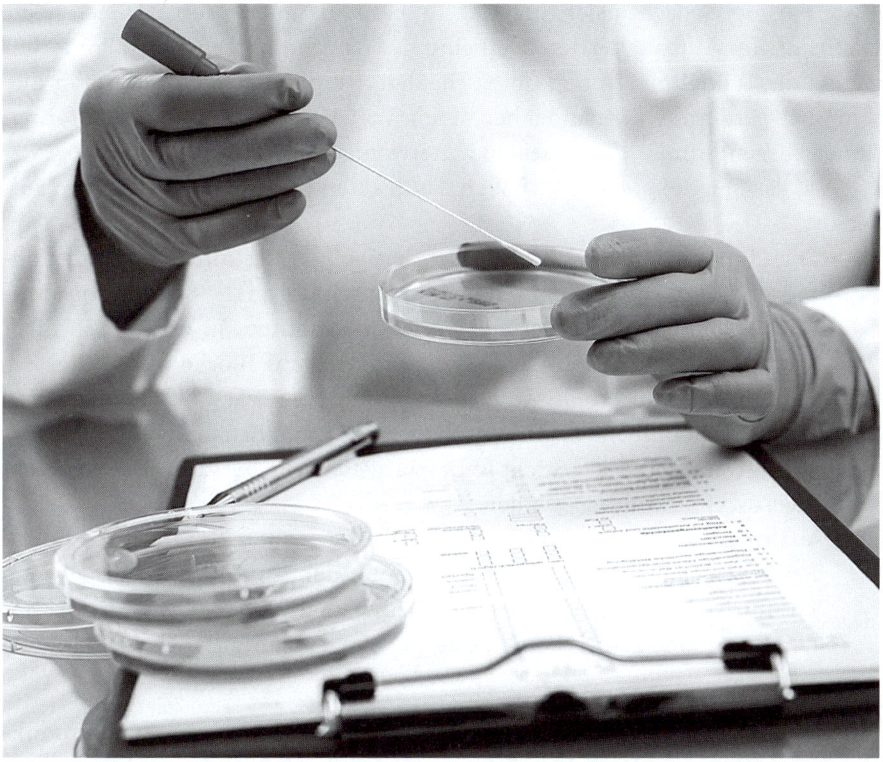

Aufbau und Trainierbarkeit

Neben dem „Figuren lernen“ ist das „Fakten lernen“ der zweite Untertest des TMS, der die Gedächtnisleistung der Teilnehmer*innen prüft. Da sich beide Untertests im Aufbau, bei den Bearbeitungsstrategien und auch den Forderungen an die Teilnehmer*innen unterscheiden, werden beide Untertests in diesem Buch getrennt voneinander behandelt. Von dieser Trennung sind Informationen ausgenommen, die in beiden Untertests nützlich sind.

Wie das „Figuren lernen“ ist auch das „Fakten lernen“ in zwei Phasen aufgeteilt:

- Die „Einprägephase“ zum „Fakten lernen“ startet direkt nach der Einprägephase zum „Figuren lernen“ im Anschluss an die 60-minütige Mittagspause. Sie hat eine Dauer von sechs Minuten, in denen 15 Fallbeschreibungen zu lernen sind. Diese sind in fünf Blöcke mit je drei Beschreibungen unterteilt. Zu merken sind je Datensatz: Nachname, Alter, Beruf, (Persönlichkeits-)Eigenschaft und Krankheitsbild einer Person. Diese Daten sind als Stichpunkte aufgeführt, d. h., sie müssen keinem Fließtext entnommen werden.
- Während der „Reproduktionsphase“ werden Ihnen 20 Multiple-Choice-Fragen gestellt. Ihre Aufgabe ist es, unter den fünf jeweils angegebenen Lösungsvorschlägen denjenigen auszuwählen, der in Kombination mit der Frage einen korrekten Bezug zu den Fakten aus den Datensätzen aufweist.

Ein weiterer wichtiger Punkt ist, dass die Einprägephase von der Reproduktionsphase durch den Untertest „Textverständnis“ und die Reproduktionsphase von „Figuren lernen“ mit einer Gesamtdauer von ca. 70 Minuten getrennt ist.

Die Trainierbarkeit des Untertests „Fakten lernen“ ist wie bei seinem Pendant „Figuren lernen“ sehr hoch. Durch das Erlernen spezifischer Bearbeitungsstrategien ist es möglich, die große Menge an Informationen zuverlässig und schnell ins Langzeitgedächtnis zu bringen. Diese Strategien brauchen Übung und Wiederholung, um sie effektiv anwenden zu können. Nehmen Sie sich daher ausreichend Vorbereitungszeit. Zusätzliche Punkte sind in kaum einem anderen Testteil so leicht erarbeitet wie in „Figuren und Fakten lernen“.

Erwähnenswert ist zudem, dass es bei „Fakten lernen“ keine Einstreuaufgaben gibt. Jede richtig beantwortete Aufgabe ergibt einen Punkt, was einer Gesamtpunktzahl von 20 Punkten in diesem Untertest entspricht.

Sollten Sie dieses Kapitel vor dem Kapitel „Figuren lernen" begonnen haben, sollten Sie jetzt den Einschub „Exkurs: Unser Gedächtnis" lesen. Dies ist notwendig, da die folgende Bearbeitungsstrategie darauf aufbaut.

Analyse der möglichen Fehler

Um erklären zu können, was die häufigsten vermeidbaren Fehler in diesem Untertest sind, ist es notwendig, sich anzusehen, wie der Untertest „Fakten lernen" im TMS aufgebaut ist.

Wie zuvor bereits erwähnt, werden während der Einprägephase Datensätze vorgegeben, die Informationen über insgesamt 15 Personen beinhalten. Diese sind in fünf Blöcke zu je drei Personen unterteilt. In den vergangenen Jahren ergab sich diese grobe Einteilung immer aufgrund der gemeinsamen Altersstruktur und einer ähnlichen Namenskategorie der Personengruppen.

Da einmal gesehen in diesem Fall besser ist als vielfach gehört, folgt nun ein Ausschnitt aus einem möglichen Datensatz. Um die Übersichtlichkeit zu wahren, sind nur zwei von fünf Datensatzblöcken und zwei Fragen dargestellt:

Beispiel

Während der Einprägephase:

Warburg:	ca. 22 Jahre,	Koch, übergewichtig – Diabetes
Schöntal:	ca. 22 Jahre,	Landwirtin, mürrisch – Verkehrsunfall
Vorberger:	ca. 22 Jahre,	Küchenhelferin, 3 Kinder – Migräne
Goethe:	ca. 30 Jahre,	Dichter, arbeitslos – Colitis ulcerosa
Schiller:	ca. 30 Jahre,	Pianistin, egozentrisch – Unterarmbruch
Lessing:	ca. 30 Jahre,	Künstler, extrovertiert – Migräne

↓ *ca. 60 + 10 Minuten Unterbrechung*

Während der Reproduktionsphase:

1. Frau Schiller leidet an …
   - A Migräne.
   - B Diabetes.
   - C Hypochondrie.
   - D Unterarmbruch.
   - E Haarausfall.

2. Arbeitslos ist …
   - A die Landwirtin.
   - B der Künstler.
   - C der Dichter.
   - D der Busfahrer.
   - E der Polizist.

Aus dem gezeigten Aufbau des Untertests wird ersichtlich, wie viele Daten auswendig zu lernen sind. Insgesamt handelt es sich um 15 Personen mit Angaben zu Alter, Beruf, (Persönlichkeits-)Eigenschaft und Krankheitsbild. So ergeben sich 75 Informationseinheiten und ihre Verknüpfung untereinander, für die zum Lernen sechs Minuten zur Verfügung stehen. Sie haben somit durchschnittlich recht kurze 24 Sekunden pro Informationszeile.

Ein häufiger Fehler ist es, die verschiedenen Datensätze zu überfliegen und dabei die Informationen nicht gleich zu verarbeiten oder zu codieren und damit wichtige Zeit ungenutzt verstreichen zu lassen. Weil den meisten unvorbereiteten TMS-Teilnehmerinnen und -Teilnehmern eine solche Aufgabe zum ersten Mal begegnet, werden diese aber genau das tun. Die Orientierung muss jedoch davor stattfinden. Nutzen Sie also die Zeit, in der die Lernhefte für die Merkfähigkeitstests ausgeteilt werden, um sich mental auf die Aufgabe einzustellen, und legen Sie sich jetzt im Rahmen der Vorbereitung Ihre entsprechenden Lernstrategien genau zurecht.

Wie bereits beim Untertest „Figuren lernen“ erwähnt, ist einer der Hauptfehler der, dass man die ca. 70 Minuten zwischen der Einprägephase und der Reproduktionsphase unterschätzt. Es genügt nicht, die Informationen im Arbeitsgedächtnis zu behalten, sondern die Datensätze müssen in das Langzeitgedächtnis integriert werden. Eine Bearbeitungsstrategie, die sich auf das Arbeitsgedächtnis stützt, kann nur fehlschlagen, da diese Informationen nur über einen Zeitrahmen von maximal 20 Minuten gespeichert werden können und zusätzlich durch Informationen aus dem Textverständnis überlagert werden.

Die Namen der Personen kommen innerhalb eines Datensatzblocks meist aus einem gemeinsamen Themenfeld (siehe Beispiel, S. 181). Arbeitet man an dieser Stelle ohne System, so führen solche Namen oftmals zu Verwechslungen und Ähnlichkeitshemmungen. Dies kommt daher, dass unser Gehirn Schwierigkeiten dabei hat, verschiedene Informationen zu speichern respektive abzurufen, wenn sich diese in phonetischer oder äußerer Form ähneln. Gleiches kann auch passieren, wenn die Informationen bereits zuvor anders verknüpft wurden. So ist Frau Schiller aus unserem Beispiel eine Pianistin, wohingegen Friedrich Schiller ein Dichter war. Durch diese bewusst gewählte Anlehnung an den berühmten Namen ist die Wahrscheinlichkeit einer Verwechslung erhöht, insbesondere, wenn die Frage erst ca. eine Stunde nach dem Lernen gestellt wird.

Einige Fragen zu den Datensätzen können sich auf das Geschlecht der Person beziehen, z. B. „Welche Erkrankung hatte die 30-jährige Patientin?“. Da das Geschlecht nicht direkt angegeben ist, sondern mit dem Beruf der Person kombiniert wird, ist dies eine Information, der oft wenig Beachtung geschenkt wird. Über die vergangenen Jahre wurden aber immer mehrere Fragen formuliert, die nur über das Geschlecht einer Person zu beantworten waren. Es ist also notwendig, dass Sie sich diese Information beim Lernen bewusst verinnerlichen.

Ebenso sind in den letzten Jahren vermehrt komplizierte und dem Laien häufig nicht bekannte und damit nicht assoziationsstarke Krankheiten vorgekommen. Hier können sie sich aber oft durch eine von Ihnen erfundene Bedeutung oder mit der Phonetik helfen. Da Sie die Antwort nur wiedererkennen müssen, reicht dies meist aus.

Außerdem sind zunehmend Dopplungen bei den Eigenschaften und den Krankheiten vorgekommen, was eine zusätzliche Verwechslungsgefahr bedeutet.

Der mit Abstand größte Fehler ist die unzureichende Vorbereitung auf diesen Untertest. Nehmen Sie sich Zeit für die Übungen und verinnerlichen Sie die hier angesprochene Bearbeitungsstrategie. Eine Verbesserung der Gedächtnisleistung durch optimierte Bearbeitungsvorgänge ist zwar sehr gut möglich, wird jedoch nur durch Wiederholung erreicht.

Bearbeitungsstrategie

Unser Ziel im Untertest „Fakten lernen“ ist es, alle 15 Datensätze möglichst vollständig und ohne Verwechslungen zu behalten. Um dies zu erreichen, brauchen wir eine Strategie, die besagte Informationen und ihre Zusammenhänge in unser Langzeitgedächtnis integriert.

Sollten Sie bis zu diesem Zeitpunkt noch nicht den Abschnitt „Exkurs: Unser Gedächtnis“ gelesen haben, so holen Sie dies jetzt nach. Wir werden uns in dieser Bearbeitungsstrategie auf die dort erwähnten Fakten beziehen.

Die Informationen, die uns im Untertest „Fakten lernen“ gegeben werden, sind voneinander unabhängig. So könnten die Krankheitsbilder beliebig getauscht werden, was ebenso auf das Alter der Personen, ihren Beruf, das Geschlecht oder ihre (Persönlichkeits-)Eigenschaft zutrifft. Um zusammenhängende, aber austauschbare Einzelinformationen effizient zu lernen, müssen wir Verknüpfungen schaffen und sie idealerweise in bereits vorhandenes Wissen einbetten. Je besser diese assoziativen Verknüpfungen funktionieren, desto eher kann über diese Kette von Informationen auch wieder auf ein einzelnes Glied zugegriffen werden.

Unsere Bearbeitungsstrategie muss also folgende Punkte berücksichtigen:

- Redundante Information innerhalb eines Datenblocks reduzieren
- Assoziationsketten bilden, um Informationen aneinander zu binden
- Assoziationsketten voneinander unterscheidbar halten
- Ähnlichkeitshemmung verhindern / Verwechslungsgefahr reduzieren

Um zu verstehen, wie die hier gewählte Methode funktioniert, ist es hilfreich, sich vorzustellen, auf welche Art unser Langzeitgedächtnis (LZG) am besten Informationen aufnimmt, denn dies können wir anders als beim Arbeitsgedächtnis nicht ohne Weiteres direkt willentlich steuern.

Im Alltag behalten wir teilweise nur einmal erlebte komplexe Situationen mit einer hohen Informationsdichte, beispielsweise einen spannenden Kinofilm, unsere letzte Geburtstagsfeier oder Ähnliches. D. h., wir alle besitzen die Fähigkeit, auch eine noch viel größere Informationsmenge als in diesem Untertest gefordert zu behalten, wir müssen nur lernen, einen Weg zu finden, über den unser Langzeitgedächtnis die Informationen abspeichert. Und darum nutzen wir hier genau die Mechanismen, die dafür sorgen, dass wir uns an Details eines spannenden Films auch nach Tagen noch erinnern können.

Was zeichnet die beschriebenen Situationen aus? – Sie sind emotionsgeladen. Spannung, Freude, Angst, Humor, all dies signalisiert unserem LZG: Hierbei handelt es sich um wichtige Informationen. Zusätzlich zeigt ein Film bewegte Szenen; nicht einzelne trockene Begriffe, sondern aneinandergereihte Bilder mit vielen Assoziationspunkten, die wie bei einer Geburtstagsfeier auch nicht nur visuelle Reize bieten, sondern auch noch andere Sinnesmodalitäten ansprechen. Dies machen wir uns nun in diesem Untertest zunutze – wir erwecken Frau Schiller und Herrn Goethe zum Leben!

Hierfür legen wir uns einen ganz konkreten Algorithmus zurecht, um in der Kürze der Zeit aus unbelebten, austauschbaren Informationen lebendige und einmalige bewegte Bilder zu schaffen.

Um dies effektiv zu tun, machen wir uns Informationen zunutze, die bereits fest in unserem Gedächtnis verankert sind und die wir als Verknüpfungspunkte für die neuen Informationen benutzen können. Hierfür hat es sich bewährt, die Bilder von Räumen in unserem Haus/unserer Wohnung zu verwenden oder einen Weg, den wir häufig gehen und den wir uns bei geschlossenen Augen recht konkret vorstellen können.

Dieses Prinzip, auch bekannt unter dem Namen *Loci-Methode*, ist eine Lernmethode, die aufgrund ihrer Effizienz von vielen Gedächtnissportlerinnen und -sportlern angewandt wird. Grundsätzlich geht es darum, an einen realen oder fiktiven, aber uns gut bekannten detailreichen Ort zu denken, um die zu merkenden Informationen hier einzubetten. Bewährt haben sich dabei Strukturen wie der Schulweg, das Schulgebäude, die eigene Wohnung, aber auch fiktive Orte. Wichtig ist, dass es fünf einzelne „Räume" gibt, die idealerweise eine Reihenfolge (z. B. Lage in Stockwerken oder Position entlang eines Weges) haben, sodass man dadurch gleich die aufsteigenden fünf Altersgruppen codieren kann.

Beispiel

Haus: Die einzelnen Räume sind Bestandteile eines Hauses (Wohnzimmer, Küche, Musikraum, Poolbereich, Garten, Hausdach, ...)

Straße: Die einzelnen Räume sind Häuser entlang einer Straße mit jeweils eigener Hausnummer (Kirche, Theater, Rathaus, Krankenhaus, Park, Friedhof, Schule, ...)

Natur: Die einzelnen Räume sind Gebiete in der Natur (See, Wald, Stadt, Ruine, Luft, Straße, Berge, ...)

Betrachten wir uns hierzu nochmals die verschiedenen Daten, die wir in diesem Untertest lernen müssen:

- Nachname der Person
- Alter
- Geschlecht
- Beruf
- (Persönlichkeits-)Eigenschaft
- Krankheitsbild

Doch die Annahme, dass wir jeweils 15 dieser Informationen haben, ist nicht ganz korrekt. Einige Informationen können wir zusammenfassen und zu einer gemeinsamen Geschichte oder Szene verbinden. In den letzten Jahren war dies immer das Alter der Personen. Zudem waren die Nachnamen der Personen oft aus einem ähnlichen Feld entnommen.

Im ersten Schritt der hier gewählten Bearbeitungsstrategie müssen wir nun einen Ort schaffen, an dem wir die sich überschneidenden Informationen je 3er-Gruppe einbetten. Um hierbei Informationen zu reduzieren, kann das Alter einer Personengruppe mit dem Raum verknüpft werden. Dafür können Sie eine Zahl-Form-Liste nutzen, bei der für jede Zahl von 0 bis 9 ein bestimmtes Merkbild festgelegt wird. Beispielsweise steht eine Kerze für die 1 und der Schwan für die 2, aufgrund der Form seines Halses etc.

Der zweite Schritt besteht darin, aus den restlichen Informationen ein möglichst bewegtes Bild zu schaffen, das wir in diesem Raum platzieren. Hierdurch entsteht ein räumlicher Zusammenhang, der von unserem Gedächtnis viel einfacher aufgenommen werden kann.

Um zu verstehen, wie die Loci-Methode genau funktioniert, wenden wir sie auf das vorangegangene Beispiel an.

Beispiel

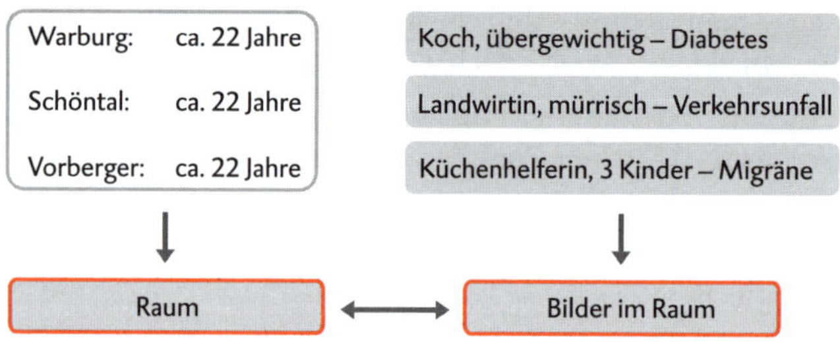

Da die Namen unserer Personen des ersten Datenblocks alle in eine Landschaft passen (Burg, Tal, Berg), wäre es eine gute Möglichkeit, einen imaginären Raum hiernach zu gestalten. Wenn dieser Raum gemäß der Loci-Methode beispielsweise Ihr Schlafzimmer sein sollte, können Sie sich vorstellen, dass sich wirklich ein Berg mit einer Burg in Ihrem Schlafzimmer befindet, der möglicherweise von einem tiefen, wunderschönen Tal umgeben ist. Das klingt zwar komisch, aber genau das soll es auch sein.

Das Alter von 22 Jahren könnte man in diesem Fall z. B. dadurch codieren, dass Sie selbst vermutlich etwa in diesem Alter sind und Sie sich die Personen also ähnlich alt wie Sie selbst vorstellen. Um alternativ mit der Zahl-Form-Liste zu arbeiten, könnte die 22 hier für zwei Schwäne stehen, die vielleicht das Kopfende Ihres Bettes bilden. Am besten, da mit Emotionen verknüpft, handelt es sich dabei um ein Liebespaar, das mit seinen Hälsen ein Herz formt.

Nun erwecken wir die Personen innerhalb des Raumes zum Leben und lassen sie möglichst auch noch miteinander interagieren. In diesem Beispiel könnte man alle drei Berufe durch Essen verbinden, d. h., eine Geschichte könnte sein, wie Frau Schöntal mürrisch und missmutig in der Früh auf ihrem Feld in einem schönen Tal Gemüse geerntet hat und anschließend mit ihrem Traktor einen Verkehrsunfall hatte. Dies sollte man sich so lebendig wie möglich vorstellen, damit die Informationen eine Chance haben, ins Langzeitgedächtnis aufgenommen zu werden.

Aufgrund des Unfalls konnte der bekannte und übergewichtige Koch in seiner Burg auf dem Berg (Warburger) und seine Helferin (Vorberger; die Burg steht auf dem Berg) in der Küche nicht zur Tat schreiten. Als das der Koch mit seinem Diabetes erfuhr, führte dies zu akuten Problemen beim Blutzucker. Beispielsweise kann man sich das vorstellen, dass er plötzlich zu- oder abnimmt, er vor Schreck auf die Toilette muss und süßen Urin pinkelt o. Ä. – je witziger, absurder und eindrücklicher, desto besser wird es behalten.

Bei der sensiblen Küchenhilfe könnte die schlechte Nachricht zu Gewitter im Kopf führen (Migräne), was gemeinsam mit dem Koch, der auf ihren Schultern steht und vor Schreck süßen Urin abgibt (oder zunimmt und immer schwerer wird), schon ein lustiges Bild ergibt. Wenn der Koch auf den Schultern der Küchenhilfe sitzt, könnten Sie sich gleichzeitig vorstellen, dass sich die drei Kinder von Frau Vorberger an ihren Beinen festklammern, sodass sie ihrer Arbeit erst recht nicht mehr nachkommen kann. Am besten ziehen Sie den Kindern gedanklich noch Kochschürzen an, um die Verbindung zur Mutter zu verstärken.

Selbstverständlich sind dies nur Beispiele. Wichtig ist lediglich, dass in Ihrem Kopf ein lebendiges Bild von einem Raum entsteht und möglichst alle Informationen verwechselungsfrei codiert sind. Hierbei sind der Vorstellungskraft keine moralischen Grenzen gesetzt. Lassen Sie sich in Ihren Gedanken nicht beschränken und lassen Sie Ihrer Kreativität freien Lauf. Als Grundregel zählt hierbei: Je spontaner ein Gedanke ist, desto besser wird er mit bereits vorhandenem Wissen verknüpft.

Zudem ist es sehr vorteilhaft, die (Persönlichkeits-)Eigenschaften der Personen so zu nutzen, dass das Bild ein Gefühl erzeugt. Dieses wird dafür sorgen, dass die Informationen aufgrund ihres emotionalen Gewichts besser im Langzeitgedächtnis integriert werden können.

Nachdem Sie intensive und emotionale Merkbilder zu den Personen eines Raums entwickelt haben, sollten Sie diese kurz wiederholen, bevor Sie zur nächsten Gruppe übergehen. Verwenden Sie darauf nur wenige Sekunden – die Zeit ist bei diesem Untertest sehr knapp bemessen, aber eine kurze Wiederholung wird Ihre Merkbilder verstärken und Ihnen in der Reproduktionsphase den einen oder anderen zusätzlichen Punkt sichern.

Wenn es Ihre Merkbilder und die Gestaltung der Räume erlauben, können Sie auch mehrere Räume miteinander verknüpfen. Dabei können die Personen der verschiedenen Räume miteinander interagieren oder die Geschichten aus zwei Räumen werden zu einer großen Geschichte verschmolzen. Diese Technik ist allerdings eher für Fortgeschrittene zu empfehlen. Versuchen Sie zunächst die vorherigen Bearbeitungsstrategien sicher und effizient anzuwenden, bevor Sie mehrere Geschichten bzw. Räume miteinander verknüpfen. Eine klassische Schwierigkeit liegt hier insbesondere darin, dass die beiden Altersgruppen, die jeweils einem Raum zugeordnet sind, durcheinandergeraten und Sie sich später nicht mehr an das richtige Alter der Personen erinnern können.

Zusammenfassung

Wir bearbeiten den Untertest „Fakten lernen“ also nach folgendem Muster:

- **Erschaffung eines Raums** — 8 Sekunden maximal

Wir betrachten einen der insgesamt fünf Datenblöcke und schaffen uns einen Raum nach folgenden Kriterien:

- Gemeinsamkeit der Namen ergibt die Ausgestaltung des Raums.
- Gemeinsames Alter der Personen ergibt eine Eigenschaft des Raums oder der Personen.

Die gewählte Eigenschaft sollte wenn möglich nahe an der Funktion des Raums sein und keine Grenzen der Logik sprengen, außer sie wird durch ihre Absurdität bereits wieder so amüsant, dass sie sich gut merken lässt. Im Zweifelsfall dem ersten spontanen Gedanken folgen.

- **Entwicklung von drei Bildern** — je 15 Sekunden maximal

Lesen Sie die Informationen zu den einzelnen Personen und entwickeln Sie aus diesen je ein eigenes Bild, welches Sie im Raum positionieren. Lassen Sie die Bilder auch bei geschlossenen Augen in Ihrem Kopf entstehen. Visualisieren Sie das Bild, bis Sie eine feste Vorstellung davon haben, wie es in Ihrem Raum mit den drei Personen aussieht. Interagieren die Personen miteinander, belebt das die Szene.

- **Wiederholung** — 5 Sekunden maximal

Nachdem Sie einen Raum mit drei Bildern erschaffen haben, wiederholen Sie diesen und alle anderen Räume, die Sie bis zu diesem Zeitpunkt erstellt haben. Es mag zwar Zeit kosten, doch bereitet es Sie auf den abschließenden Schritt vor und festigt das bereits Gelernte nochmals in Ihrem Gedächtnis.

- **Vernetzung der Räume** — Wenn möglich: immer nach Wiederholung

Je nachdem nach welcher Methode Sie arbeiten, haben Sie nach der Wiederholung immer die Möglichkeit, Ihre Räume miteinander zu vernetzen. Halten Sie sich hier an ein einheitliches Muster und erweitern Sie es um die neu geschaffenen Orte.

Bearbeitungsstrategie im Überblick

Erschaffung eines Raums
Namen als Kriterium für den Ort,
Alter als Eigenschaft des Ortes

↓

Entwicklung der Bilder
Ein Bild pro Person erschaffen, evtl.
auch Bilder mehrerer Personen verknüpfen,
Bilder im Raum positionieren

↓

Wiederholung
Neu geschaffenen Raum wiederholen,
vorhandene Räume wiederholen

↓

Vernetzung der Räume

Variante 1: „Das Haus“
Die einzelnen Räume sind Bestandteile eines Hauses (Wohnzimmer, Küche, Musikraum, Poolbereich, Garten, Hausdach, …).

Variante 2: „Die Straße“
Die einzelnen Räume sind Häuser einer Straße mit jeweils eigener Hausnummer (Kirche, Theater, Rathaus, Krankenhaus, Park, Friedhof, Schule, …).

Variante 3: „Die Natur“
Die einzelnen Räume sind Gebiete der Natur mit unterschiedlichem Alter (See, Wald, Stadt, Ruine, Luft, Straße, Berge, …).

Visualisieren Sie die bereits geschaffenen Räume in ihrem geschlossenen Zusammenhang. Auf diese Weise können Sie sich später an alle Räume erinnern. Je besser Sie die Informationen vernetzen, umso einfacher wird es Ihnen fallen, die einzelnen Datensätze zu reproduzieren. Die aufgeführten Methoden sind hierfür nur Beispiele.

Übungsaufgaben

Im Untertest „Fakten lernen“ haben Sie sechs Minuten Zeit, um 15 Datensätze zu lernen. Diese bestehen jeweils aus dem Nachnamen einer Person, ihrem Alter, dem Beruf, einer (Persönlichkeits-)Eigenschaft und dem Krankheitsbild. Es stehen also pro Zeile durchschnittlich 24 Sekunden zur Verfügung. Um einen Zeitrahmen für das Vernetzen der Informationsblöcke einzuplanen, sollten 20 Sekunden angestrebt werden.

Die Einprägephase beginnt direkt nach der für „Figuren lernen“. Da beide Untertests direkt im Anschluss an die Mittagspause stattfinden, ist es sinnvoll, sich vor der Übung auszuruhen. Dies sorgt für eine prüfungsnähere Simulation.

Die Reproduktionsphase, bei der Ihr Wissen über die Fakten geprüft wird, findet im Anschluss an den Untertest „Textverständnis“ erst 60 Minuten später statt. Planen Sie daher für die Bearbeitung dieser Übung eine weitere Aufgabe ein, die etwa eine Stunde in Anspruch nimmt. Andernfalls können Sie die Effizienz der Bearbeitungsstrategie nicht sinnvoll überprüfen.

Während der Einprägephase darf kein Stift oder ein anderes Hilfsmittel verwendet werden. Es können weder Notizen noch Skizzen oder andere Hilfen aus der Phase mitgenommen werden.

Nun folgen fünf Datensätze mit je drei Informationszeilen, die Sie immer nach dem gleichen Muster bearbeiten sollten:

1. Entwickeln Sie einen Raum für den Datenblock, an dem Sie gerade arbeiten.
   - Die Namen geben die Art bzw. die Ausgestaltung des Raumes an.
   - Das Alter wird z. B. als Merkbild codiert und mit dem Raum verknüpft.
2. Leiten Sie aus den drei Informationszeilen jeweils ein Bild ab.
3. Betten Sie die drei Bilder in Ihren fiktiven Raum ein.
4. Wiederholen Sie die bereits entstandenen Räume und eingebetteten Bilder.
5. Optional: Verknüpfen Sie die Räume untereinander.

- **Anzahl der Aufgaben:** 15
- **Zeit pro Aufgabe:** 24 s
- **Gesamtzeit der Übung:** 6 min

Kaspar:	ca. 21 Jahre,	Violinist, unzufrieden – Neurodermitis
Trauriger:	ca. 21 Jahre,	Saxophonistin, unpünktlich – Schlafstörung
Lustig:	ca. 21 Jahre,	Moderator, manisch – Migräne
Wegner:	ca. 31 Jahre,	Ärztin, arbeitslos – Migräne
Strasser:	ca. 31 Jahre,	Laborantin, aufgedreht – Herzrhythmusstörung
Gassler:	ca. 31 Jahre,	Rettungsassistent, 3 Kinder – Multiple Sklerose
Fischer:	ca. 45 Jahre,	Trockenbauer, rastlos – Diabetes
Angler:	ca. 45 Jahre,	Elektriker, labil – Nervenschädigung
Ruderer:	ca. 45 Jahre,	Tapeziererin, überwiesen – Malaria
Gräbner:	ca. 51 Jahre,	Baggerfahrerin, ledig – Schwindel
Gruber:	ca. 51 Jahre,	Bestatterin, schwerhörig – Kopfverletzung
Löchner:	ca. 51 Jahre,	Straßenbauer, 5 Kinder – Neurodermitis
Härtel:	ca. 75 Jahre,	Architekt, pensioniert – Gewichtsverlust
Weichberger:	ca. 75 Jahre,	Hausfrau, überwiesen – Multiple Sklerose
Festinger:	ca. 75 Jahre,	Bauunternehmerin, übergewichtig – Infekt

Bevor Sie auf der nächsten Seite Ihre Gedächtnisleistung prüfen, sollten Sie eine etwa 60-minütige Übung machen, die Sie kognitiv fordert. Besonders vorteilhaft wäre es, eine ähnliche Anstrengung wie im Test „Textverständnis" einzubauen. Alternativen sind Kreuzworträtsel oder weitere Übungsaufgaben aus den Fachbereichen Deutsch, Englisch oder einer anderen Sprache.

Arbeiten Sie **danach** an dieser Stelle weiter.

Im Folgenden beginnt der Reproduktionsteil für den Untertest „Fakten lernen". Im TMS kommt dieser zusammen mit der Reproduktionsphase von „Figuren lernen" nach dem Untertest „Textverständnis".

Es folgen nun 20 Aufgaben, die Sie immer nach dem gleichen System lösen:

1 Überfliegen Sie die Fragen kurz.

2 Notieren Sie den jeweiligen Raum, in dem sich die Person befindet.

3 Kreuzen Sie den korrekten Zusammenhang an.

- **Anzahl der Aufgaben:** 20
- **Zeit pro Aufgabe:** 15 s
- **Gesamtzeit der Übung:** 5 min

59 Frau Gräbner leidet an …

- A Schlafstörung.
- B Diabetes.
- C Schwindel.
- D Herzrhythmusstörung.
- E Gewichtsverlust.

Raum:

____

Lösung:

A ☐ B ☐ C ☐ D ☐ E ☐

60 Die ca. 45-jährige Patientin ist von Beruf …

- A Ärztin.
- B Tapeziererin.
- C Baggerfahrerin.
- D Architektin.
- E Hausfrau.

Raum:

____

Lösung:

A ☐ B ☐ C ☐ D ☐ E ☐

61 Der Violinist hat …

- A Neurodermitis.
- B eine Schlafstörung.
- C einen Infekt.
- D Multiple Sklerose.
- E Malaria.

Raum:

____

Lösung:

A ☐ B ☐ C ☐ D ☐ E ☐

62 An Diabetes erkrankt ist der/die …

- A Trockenbauer.
- B Elektriker.
- C Bestatterin.
- D Architekt.
- E Moderator.

Raum:

____

Lösung:

A ☐ B ☐ C ☐ D ☐ E ☐

63 Frau Wegner ist …

- A ca. 21-jährig.
- B ca. 31-jährig.
- C ca. 41-jährig.
- D ca. 45-jährig.
- E ca. 51-jährig.

Raum:

____

Lösung:

A ☐ B ☐ C ☐ D ☐ E ☐

64 Die Bestatterin heißt …

A Gruber.
B Gräbner.
C Kaspar.
D Härtel.
E Strasser.

Raum:

Lösung:
A ☐ B ☐ C ☐ D ☐ E ☐

65 Der Moderator ist …

A unpünktlich.
B aufgeregt.
C manisch.
D reizbar.
E verwitwet.

Raum:

Lösung:
A ☐ B ☐ C ☐ D ☐ E ☐

66 Überwiesen ist …

A Frau Ruderer.
B Herr Angler.
C Herr Gruber.
D Herr Härtel.
E Herr Trauriger.

Raum:

Lösung:
A ☐ B ☐ C ☐ D ☐ E ☐

67 Frau Weichberger ist von Beruf …

A Bauunternehmerin.
B Ärztin.
C Reisebegleiterin.
D Baggerfahrerin.
E Hausfrau.

Raum:

Lösung:
A ☐ B ☐ C ☐ D ☐ E ☐

68 Der 51-jährige Patient leidet an …

A Neurodermitis.
B Herzrhythmusstörung.
C Nervenschädigung.
D Kopfverletzung.
E Schwindel.

Raum:

Lösung:
A ☐ B ☐ C ☐ D ☐ E ☐

69 3 Kinder hat …

A der Moderator.
B der Straßenbauer.
C der Rettungsassistent.
D die Hausfrau.
E die Bauunternehmerin.

Raum:

Lösung:
A ☐ B ☐ C ☐ D ☐ E ☐

70 Ca. 75-jährig ist …

A der Elektriker.
B der Dachdecker.
C der Architekt.
D die Bestatterin.
E die Baggerfahrerin.

Raum:

Lösung:
A ☐ B ☐ C ☐ D ☐ E ☐

71 Der Mann mit der Migräne ist …

A ca. 21 Jahre alt.
B ca. 31 Jahre alt.
C ca. 45 Jahre alt.
D ca. 51 Jahre alt.
E ca. 71 Jahre alt.

Raum:

Lösung:
A ☐ B ☐ C ☐ D ☐ E ☐

72 Herr Gruber ist …

A schwerhörig.
B labil.
C manisch.
D reizbar.
E egoistisch.

Raum:

Lösung:
A ☐ B ☐ C ☐ D ☐ E ☐

73 Die Patientin/der Patient mit der Migräne heißt …

A Herr Trauriger.
B Herr Lustig.
C Herr Gassler.
D Herr Härtel.
E Frau Weichberger.

Raum:

Lösung:
A ☐ B ☐ C ☐ D ☐ E ☐

74 Die Baggerfahrerin ist …

A rastlos.
B verwitwet.
C ledig.
D überheblich.
E labil.

Raum:

____

Lösung:

A ☐ B ☐ C ☐ D ☐ E ☐

75 Der Trockenbauer heißt …

A Herr Fischer.
B Herr Angler.
C Herr Härtel.
D Herr Lustig.
E Herr Gassler.

Raum:

____

Lösung:

A ☐ B ☐ C ☐ D ☐ E ☐

76 Die Patientin mit der Migräne ist …

A manisch.
B arbeitslos.
C überwiesen.
D pensioniert.
E labil.

Raum:

____

Lösung:

A ☐ B ☐ C ☐ D ☐ E ☐

77 Herr Strasser ist …

A ca. 21 Jahre alt.
B ca. 31 Jahre alt.
C ca. 45 Jahre alt.
D ca. 51 Jahre alt.
E ca. 71 Jahre alt.

Raum:

____

Lösung:

A ☐ B ☐ C ☐ D ☐ E ☐

78 An Multipler Sklerose leidet / leiden …

A der Trockenbauer.
B die Bestatterin und der Architekt.
C der Rettungsassistent und die Hausfrau.
D die Hausfrau und die Ärztin.
E die Bestatterin.

Raum:

____

Lösung:

A ☐ B ☐ C ☐ D ☐ E ☐

Verbesserungsstrategie

Im Untertest „Fakten lernen“ kann durch das Anwenden der Bearbeitungsstrategie und regelmäßige Übung ein überdurchschnittliches Ergebnis erreicht werden. Doch hierfür ist es notwendig, die Lösung der Aufgaben zu reflektieren.

Aus welchem Bereich kamen die meisten Ihrer Räume?

☐ Natur ☐ Stadt ☐ Innenräume (z. B. Küche)

☐ Arbeitsplätze ☐ Arbeits-/Schulweg ☐ ____________________

Welche Informationen konnten Sie nicht reproduzieren? Woran könnte das liegen?

____

____

____

Kannten Sie alle Diagnosen oder waren neue Begriffe dabei? Notieren Sie sich unbekannte Begriffe und recherchieren Sie ihre Bedeutung. Das schafft sinnvolles Hintergrundwissen für zukünftige Aufgaben.

____

____

____

Welche Bilder konnten Sie nicht reproduzieren? Woran könnte das liegen?

____

____

____

Platz für weitere Notizen:

____

____

Nehmen Sie sich dieses Mal so viel Zeit, wie Sie möchten. Ihre Aufgabe ist es, eine Gesamtübersicht über die Fakten der Übungsaufgaben zu erstellen. Diese sollte alle fünf Räume enthalten, ebenso wie die Bilder, die darin eingebettet wurden. Achten Sie bitte darauf, die Räume auch untereinander zu verknüpfen.

Raum 1: ____________________

Bild 1: ____________________

____

Bild 2: ____________________

____

Bild 3: ____________________

____

Raum 2: ____________________

Bild 1: ____________________

____

Bild 2: ____________________

____

Bild 3: ____________________

____

Raum 3: ____________________

Bild 1: ____________________

____

Bild 2: ____________________

____

Bild 3: ____________________

____

Raum 4: ____________________

Bild 1: ____________________

____

Bild 2: ____________________

____

Bild 3: ____________________

____

Raum 5: ____________________

Bild 1: ____________________

____

Bild 2: ____________________

____

Bild 3: ____________________

____

Diese Strategie, um ihre Bearbeitungstechniken zu reflektieren und zu verfeinern, können Sie in der Übungsphase auch vor der Reproduktionsphase anwenden und so versuchen, anhand ihrer Geschichten die Datensätze zu rekonstruieren. Hierdurch bekommen Sie einen besonders raschen Überblick, welche Informationen es in ihr Langzeitgedächtnis geschafft haben und welche Bilder zu Verwechslungen geführt haben, und können so gezielt nacharbeiten.

Textverständnis

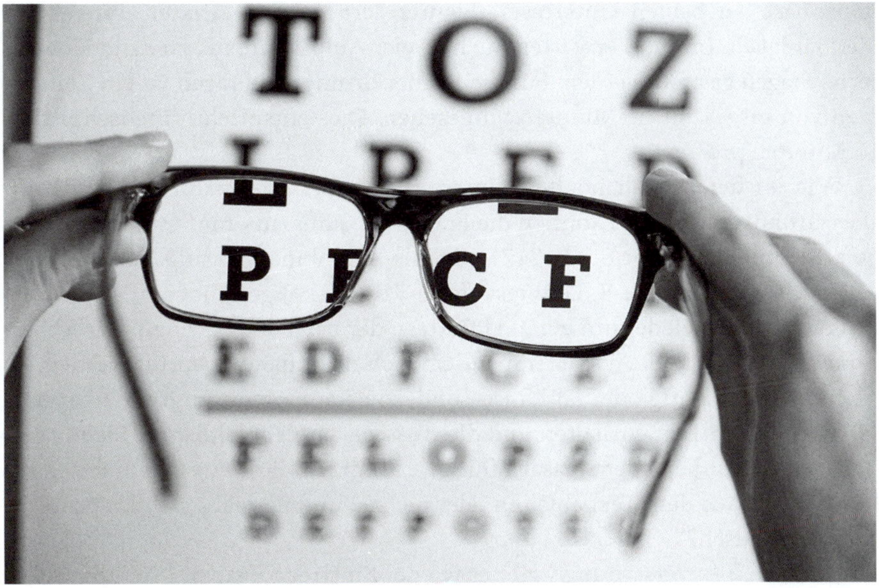

Aufbau und Trainierbarkeit

„Textverständnis“ ist der Untertest zwischen der Einpräge- und der Reproduktionsphase der beiden Untertests „Figuren lernen“ und „Fakten lernen“ zur Merkfähigkeit. Im TMS erwarten Sie hier vier Aufgabentexte, zu denen jeweils sechs Fragen gestellt werden. Für die Beantwortung der Fragen ist ein Zeitrahmen von insgesamt 60 Minuten vorgesehen. Dies entspricht durchschnittlich 15 Minuten pro Text.

Wie im bereits behandelten Untertest „Medizinisch-naturwissenschaftliches Grundverständnis“ können die Fragen als „Eins-aus-fünf-Aufgaben“ (siehe z. B. Übungsaufgabe 85, S. 217) oder als „Kombinationsaufgaben“ mit den Aussagen I–III (siehe z. B. Übungsaufgabe 79, S. 212) gestellt sein. Dabei handelt es sich hier wieder um einen Untertest, der nach dem „Prinzip der Ableitbarkeit“ arbeitet. Eine Aussage muss demnach nicht darauf geprüft werden, ob sie prinzipiell richtig oder falsch ist, sondern darauf, ob die zugrunde liegende Information im Text enthalten und die Aussage damit ableitbar ist. Sie müssen sich also erneut bei jeder Aussage fragen: „Kann ich diese Aussage mit den Informationen aus dem Text ableiten oder nicht?“ und niemals: „Ist das prinzipiell richtig/falsch?“.

Auch in „Textverständnis“ gibt es wieder Einstreuaufgaben – in diesem Fall einen Aufgabentext mit sechs Fragen dazu –, die man in der Testsituation nicht von den anderen unterscheiden kann. Aus diesem Grund sind in diesem Untertest statt 24 nur maximal 18 Punkte möglich.

Wie im Untertest „Medizinisch-naturwissenschaftliches Grundverständnis“ soll auch in diesem Testteil Ihre Fähigkeit geprüft werden, mit Texten zu arbeiten. Doch sind die Texte hier wesentlich länger und behandeln komplexere Zusammenhänge. Dies macht eine angepasste Bearbeitungsstrategie notwendig.

Die Trainierbarkeit dieses Untertests ist im Vergleich zu den anderen eher niedrig. Das liegt vor allem daran, dass die Vielfalt der Themen so groß ist, dass eine spezifische Vorbereitung nicht möglich ist. Dennoch können durch das Verwenden einer angepassten Bearbeitungsstrategie der Fokus und die Bearbeitungszeit verbessert werden. Gleiches gilt auch für das Wissen über den Testaufbau. Da Sie sich nicht erst im TMS mit diesen Informationen auseinandersetzen müssen, werden Sie mehr Ressourcen für die Lösungsfindung einsetzen können.

Anzumerken ist jedoch, dass die Trainierbarkeit über einen längeren Zeitraum hinweg anders eingestuft werden kann als im Fall von kurz- und mittelfristiger Vorbereitung: Durch das längerfristige Arbeiten mit Fachtexten aus den Bereichen der Medizin und der Naturwissenschaften können Sie es schaffen, sich grundlegendes Hintergrundwissen anzueignen. Dies würde Ihnen bei der Orientierung in den Texten helfen, da Sie mehr Assoziationen zu bereits bekannten Themen und Begriffen erzeugen können.

Analyse der möglichen Fehler

Der am häufigsten zu beobachtende Fehler ist, dass viele TMS-Teilnehmer*innen ohne feste Struktur an die Bearbeitung der Aufgaben gehen. Dies resultiert in verschiedenen Folgefehlern.

Nicht wenige Personen wechseln während der Beantwortung der Fragen den Text. Bitte machen Sie dies nur, wenn Sie vorhaben, die restlichen Fragen des eben gelesenen Textes nicht mehr zu beantworten. Unser Kopf arbeitet nach dem Prinzip, dass wir Objekte immer vervollständigen wollen. Diesen Effekt kennen Sie sicherlich aus dem alltäglichen Leben. Doch eben genau nach diesem Prinzip werden Kapazitäten unseres Verstandes durch noch nicht bearbeitete Fragen belegt. Wenn Sie sich also für eine Aufgabe entscheiden, so bearbeiten Sie hier alle vorliegenden Antwortmöglichkeiten, bevor Sie einen neuen Text beginnen.

Ein weiterer Fehler ist, dass Texte nur überflogen werden. Wir alle haben in der Schule gelernt, wie wir Texte „quer lesen“ können, um uns Zeit zu sparen. Doch bei vielen Texten dieses Untertests funktioniert das nicht, da wir im Vergleich zum „Medizinisch-naturwissenschaftlichen Grundverständnis“ viel häufiger in der Lage sein müssen, Fragen zu Zusammenhängen im Text zu klären. Hierbei reicht es selten, nur nach einzelnen Fachausdrücken zu filtern.

Durch die oft unterschätzte Menge an Informationen sind viele TMS-Teilnehmer*innen einfach überfordert. Ihnen fehlen die Möglichkeiten, durch einfache Skizzen Zusammenhänge darzustellen. Stattdessen wird oft alles, was wichtig sein könnte, farbig hervorgehoben. Bitte beachten Sie an dieser Stelle, dass die Verwendung von Farbe im Allgemeinen eine gute Idee ist und hier auch Verwendung finden wird. Doch das Markieren jedes Fachbegriffes und jeder vermeintlich wichtiger Informationen hilft Ihnen nicht, die Übersichtlichkeit zu steigern.

Ein weiterer schwerwiegender Fehler ist die Nichtbeachtung der Fragestellung. Hier kann entweder nach einer ableitbaren oder einer nicht ableitbaren Aussage gesucht werden. Nicht selten verlieren Teilnehmer*innen wertvolle Punkte, da sie beispielsweise das „nicht“ in der Fragestellung überlesen. Daher sollten Sie sich eindeutig markieren, ob nach einer richtigen oder einer falschen Aussage gesucht wird!

Bearbeitungsstrategie

Um zu wissen, wie Sie die vorliegenden Aufgaben besonders effizient bearbeiten können, hilft es, die Texte in drei verschiedene Typen zu unterteilen:

- Deklarative Texte
- Definitorische Texte
- Regelkreistexte

Betrachten wir diese Kategorien im Einzelnen und halten die wichtigsten Eigenschaften fest.

Ein deklarativer Text beschreibt einen Ablauf oder eine Reihenfolge von Prozessen. Hierbei müssen Sie z. B. verstehen, über welche Stationen ein biochemischer Prozess verläuft. Ein Beispiel hierfür wäre ein Text über die Aufnahme von Eisen, die durch die Schleimhaut unseres Dünndarms stattfindet. Hier würden nun die einzelnen Prozesse erklärt werden, durch die das Eisen aus seinen Verbindungen in der Nahrung gelöst wird und am Ende als Eisenion über den Blutweg abtransportiert wird. Ein Hauptmerkmal deklarativer Texte ist, dass die beschriebenen Prozesse nur in eine Richtung ablaufen können.

Werden in der vorliegenden Aufgabe hingegen eher einzelne Begriffe oder Kategorien erläutert, so sprechen wir von einem definitorischen Text. Ihr Fokus sollte hier darauf liegen, dass Sie am Ende gefragte Eigenschaften dem jeweiligen Organ oder Zeitpunkt zuweisen können. Nehmen wir hier als Beispiel einen Text über das Krankheitsbild des Hydrozephalus, der eine krankhafte Erweiterung der Flüssigkeitsräume des Gehirns beschreibt. Hier gibt es verschiedene Krankheitstypen mit Gemeinsamkeiten und Unterschieden hinsichtlich Entstehung, Symptomen und Therapien. In diesem Fall handelt es sich nicht um eine gemeinsame zeitliche oder örtliche Abfolge, sondern um eine Zuordnung von Informationen und Eigenschaften.

Der letzte Grundtyp beschreibt die Regelkreistexte. In diesen werden in der Regel biochemische Prozesse des Körpers erklärt und wie sich diese gegenseitig beeinflussen. Bei dieser Textsorte ist es besonders wichtig, ein Verständnis für genannte Wechselwirkungen zu entwickeln, da diese oft im Fokus der Fragen stehen. Stellen Sie sich vor, dass ein vorliegender Text das Thema Blutzuckerregulation behandelt. Auf der einen Seite wird Ihnen Insulin vorgestellt, als Möglichkeit, die Blutzuckerkonzentration zu senken, auf der anderen Seite erklärt der Text das Hormon Glucagon, das diese bei Bedarf wieder erhöht. Weil diese beiden Enzyme demnach als Gegenspieler fungieren, müssen sie durch verschiedene Prozesse reguliert werden. Als Regelkreis bezeichnen wir dann die Tatsache, dass die Prozesse in unserem Körper nicht nur einfache Ergebnisse einer Reaktion sind, sondern selbst auch als Auslöser für weitere Reaktionen fungieren.

Prägen Sie sich die folgende Zusammenfassung ein:

Deklarative Texte
- Prozessablauf in nur eine Richtung
- Einzelne Stationen mit Aufgaben
- Meistens ein festes Ergebnis des Prozesses

Definitorische Texte
- Erklärungen zu verschiedenen Teilbereichen eines Prozesses
- Feste Verknüpfung mit spezifischer Funktion
- Oftmals ohne Zusammenhang untereinander

Regelkreistexte
- Wechselwirkungen von Prozessen untereinander
- Prozesse sind oft nicht zeitgleich möglich
- Ergebnis ist zeitgleich auch wieder Auslöser

Oftmals wird bereits durch den ersten Absatz eines Textes deutlich, unter welchen Typ er fällt. Dies ist für uns wichtig, da sich die Bearbeitungsstrategien für die einzelnen Kategorien unterscheiden. Das Lesen der zu bearbeitenden Fragen hilft uns in diesem Zusammenhang leider nicht. Aus diesem Grund ist das einmalige und sorgfältige Durchgehen des Textes der erste Schritt unserer Bearbeitungsstrategie. Hierbei haben Sie zwei Aufgaben:

Zum einen müssen Sie in der Lage sein, den Texttyp zu benennen. Nutzen Sie zu diesem Zweck die oben aufgelisteten Eigenschaften der einzelnen Kategorien.

Zum anderen müssen Sie bereits hier essenziell wichtige Informationen markieren, um den Text visuell zu strukturieren. Achten Sie bei diesem Schritt auf folgende Punkte:

- Werte und Vergleiche (z. B. 35 %, 115 $\frac{mg}{\ell}$, 7 aus 12 Patienten, …)
- Zusammenhänge (z. B. „begünstigt das Wachstum", „verhindert so", …)
- Fachbegriffe mit Definition (z. B. „des Neurotransmitters GABA, welcher …")
- Sinnabschnitte definieren

Nutzen Sie für das Hervorheben von Zahlenwerten und Vergleichen eine gut erkennbare Farbe. Es ist wichtig, dass Sie sich hier auf einzelne Daten beschränken. Je mehr Sie in der gleichen Farbe anstreichen, desto weniger Übersicht gewinnen Sie. Reduktion ist Trumpf.

Um Zusammenhänge gut darzustellen, reicht es vollkommen, Symbole zu verwenden, die die Richtung angeben, da sich in der Medizin selten die Wirkung eines Medikamentes genau quantifizieren lässt und sie sich zwischen verschiedenen Individuen zum Teil stark unterscheiden kann. So können Prozesse, die sich gegenseitig begünstigen, mit einem „+" verbunden werden. Sollten genannte Prozesse einander be- bzw. verhindern, fügen Sie ein „–" ein. Auch kleine Pfeile sind eine gute Möglichkeit, um die Wechselwirkungen zu zeigen. Achten Sie nur darauf, dass Sie die von Ihnen gewählten Symbole nicht miteinander verwechseln können.

Um Fachbegriffe hervorzuheben, verwenden Sie entweder Farben oder handschriftliche Ergänzungen am Rand. Sollten Sie sich für Letzteres entscheiden, so nutzen Sie immer Abkürzungen. Diese dürfen natürlich selbst gewählt sein, müssen sich aber voneinander unterscheiden lassen. Sind zusätzliche Definitionen für die Fachbegriffe angegeben, so markieren Sie diese bitte in gleicher Farbe mit.

Fügen Sie einen kleinen deutlichen Strich zur Trennung ein, wann immer sich ein Sinnabschnitt definieren lässt. Dies ist immer dann der Fall, wenn der Text einen neuen Prozess, ein weiteres Enzym oder Symptom beschreibt.

Am Ende des Textes sollten Sie nun eine feste Vorstellung davon haben, wo Sie welche Informationen über das beschriebene Thema finden können.

Unser weiteres Vorgehen hängt jetzt vom gefundenen Texttyp ab:

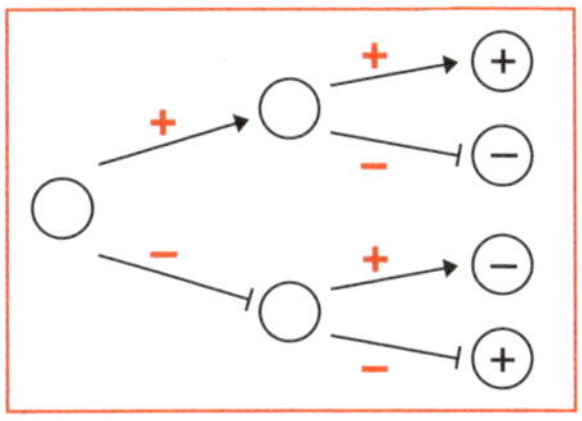

Bei deklarativen Texten und Regelkreistexten hat es sich gezeigt, dass eine Skizze von großem Vorteil ist. Hierdurch können die beschriebenen Prozesse und Wechselwirkungen besonders gut dargestellt werden. Verwenden Sie für diesen Zweck die bereits markierten Fachbegriffe und eingetragenen Zusammenhänge. Reduzieren Sie die Komplexität Ihrer Darstellung dabei durch die Verwendung der Abkürzungen und Symbole.

Dieser Schritt ist der für eine erfolgreiche Beantwortung der Fragen mit Abstand wichtigste. Denn eine gut erstellte Skizze zeigt nicht nur die einzelnen Wechselwirkungen zwischen verschiedenen Prozessen, sondern lässt auch weiterführende Verknüpfungen zu. Diese sind oft zentrales Element der Fragen.

Achten Sie bei der Erstellung einer Skizze immer auf folgende Punkte:

1. Alle Fachbegriffe werden wiedererkennbar abgekürzt.
2. Verbindungen zwischen Prozessen erhalten je nach Wirkung ein entsprechendes Symbol.
3. Sollte es sich um eine Wechselwirkung handeln, so fügen Sie am besten einen Hin- und Rückpfeil ein.
4. Lassen Sie um die Skizze Platz für Ergänzungen.
5. Fokussieren Sie sich nur auf das Nötigste.

Bei definitorischen Texten ist es besonders sinnvoll, sich eine kurze Auflistung der zu unterscheidenden Begriffe zu erstellen. Dies geschieht am einfachsten über die Ergänzung von Abkürzungen am Rand des Textes. Für viele TMS-Teilnehmer*innen ist es jedoch hilfreicher, sich die einzelnen Abkürzungen noch einmal zu notieren und einander gegenüberzustellen. Auf diese Weise sind Sie später in der Lage, die Aussagen einfacher zu überprüfen. Nutzen Sie die Zeit vor dem TMS, um beide Möglichkeiten ausgiebig zu testen.

Bevor Sie sich den einzelnen Aussagen widmen, müssen Sie sich unmissverständlich klarmachen, ob die jeweilige Frage nach richtigen oder falschen Antwortmöglichkeiten verlangt. Verwenden Sie zur Markierung der beiden Fragetypen zwei deutlich voneinander unterscheidbare Farben und verwenden Sie diese immer für den jeweiligen Fall. Dies wird noch einmal betont, da diese Unachtsamkeit zu den größten Fehlerquellen des Untertests gehört.

Zuletzt gibt es noch ein paar Dinge, die Sie bei den zu bearbeitenden Fragen beachten sollten.

Fachbegriffe in den Aussagen sollten in der gleichen Farbe hervorgehoben werden, mit der sie bereits im Text markiert wurden. Durch diese Maßnahme ist es wesentlich einfacher, Verbindungen herzustellen und die entsprechenden Fakten im Text zu überprüfen.

Beachten Sie, dass die beschriebenen Prozesse biologischer Natur sind. Daher gibt es bestimmte Schlüsselwörter, die meist zu einer falschen Aussage führen. Dies ist in der Regel dann der Fall, wenn eine Aussage keine Ausnahmen mehr erlaubt, denn die Komplexität des menschlichen Körpers ist so hoch, dass es nur sehr wenige Fälle gibt, die nur eine einzige Option zulassen.

- Eher falsche Aussage bei Schlüsselwörtern wie: „immer“, „nie“, „jedes Mal“, …
- Eher richtige Aussage bei Schlüsselwörtern wie: „tendenziell“, „in diesem Fall“, „meistens“, …

Zusammenfassung

Der Untertest „Textverständnis" sollte nach folgendem Muster bearbeitet werden:

- **Auswahl einer Aufgabe** — 10 Sekunden maximal

Sollten Sie sich zuerst einen Überblick über die vier Texte verschaffen wollen, so ist es ratsam, die jeweils erste Frage zu betrachten. In der Regel ist es dadurch bereits möglich, sich ein Bild von der Thematik des Textes zu machen. Achten Sie nur darauf, diesen Schritt sehr kurz zu halten.

- **Erstlesen des Textes** — 240 Sekunden maximal

Lesen Sie nun den gewählten Text aufmerksam durch und markieren Sie dabei Zahlenwerte, Vergleiche, Fachbegriffe, Definitionen, Zusammenhänge und Sinnabschnitte nach dem oben beschriebenen Vorgehen.

- **Bestimmung des Texttyps** — 30 Sekunden maximal

Verwenden Sie die gewonnenen Informationen, um den Texttyp zu bestimmen. Achten Sie hierbei auf die jeweiligen Eigenschaften der einzelnen Variationen:

- Deklarativ: Gerichteter Prozess mit Start- und Endpunkt
- Definitorisch: Einzelbegriffe und Definitionen, Abgrenzungen voneinander
- Regelkreis: Wechselwirkungen einzelner Prozesse aufeinander und untereinander

- **Erstellung einer Skizze oder einer Auflistung** — 180 Sekunden maximal

Sollte es sich um einen deklarativen Text oder einen Regelkreis handeln, erstellen Sie nun eine Skizze. Diese sollte den beschriebenen Prozess respektive die vorhandenen Wechselwirkungen darstellen. Achten Sie bitte darauf, sich auf erkennbare Abkürzungen und Symbole zu beschränken. Schreiben Sie keine ausführlichen Erklärungen oder ganze Sätze. Sie müssen sich auf die notwendigen Informationen beschränken. Im Falle eines definitorischen Textes schreiben Sie alle zu unterscheidenden Begriffe heraus (mit Abkürzungen), um eine spätere Unterscheidung zu vereinfachen. Achten Sie auch hier darauf, sich kurz zu fassen. Sollte es zwischen den einzelnen Begriffen nennenswerte Zusammenhänge geben, so fügen Sie diese mit hinzu.

- **Beachten der Fragestellung** — 5 Sekunden maximal

Achten Sie darauf, ob nach richtigen oder falschen Aussagen gesucht wird. Heben Sie das entsprechende Schlüsselwort in einer eigenen Farbe deutlich hervor.

- **Arbeiten mit den Aussagen** — 10 Sekunden je Aussage

In diesem Schritt heben Sie noch Fachbegriffe, Werte oder angesprochene Beziehungen farblich aus den Aussagen hervor, um diese dann im Text zu überprüfen. Nutzen Sie dazu dieselben Farben, die Sie bereits für die Textmarkierungen verwendet haben. Achten Sie hier besonders auf verwendete Schlüsselwörter, welche eine Aussage wahrscheinlicher respektive unwahrscheinlicher machen.

Bearbeitungsstrategie im Überblick

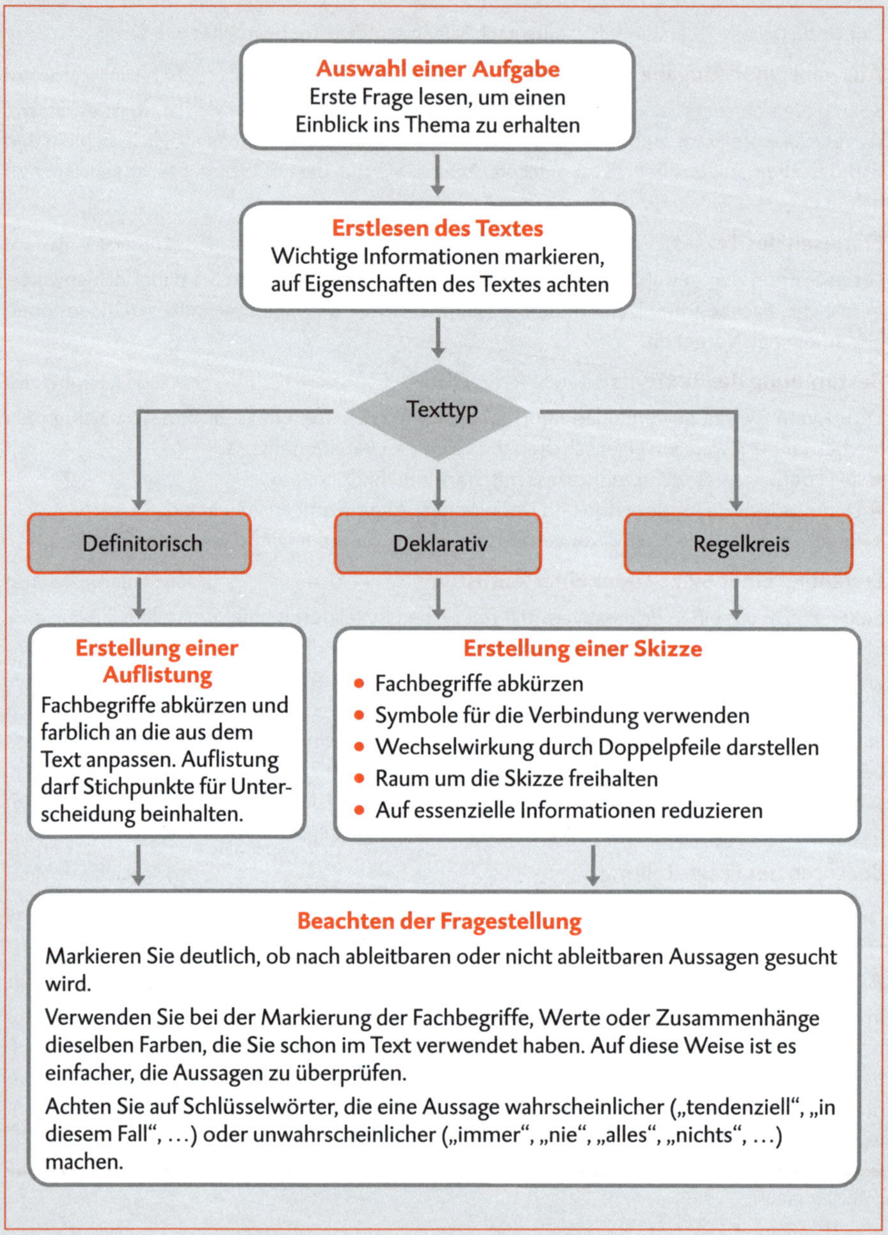

Übungsaufgaben

Für den Untertest „Textverständnis" ist ein Zeitrahmen von 60 Minuten vorgesehen. In diesem sollten Sie in der Lage sein, die gelernten Lösungsstrategien auf vier Texte mit je sechs Fragestellungen anzuwenden. Ihnen bleiben somit durchschnittlich 15 Minuten für die Bearbeitung eines Textes bzw. 150 Sekunden pro Fragestellung.

Ihr Fokus sollte bei den Übungen darauf liegen, den Texttyp zu identifizieren und für die Bearbeitungsstrategie notwendige Schritte durchzuführen. Bereiten Sie deswegen verschiedene Stifte für die farbliche Hervorhebung der Textelemente vor. Diese sollten gut erkennbar und voneinander leicht unterscheidbar sein.

Um die Effizienz der Übung zu maximieren, müssen Sie versuchen, die Prüfungssituation zu simulieren. Arbeiten Sie daher davor an anspruchsvollen Aufgaben und planen Sie dann eine einstündige Pause ein. Denn abgesehen von der Einprägephase von „Figuren und Fakten lernen" ist „Textverständnis" der erste Untertest des Nachmittags.

Bitte bearbeiten Sie die Aufgaben nach folgendem Schema:

1. Lesen Sie jeweils die erste Frage beider Texte, um sich für einen zu entscheiden.
2. Lesen und bearbeiten Sie den Text sorgfältig mit folgenden Fragen im Hinterkopf:
   - a Um welchen Texttyp handelt es sich?
   - b Welche Informationen müssen hervorgehoben werden?
   - c Kann ich Sinnabschnitte bilden?
   - d Welche Zusammenhänge / Wechselwirkungen können den Texten entnommen werden?
3. Erstellen Sie eine simple Skizze oder eine Auflistung der Begriffe.
4. Markieren Sie immer, ob eine ableitbare oder eine nicht ableitbare Aussage gesucht wird.
5. Markieren Sie in den Aussagen wichtige Fach- und Schlüsselwörter.
6. Betrachten Sie die Aussagen im Hinblick auf die im Text gegebenen Informationen.

- **Anzahl der Texte:** **2**
- **Anzahl der Fragen:** **je 6**
- **Zeit pro Frage:** **150 s**
- **Gesamtzeit der Übung:** **30 min**

Text 1: Apoptose

Als Apoptose bezeichnet man den programmierten Tod einer Zelle. Dieser ist essenziell für die Entwicklung von Organen, da so die Zellzahl und die Größe von Geweben kontrolliert werden und für die Elimination von entarteten Zellen gesorgt wird. Es handelt sich um einen geregelten Prozess, der von dem Gleichgewicht zwischen Faktoren, die die Apoptose fördern, und denjenigen, die die Apoptose verhindern, abhängt. Am Ablauf und der Regulation der Apoptose sind verschiedene Gruppen von Proteinen beteiligt. Die Caspasen sind die Hauptmediatoren der Apoptose, sie besitzen ein Cystein-Molekül im aktiven Zentrum und schneiden spezifisch andere Proteine hinter Aspartatresten. In allen menschlichen Zellen befinden sich im Zellplasma inaktive Vorstufen der Caspasen, die Procaspasen heißen. Im Zuge der Aktivierung werden in einem ersten Schritt zwei Procaspasen in ihre kleine und große Untereinheit gespalten und dann wird durch Zusammenlagerung von je zwei großen und kleinen Untereinheiten eine aktive Caspase gebildet. Die Effektor-Caspasen (Caspasen 3, 6 und 7), diejenigen, die direkt zum Zelltod führen, sind die gemeinsame Endstrecke der unterschiedlichen Signalwege der Apoptose.

Der extrinsische Signalweg ist rezeptorvermittelt und erfolgt durch Bindung von Molekülen (Liganden) an die sogenannten Todesrezeptoren an der Zellmembran, wie TNFR1, Fas und TRAIL-Rezeptoren. Zytotoxische T-Lymphozyten exprimieren in ihrer Membran den Fas-Liganden; wenn dieser Fas-Ligand an Fas-Moleküle der Zielzellen bindet, verbinden sich die Fas-Moleküle zu einem Trimer (3 Moleküle) und werden somit aktiviert. Dadurch binden sie bestimmte Adaptermoleküle (DISC – death-inducing signalling complex), die wiederum Procaspase 8 binden. Durch die Bindung wird Caspase 8 freigesetzt und es kommt in einer Folge zur Aktivierung der Caspasen 3, 6 und 7.

Außerdem gibt es den intrinsischen Weg, bei dem durch intrazelluläre Signale wie z. B. DNA-Schäden die Apoptose durch Überwiegen von proapoptotischen Faktoren ausgelöst wird. Hierbei spielen die Mitochondrien eine große Rolle – bei Schädigung ihrer Membran werden verschiedene Moleküle freigesetzt, die zur Apoptose führen. Allgemein wird die Membran der Mitochondrien durch ein Gleichgewicht zwischen Protein Bcl-2 und Proteinen wie Bax, Bak oder Bid erhalten. Das Protein Bcl-2 verhindert in der Membran der Mitochondrien, dass dort Bax- oder Bak-Moleküle in Kontakt mit gleichen Molekülen kommen und sich gegenseitig aktivieren. Bei Stresssignalen in der Zelle kommt es zu einer Aktivierung von Bid oder Vermehrung von Bax, wodurch Löcher in der Mitochondrienmembran gebildet werden. Dadurch wird vor allem Cytochrom C in das Zellplasma freigesetzt und aktiviert Apaf-1 (Apoptotic Protease activating Factor 1), welches Procaspase 9 aktiviert. Caspase 9 aktiviert dann die Effektor-Caspasen, kann jedoch (wie auch Caspasen 3 und 6) direkt durch die Inhibitors of Apoptosis Proteins inhibiert werden.

Die Effektor-Caspasen wirken, indem sie lebenswichtige Proteine des Zytoskeletts zerstören, wodurch DNA aus dem Zellkern freigesetzt und abgebaut wird. Im Verlauf der Apoptose kommt es zur Schrumpfung der Zelle, dem Abbau der Mitochondrien und damit zur Freisetzung von Cytochrom C sowie zur Fragmentierung der Zelle in kleine membranumhüllte Stücke (Apoptosekörper).

Das zelluläre Protein p53 spielt eine zentrale Rolle bei der Expression von Genen, die an der Regulierung der Apoptose und der DNA-Reparatur beteiligt sind. Beim Eintreffen von DNA-schädigenden Reizen wird das p53-Protein durch das Enzym ATM-Kinase phosphoryliert, wodurch sich die p53-Konformation verändert und es in seine aktive Form gelangt. Das p53-Protein ist in der Lage, den Zellzyklus zu unterbrechen, wodurch die Zelle mehr Zeit hat, die DNA-Schäden zu reparieren. Ist die Reparatur erfolgt, sinkt der Spiegel des p53 wieder; wenn nicht, akkumuliert p53 weiterhin und führt bei einem hohen Spiegel zur Aktivierung von Genen der Bcl-2-Familie, vor allem von Bax.

Um welchen Texttyp handelt es sich hier?

☐ Definitorischer Text ☐ Deklarativer Text ☐ Regelkreis

Platz für eine Skizze respektive Auflistung der Informationen:

79 Welche der folgenden Aussagen sind aus dem Text ableitbar?

I: In allen menschlichen Zellen befinden sich aktivierte Caspasen.
II: Die Apoptose kann ohne jegliche Signale von außen ausgelöst werden.
III: Die Caspasen 8 und 9 haben in den beiden verschiedenen Signalwegen die gleiche Funktion.

A Nur Aussage III ist ableitbar.

B Nur Aussagen I und III sind ableitbar.

C Alle Aussagen sind ableitbar.

D Nur Aussagen II und III sind ableitbar.

E Nur Aussage I ist ableitbar.

80 Aufgrund einer genetischen Erkrankung wird das Protein Bcl-2 überproduziert. Welche Folgen sind in diesem Fall zu erwarten?

I: Eine Verstärkung des intrinsischen Signalwegs in den Körperzellen.
II: Eine erhöhte Konzentration an Cytochrom C im Zellplasma.
III: Eine starke Aktivierung von Procaspase 9 zu Caspase 9.

A Folgen I und II sind zu erwarten.
B Alle genannten Folgen sind zu erwarten.
C Nur Folge III ist zu erwarten.
D Nur Folge I ist zu erwarten.
E Keine der genannten Folgen ist zu erwarten.

81 Welche der folgenden Aussagen zum extrinsischen System sind aus dem Text ableitbar?

I: Die Effektorcaspasen werden durch Procaspase 8 aktiviert.
II: Die Bindung von defekten T-Zellen ohne Liganden in ihrer Membran führt auch zur Aktivierung des extrinsischen Signalwegs.
III: Zur Auslösung des extrinsischen Systems muss erst ein Fas-Molekül an einen Todesrezeptor binden, bevor sich der DISC bilden kann.

A Alle oben genannten Aussagen sind ableitbar.
B Aussagen I und III sind ableitbar.
C Aussagen I und II sind ableitbar.
D Nur Aussage III ist ableitbar.
E Nur Aussagen II und III sind ableitbar.

82 Welche der folgenden Aussagen treffen zu?

I: Alle Effektorcaspasen enthalten Aspartat.
II: Aktivierte Caspasen in den Zellen bestehen aus vier Untereinheiten.
III: Alle Caspasen sind Proteine.

A Aussagen II und III treffen zu.
B Nur Aussage III trifft zu.
C Aussagen I und II treffen zu.
D Alle Aussagen treffen zu.
E Aussagen I und III treffen zu.

83 Welche der folgenden Aussagen zum Protein p53 sind aus dem Text ableitbar?

I: Eine konstante Erhöhung von p53 in der Zelle führt im Verlauf zur Erhöhung von Caspase 9.

II: Durch das Eintreffen von zellschädigenden Reizen wie UV-Strahlung oder chemischen Giften wird p53 direkt aktiviert.

III: Ein erhöhter Spiegel von p53 in einer Zelle deutet stets auf einen folgenden Zelltod hin.

A Aussagen I und III sind ableitbar.

B Aussagen II und III sind ableitbar.

C Alle Aussagen sind ableitbar.

D Nur Aussage I ist ableitbar.

E Nur Aussage II ist ableitbar.

84 Wenn das Gleichgewicht der pro- und antiapoptotischen Faktoren nicht mehr gewährleistet ist, wird entweder das Zellwachstum bzw. die Zellteilung gefördert oder es kommt zum Zelluntergang. Welche der folgenden Aussagen sind dazu richtig?

I: Kommt es aufgrund eines genetischen Defekts zu einer niedrigen Konzentration an Bax- und Bak-Molekülen, dann würde dies eher zu einer Zellvermehrung führen und könnte somit zur Tumorentstehung beitragen.

II: Durch einen verminderten Einbau an Todesrezeptoren in die Zellmembran würde es eher zur Apoptose kommen.

III: Durch eine Mutation im Gen von p53, die zu einer Überproduktion führt, ist es wahrscheinlich, dass es zu unkontrolliertem Zellwachstum kommt.

A Keine der genannten Aussagen ist richtig.

B Nur Aussage III ist richtig.

C Nur Aussage I ist richtig.

D Nur Aussage II ist richtig.

E Nur Aussagen I und II sind richtig.

Text 2: Hypophyse

Die Hypophyse ist eine Hormondrüse, der eine zentrale, übergeordnete Rolle bei der Regulation des Hormonhaushalts im Körper zukommt.

Die Hypophyse ist mit dem Hypothalamus über den Hypophysenstiel verbunden und wird in Hypophysenvorderlappen (HVL oder Adenohypophyse), Hypophysenhinterlappen (HHL oder Neurohypophyse) und Hypophysenzwischenlappen (HZL) eingeteilt. Während die Adenohypophyse aus einer Ausstülpung des Rachendaches hervorgeht und sich an die Neurohypophyse anlagert, ist die Neurohypophyse eine Ausstülpung des Zwischenhirns. Dieser Unterschied ist in dünnen Gewebsschnitten zu erkennen, denn während in der Adenohypophyse verschiedene in Ballen angeordnete hormonproduzierende Drüsenzellen vorkommen, dominieren in der Neurohypophyse vor allem Nervenzellfortsätze, sogenannte Axone, deren Zellkörper im Hypothalamus liegen. Somit vermag die Adenohypophyse Hormone unter Kontrolle des Hypothalamus selbst zu bilden. Die Neurohypophyse ist hingegen als Speicher- und Ausschüttungsorgan für die im Hypothalamus gebildeten Hormone zuständig.

In der Adenohypophyse werden Hormone unterschieden, die entweder direkt auf ihre Zielorgane einwirken (nicht-glandotrope Hormone), oder die auf die Hormonproduktion nachgelagerter endokriner (hormonproduzierender) Drüsen wirken (glandotrope Hormone). Direkt auf ihre Zielorgane wirken das Wachstumshormon STH sowie Prolactin. Bei den glandotropen Hormonen werden die auf die hormonproduzierenden Geschlechtsorgane (Gonaden) wirkenden gonadotropen Hormone FSH und LH sowie die nicht-gonadotropen Hormone, nämlich das die Nebennierenrinde stimulierende ACTH und das die Schilddrüse stimulierende TSH unterschieden. Die Hormonproduktion der Hypophyse wird mittels Liberinen und Statinen (aktivierende und hemmende Stoffe) durch den Hypothalamus geregelt.

Bei den Hormonen, die im Hypophysenhinterlappen gespeichert und ausgeschüttet werden, handelt es sich um das Oxytocin sowie das ADH. Das ADH wird im Nucleus supraopticus, das Oxytocin im Nucleus paraventricularis gebildet, die beide zum Hypothalamus gehören.

Tumore der Adenohypophyse nennt man Hypophysenadenome. Sie verursachen häufig eine übermäßige Hormonbildung. Eine Überproduktion von ACTH führt zu einer erhöhten Produktion von Cortisol und damit zu dem Krankheitsbild eines zentralen Morbus Cushing mit Symptomen wie beispielsweise Mondgesicht und Knochenbrüchigkeit. Ein Überschuss von STH führt typischerweise zu einer Zunahme der Größe von Händen und Füßen (Akromegalie), wenn das Längenwachstum abgeschlossen ist. Bei Kindern ist das Längenwachstum nicht abgeschlossen. Ein Überschuss führt hier zusätzlich zu Gigantismus. Der größte Mensch überhaupt ist durch diese Krankheit 2,46 m groß geworden. STH wird durch Somatoliberin und Somatostatin aus dem Hypothalamus reguliert.

Bei ADH-Mangel kommt es zu einem starken Wasserverlust, dem Diabetes insipidus centralis. Durch Funktionsminderung der V2-Rezeptoren an der Niere (durch Mutation oder Zerstörung), an welcher ADH wirkt, entstehen die gleichen Symptome, jedoch spricht man dann vom Diabetes insipidus renalis. Der bei diesen Krankheitsbildern auftretende Wasserverlust beträgt bis zu 20 Liter pro Tag. Das daraus resultierende Durstgefühl wird durch Trinken äquivalenter Flüssigkeitsmengen gestillt. Beim Syndrom der inadäquaten ADH-Sekretion kommt es zur verminderten Wasserausscheidung. Dieses Syndrom kann sich unter anderem bei Lungenkrebs einstellen (Paraneoplastisches Syndrom), bei dem entartete Zellen Hormone, in diesem Fall ADH, produzieren.

Um welchen Texttyp handelt es sich hier?

☐ Definitorischer Text ☐ Deklarativer Text ☐ Regelkreis

Platz für eine Skizze respektive Auflistung der Informationen:

85 Welche der folgenden Aussagen ist dem Text zufolge richtig?

A Hypophysenvorderlappen und Hypophysenzwischenlappen sind durch den Hypophysenhinterlappen getrennt.

B Die Rathke-Tasche ist eine Ausstülpung des Mundbodens und bildet die Neurohypophyse.

C Die Neurohypophyse besteht nur aus Zellfortsätzen des Hypothalamus.

D Die Hormonausschüttung der Adeno- und der Neurohypophyse steht unter dem Einfluss des Hypothalamus.

E Im Hypothalamus werden Hormone gebildet, die die Ausschüttung weiterer Hormone aus der Neurohypophyse regulieren.

86 Welche der folgenden Aussagen ist dem Text zufolge richtig?

I: LH und FSH sind glandotrope und gonadotrope Hormone.
II: Prolactin und Somatotropin sind glandotrope, nicht-gonadotrope Hormone.
III: ACTH und TSH sind glandotrope, nicht-gonadotrope Hormone.

A Nur Aussage I ist richtig.
B Nur Aussage II ist richtig.
C Nur Aussage III ist richtig.
D Aussagen I und III sind richtig.
E Aussagen II und III sind richtig.

87 Welche der folgenden Aussagen ist dem Text zufolge richtig?

A Die Hormone des Hypophysenvorderlappens werden im Hypothalamus produziert.
B Hypophysenadenome produzieren immer Hormone.
C Ein Somatotropin-Überschuss führt zu Akromegalie und Gigantismus.
D Ein ACTH-Überschuss führt unter anderem zu rundem Mondgesicht, Stammfettsucht, Gewichtszunahme und Osteoporose.
E Somatostatin hemmt die Freisetzung von Somatotropin, Somatoliberin wirkt gegenteilig.

88 Überprüfen Sie die folgenden Aussagen einschließlich ihrer Verknüpfung auf Richtigkeit.

I: Wird der Nucleus supraopticus geschädigt, werden die V2-Rezeptoren nicht mehr durch ADH stimuliert,

obwohl

II: bei geschädigtem Nucleus supraopticus das paraneoplastische Syndrom eintritt und ADH produziert.

A Aussage I ist richtig, Aussage II ist richtig, die Verknüpfung ist richtig.
B Aussage I ist richtig, Aussage II ist richtig, die Verknüpfung ist falsch.
C Aussage I ist richtig, Aussage II ist falsch.
D Aussage I ist falsch, Aussage II ist richtig.
E Aussage I ist falsch, Aussage II ist falsch.

89 Welche der folgenden Antworten ist/sind dem Text zufolge falsch?

I: Menschen mit Akromegalie können maximal 2,46 m groß werden.

II: Mutieren V2-Rezeptoren an der Niere, sodass ADH nicht mehr wirken kann, braucht der Erkrankte nicht mehr so viel zu trinken.

III: Leidet ein Patient an Lungenkrebs, so kann er keinesfalls an ADH-Mangel leiden.

A Nur Antwort I ist falsch.

B Nur Antwort II ist falsch.

C Nur Antwort III ist falsch.

D Alle Antworten sind falsch.

E Keine der Antworten ist falsch.

90 Welche der folgenden Antworten ist dem Text zufolge richtig?

A Die Schilddrüse untersteht dem Einfluss der Neurohypophyse.

B Die Niere untersteht der Kontrolle der Adenohypophyse.

C Das Nebennierenmark untersteht der Kontrolle der Adenohypophyse.

D Die Geschlechtsorgane unterliegen dem Einfluss der Adenohypophyse.

E Somatotropin wirkt auf eine weitere Hormondrüse.

Verbesserungsstrategie

Das kritische Betrachten von Texten und die Auswertung der darin enthaltenen Informationen ist eine grundlegende Fähigkeit für ein erfolgreiches Studium. Erst ab dem Moment, ab dem wir in der Lage sind, auch über aufgenommene Informationen nachzudenken, gewinnen wir den Freiraum, unseren Horizont zu erweitern. Es ist also nicht nur sinnvoll, diese Befähigung im TMS zu prüfen, es ist notwendig.

Nehmen Sie sich daher die Zeit, die bearbeiteten Aufgaben zu reflektieren. Je gründlicher Sie die einzelnen Fragen hier auf sich wirken lassen, desto größer ist der dadurch erzielte Lerneffekt.

Konnten Sie eine Skizze/Auflistung erstellen, die Ihnen bei der Überprüfung der Aussagen geholfen hat?

☐ ja, sie hat geholfen ☐ ja, aber sie hat nicht geholfen ☐ nein

Hat Ihnen das Hervorheben von Signalwörtern bei der Überprüfung der Aussagen geholfen?

☐ sehr geholfen ☐ etwas geholfen

☐ wenig geholfen ☐ nicht geholfen

Welche Schwierigkeiten hatten Sie bei der Umsetzung der Strategie auf die Aufgaben?

____

____

____

Platz für weitere Notizen:

____

____

____

____

____

Diagramme und Tabellen

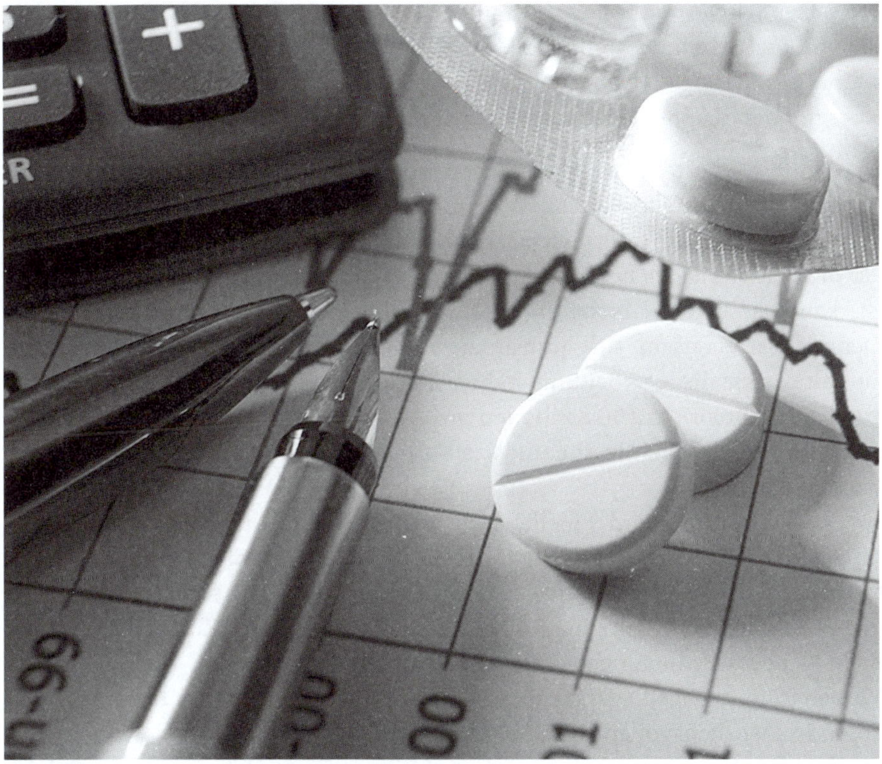

Aufbau und Trainierbarkeit

Mit „Diagramme und Tabellen" behandeln wir nun den letzten Untertest des TMS. Der Schwerpunkt liegt hier auf analytischem Denken und dem Auswerten von grafischen Darstellungen. Da diese sehr vielfältig sein können und oft weit über die aus der Schule bekannten Diagramme und Tabellen hinausgehen, ist es notwendig, mehr Zeit für dieses Kapitel einzuplanen.

Der Untertest besteht aus 24 Aufgaben, von denen 20 gewertet und 4 als Einstreuaufgaben gestellt werden. Wie in den übrigen Untertests wird auch hier darauf geachtet, die Aufgaben nach aufsteigender Schwierigkeit zu sortieren. Da die Schwierigkeit bei diesem Aufgabentyp jedoch wieder recht subjektiv ist, kann diese Regel nicht für jeden als allgemeingültig betrachtet werden. Dennoch ist es ratsam, sich grob an die vorgegebene Reihenfolge der Aufgaben zu halten. Für die Bearbeitung stehen insgesamt 60 Minuten Zeit zur Verfügung. Dies entspricht 150 Sekunden pro Aufgabe. Um sich hier einen Puffer zu erarbeiten, sollte eine Bearbeitungszeit von 130 Sekunden pro Aufgabe angestrebt werden.

Da „Diagramme und Tabellen" die abschließende Aufgabenreihe der Prüfung darstellt, werden Sie zu diesem Zeitpunkt bereits einige Stunden gearbeitet haben. Bitte vergegenwärtigen Sie sich das, wenn Sie sich den Aufgaben dieses Kapitels widmen. Eine Bearbeitung in ausgeruhtem Zustand entspricht nicht den Testbedingungen und würde entsprechend wenig für die gezielte Vorbereitung bringen. Versuchen Sie also, die Aufgaben nach einer längeren kognitiv anspruchsvollen Arbeit einzuplanen.

In jeder Aufgabe wird Ihnen eine grafische Darstellung präsentiert. Dies kann in Form einer Tabelle oder eines Diagramms geschehen, die/das jeweils durch einen kurzen Begleittext genauer erläutert wird. Je nach Format müssen Sie nun bestimmen, welche der 5 gegebenen Antwortmöglichkeiten sich ableiten bzw. nicht ableiten lassen. Wie in den bereits behandelten Untertests „Medizinisch-naturwissenschaftliches Grundverständnis" und „Textverständnis" sind auch hier Kombinationen aus verschiedenen Aussagen möglich.

Die Trainierbarkeit des Untertests ist bei langfristiger Vorbereitung relativ hoch. Zwar ist es kaum möglich, alle Variationen verschiedener Darstellungsarten im Voraus kennenzulernen, dennoch kann durch das Vermeiden typischer Fehler und die richtige Herangehensweise an die Aufgabe eine deutliche Verbesserung der Leistungen erreicht werden. Jedoch muss an dieser Stelle erwähnt werden, dass eine langfristig geplante Vorbereitung auf „Diagramme und Tabellen" auch das Arbeiten mit weiterem Fachmaterial erfordert. Da die

Darstellungsformen wissenschaftlicher Daten so vielfältig gestaltet sein können, ist es an Ihnen, einen Blick über den Tellerrand zu wagen. Denn je mehr Sie schon gesehen haben, desto weniger wird Sie überraschen können.

Analyse der möglichen Fehler

Um die typischen Fehler zu verstehen, die in diesem Untertest gemacht werden, müssen wir uns noch einmal anschauen, wie die Aufgaben aufgebaut sind. Da beim Untertest „Diagramme und Tabellen“ wieder das „Prinzip der Ableitbarkeit“ angewendet werden muss, ist es hier unsere Aufgabe, zu kontrollieren, ob die jeweiligen Aussagen aus der Angabe und dem Diagramm oder der Tabelle ableitbar sind. Dabei müssen Sie sich erneut bei jeder Aussage die entscheidende Frage stellen: „Kann ich das aus den Angaben und der Grafik herauslesen?“ und niemals: „Ist das richtig / falsch?“.

Der erste Fehler, der in diesem Zusammenhang gemacht wird, ist, Informationen zu sehen, wo es keine gibt. Haben wir beispielsweise ein Balkendiagramm mit Informationen zu festen Messzeitpunkten vor uns, so kennen wir nur die Werte zu diesen Punkten. Eine Aussage über den Verlauf zwischen den Messpunkten können wir der Grafik nicht sicher entnehmen. Die Interpolation eines Zwischenwerts ist nicht zwingend möglich. Das ist erfahrungsgemäß ein Umstand, durch den in diesem Untertest viele Punkte verloren gehen.

Nicht wenige Teilnehmer*innen des TMS haben Schwierigkeiten, Tabellen und Diagramme richtig zu lesen. Machen Sie sich bewusst, dass das Fach Medizin, in dem Sie ein Studium anstreben, eine Wissenschaft ist und dass die grafische Darstellung von Informationen eine der effizientesten Möglichkeiten ist, Wissen zu vermitteln bzw. sich Wissen anzueignen. Sich mit dieser Materie auseinanderzusetzen, sie anzuwenden und kritisch zu hinterfragen, ist eine Notwendigkeit. Einen wichtigen Schritt dazu haben Sie bereits unternommen, indem Sie beschlossen haben, sich auf diesen Untertest vorzubereiten.

Auf den ersten Blick kann die Vielfalt der verschiedenen Diagramme und Tabellen einschüchternd oder verwirrend wirken. Der Grund hierfür ist das fehlende Wissen und die fehlende Erfahrung hinsichtlich der möglichen Darstellungsformen. Lassen Sie sich aber nicht durch unbekannte Formate verunsichern. Denn jede Aufgabe, die Ihnen schwerfällt, wird auch dem Durchschnitt der anwesenden Teilnehmer*innen Probleme bereiten. Bewahren Sie sich Ihre Konzentration und bearbeiten Sie alle Aufgaben nach der im Folgenden aufgeführten Strategie.

Wie zuvor bereits angeführt, ist die richtige Vorbereitung auf den Untertest ein Garant für den Erfolg in der Prüfung. Doch diese beruht nicht nur auf dem Ansammeln von Wissen, sondern auch auf der Umsetzung unter prüfungsnahen Bedingungen. Es hat nicht den gewünschten Trainingseffekt, die Bearbeitung der Aufgaben nach einer wohltuenden Pause anzugehen. Sicherlich werden Sie in den Übungen gute Ergebnisse erzielen, doch sind diese unter Zeitdruck und nach Stunden vorangegangener Anstrengung nicht replizierbar. Wollen Sie also eine tatsächliche und Vorteile verschaffende Vorbereitung, so nutzen Sie Ihre Zeit effizient.

Unterschätzen Sie nicht, wie schwer es Ihnen fallen wird, sich während des letzten Untertests noch zu konzentrieren. Ein Vergleich kann die Herausforderung veranschaulichen: Beim Bouldern (Klettern ohne Seil) kann man am Anfang viel mit Kraft arbeiten. Doch diese ist nach zwei Stunden erschöpft und so muss man auf eine fast automatisierte Technik zurückgreifen. Im TMS verhält es sich ähnlich. Viele Aufgaben konnten Sie auf dem Weg durch die Prüfung durch Raffinesse, Kreativität und hohe Konzentration lösen. Doch werden Ihnen diese Ressourcen während der Prüfung nicht konstant zur Verfügung stehen. Aus diesem Grund müssen Sie den letzten Teil eher mechanisch und routiniert angehen. Dies gilt selbstverständlich auch für die anstehenden Übungen.

Bearbeitungsstrategie

Um im Untertest „Diagramme und Tabellen“ Erfolg zu haben, sollten Sie nach einem festen Muster vorgehen, das auf einen Großteil der möglichen Darstellungsweisen anwendbar ist. Dabei können Sie dem nahezu gleichen Schema folgen wie bei den Untertests „MedNat“ und „Textverständnis“, die ebenfalls mit dem „Prinzip der Ableitbarkeit“ arbeiten. Zunächst sollten Sie sich für wenige Sekunden zwei bis drei Aufgaben anschauen, um zu entscheiden, mit welcher davon Sie beginnen möchten. Die Aufgaben sind wieder nach zunehmender Schwierigkeit sortiert, sodass Sie nicht zu viele überspringen sollten. Aber da Sie voraussichtlich nicht alle Aufgaben in der vorgegebenen Zeit komplett bearbeiten werden, können Sie ohne Problem einige subjektiv schwierige oder aufwendige Aufgaben erst einmal auslassen. Sobald Sie etwa zehn Sekunden für die Bearbeitung einer Aufgabe aufgewendet haben, sollten Sie auch bei dieser bleiben. Wenn Sie häufig und schnell von Aufgabe zu Aufgabe wechseln, führt das eher zu Verwirrung als zu einer sicheren Bearbeitungsweise.

Im nächsten Schritt schauen Sie sich die verschiedenen Aussagen und die Fragestellung an. Überfliegen Sie diese kurz und halten Sie dabei nach Fachbegriffen, Fremdwörtern sowie konkreten Werten und Einheiten Ausschau. Diese Informationen sollten durch Markierungen z. B. mithilfe von Textmarkern hervorgehoben werden, um Ihrem strapazierten Gehirn zum Ende des TMS so viel Arbeit wie möglich abzunehmen. Dabei hat es sich als hilfreich erwiesen, unterschiedliche Werte und/oder Einheiten mit verschiedenen Farben zu versehen und diese verschiedenen Farben auch an den entsprechenden Stellen in der Abbildung bzw. Tabelle zu verwenden. Einige der Bearbeitungsstrategien bei diesem Untertest zielen insbesondere darauf ab, trotz der Konzentrationsschwächen nach mehrstündiger intensiver Arbeit dennoch routiniert und sicher zu arbeiten.

Danach folgt der erste genaue Blick auf die Abbildung bzw. die Tabelle sowie den Begleittext. Hier bekommen wir in der Regel eine große Menge an Informationen präsentiert. Um dabei einen besseren Überblick zu erhalten, konzentrieren wir uns zunächst auf die möglichen Darstellungsweisen der Informationen in diesem Untertest.

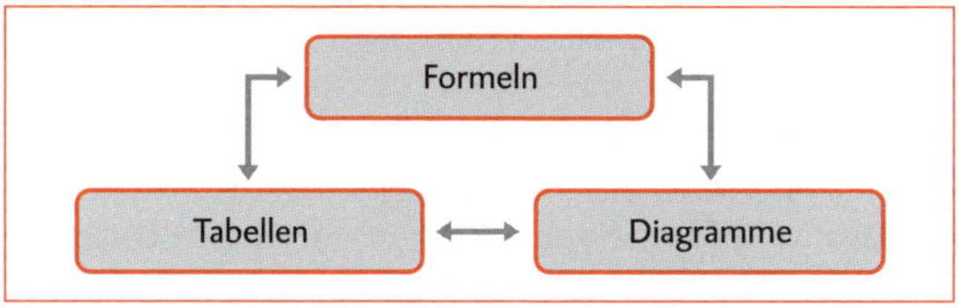

In jeder der gewählten Darstellungsformen werden die gleichen Informationen gezeigt. Dennoch liegt der Fokus jeweils auf anderen Details. Wollen wir die Zusammenhänge zwischen Variablen besonders gut sichtbar machen, so verwenden wir eine Formel. Tabellen haben den Vorteil, dass einzelne Punkte besonders genau angegeben werden können, z. B. 121 465 an einer Studie teilnehmende Patienten, von denen 65 354 die Studienmedikation bekommen und 56 111 ein Placebo. Solche detaillierten Werte lassen sich in einem Diagramm in der Regel nicht in der gleichen Genauigkeit darstellen. Auch Vergleiche sind hier besser möglich. Bei einem Diagramm ist oftmals die Menge an sichtbaren oder genau ablesbaren Informationen vermindert, es bietet dafür aber eine gute Möglichkeit, Verläufe zu zeigen.

Selbstverständlich werden wir uns an dieser Stelle nicht weiter mit den Details über Formeln beschäftigen, doch bringt uns der Vergleich mit diesen eine bessere Abgrenzung von den Qualitäten der beiden anderen Darstellungsformen. Betrachten wir deswegen als Erstes, worin diese Qualitäten bestehen.

Tabellen

Darstellung: Einzelne Werte zu festen Messzeitpunkten
Aufbau: Spalten und Zeilen
Informationen: Daten aus Tabellen können relativ oder absolut angegeben sein.

- Sie geben meist keine Informationen über die Entwicklung zwischen den Werten.
- Die Informationen können genauer dargestellt werden, sodass Sie teilweise detailliertere Aussagen prüfen müssen.

Diagramme

Darstellung: Einzelne Werte zu festen Messzeitpunkten
Aufbau: Säulen-/Balken-/Kreisdiagramme, 3-Achsen-Diagramme, Kurvendiagramme, …
Informationen: Daten aus Tabellen können relativ oder absolut angegeben sein.

- Zusammenhänge zwischen Variablen können deutlich sichtbar gemacht werden.
- Die Menge der eindeutig ablesbaren Informationen ist in der Regel begrenzt.

Außerdem gehört zu jedem Diagramm und jeder Tabelle ein kurzer Begleittext, der meist kurz und knapp erläutert, was dargestellt wird. Teilweise werden dort jedoch auch relevante Informationen gegeben, mit denen beispielsweise relative Werte aus einer Tabelle in absolute Werte umgerechnet werden können. Oder es werden Fachbegriffe eingeführt, ohne deren Kenntnis eine Bearbeitung der entsprechenden Aufgabe kaum möglich ist. Daher muss der Begleittext immer in Verbindung mit der Abbildung/Tabelle zumindest überflogen werden, um möglicherweise wichtige Informationen zu entdecken und anzuwenden.

Diagramme

Da die Darstellungsmöglichkeiten von Diagrammen extrem vielfältig sind, werden wir diese als Erstes auf ihre Gemeinsamkeiten reduzieren. Danach können wir auch komplexe Diagramme einfacher analysieren.

Zunächst soll überlegt werden, um welchen Diagrammtyp es sich bei der vorliegenden Aufgabe handelt. Anschließend werden die Achsen genauer betrachtet, von denen die Diagramme in der Regel zwei oder mehr besitzen und die den dargestellten Informationen einen Wert zuweisen. Wir konzentrieren uns hierbei auf folgende Eigenschaften:

1. Typ des Diagramms (z. B. Säulen-, Balken-, Kreis-, Kurvendiagramm)
2. Anzahl der Achsen (z. B. 2 Achsen oder 3 Achsen)
3. Beschriftung der Achsen (Einheiten, Zuweisungen, Zusammenhänge)
4. Wert der Achsenabschnitte (z. B. lineare vs. logarithmische Abschnitte, invertierte = umgekehrte Achsenskalierung)
5. Art der Achsen (z. B. fehlende Werte, Änderung der Abschnitte)
6. Besonderheiten (z. B. spezielle Hinweise an den Achsen, Normabweichungen)

Wie Sie sehen können, haben wir bereits an dieser Stelle eine Vielzahl an Informationen, die wir abarbeiten müssen. Doch ist dies für ein erfolgversprechendes Ergebnis unerlässlich. Betrachten wir die aufgeführten Eigenschaften an einem Beispiel:

Beispiel

In dieser Darstellung geht es um die Wirksamkeit von verschiedenen Medikamenten in Abhängigkeit von der verabreichten Menge.

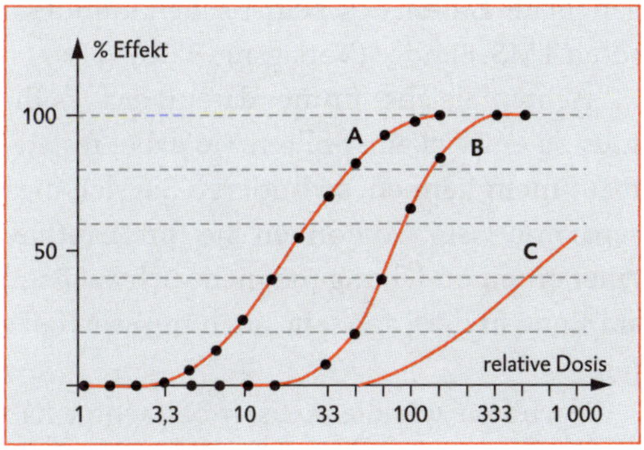

Da Sie im letzten Untertest nur noch wenig Konzentration zur Verfügung haben werden, betrachten Sie nun die angesprochenen Eigenschaften mechanisch der Reihe nach:

1. Das vorliegende Diagramm ist ein Kurvendiagramm. Erkennbar ist dies durch den durchgehenden Graphen, der den Zusammenhang zwischen beiden Werten anzeigt.
2. Es gibt zwei Achsen. Somit ist anzunehmen, dass zwischen der vertikal aufgetragenen Einheit und der horizontal aufgetragenen Einheit eine Abhängigkeit besteht.
3. Auf der x-Achse finden Sie eine Angabe über die relative Dosis des Medikaments (unabhängige Einheit). Die y-Achse beschreibt den prozentualen Effekt des Medikaments auf den Organismus (abhängige Einheit).
4. Die Werte der relativen Dosis sind logarithmisch aufgetragen. Das bedeutet, dass die weiter rechts gelegenen Achsenabschnitte eine größere Wertemenge umfassen als die weiter links gelegenen Achsenabschnitte. Grafisch haben sie immer den gleichen Abstand zueinander. Die prozentualen Angaben über die

Wirksamkeit des Medikaments sind linear angegeben. Der Abstand zwischen 0 % und 50 % ist damit genauso groß wie zwischen 50 % und 100 %.
5. Keine der Achsen ist zu einem Zeitpunkt unterbrochen. Sie sind damit als stetig zu betrachten.
6. Besonderheiten sind nicht zu erkennen.

Die hier angegebenen Informationen sind spezifisch für das vorliegende Diagramm und werden sich entsprechend für jede weitere Aufgabe ändern. Dies muss auch passieren, da dort andere Informationen dargestellt werden. Die zu beantwortenden Fragen werden aber identisch sein.

Viele der verschenkten Punkte des Untertests lassen sich auf falsch interpretierte Achsen zurückführen. Nehmen Sie sich deswegen die notwendige Zeit, um den hier dargestellten Algorithmus durchzuarbeiten. Um diesen zu vertiefen, bietet es sich an, auch Diagramme aus externen Quellen zu analysieren. Nutzen Sie hierzu beispielsweise Unterlagen aus ihrer Schulzeit, öffentlich zugängliche Daten des statistischen Bundesamts oder auch die Aufgaben des roten TMS-Bandes (Verlagsnr. B22601D).

Achten Sie aber immer darauf, dass es Ihr Ziel sein muss, einen Automatismus zu entwickeln. Sollten Sie dabei feststellen, dass Sie den nächsten Schritt nicht mehr kennen, so notieren Sie sich dies nach der Übungseinheit auf einer separaten Liste. So können Sie Ihre häufigen Fehlerquellen sammeln und vor einer erneuten Übung mögliche Schwachstellen ausbessern. Nur so werden Sie am Ende in der Lage sein, auch im Ernstfall zeit- und nutzeneffizient zu arbeiten.

Nachdem wir die Achsen betrachtet haben, wenden wir uns genauer den angegebenen Werten zu. Da diese sich selbstverständlich in Abhängigkeit zu den bereits bestimmten Eigenschaften verhalten müssen, werden wir unsere bisher gewonnenen Erkenntnisse mit einfließen lassen. Um dies wirkungsvoll zu ermöglichen, ist eine Fokussierung auf folgende Punkte sinnvoll:

1. Art der Werte (relative Werte, absolute Werte)
2. Ablesbarkeit (feste Werte, Vergleiche)
3. Stetigkeit (fehlende Werte, Unterbrechungen)
4. Besonderheiten (z. B. Messpunkte mit besonderer Bedeutung, Normabweichungen)

Wie bereits beim vorangegangenen Schritt werden die hier aufgeführten Eigenschaften zu den Werten des Diagramms als fester Algorithmus gesehen.

Beispiel

Bei dem vorangegangenen Beispiel bedeutet dies:

1. Die dargestellten Messpunkte stellen relative Werte dar. Dies ist erkennbar an den Beschriftungen der Achsen „% Effekt“ und „relative Dosis“. Es sind demnach keine Aussagen zu absoluten Werten wie „3,3 Gramm“ oder „100 Milliliter“ o. Ä. möglich. Bitte beachten Sie, dass Prozentangaben immer relativ sind.
2. Wir sind in der Lage, zu bestimmten x-Werten, die eindeutig angegeben sind, Punkte auf den Graphen abzulesen. Bei den Messpunkten kann dabei der Wert der y-Achse (% Effekt) oft nur schätzungsweise bestimmt werden, da es außer den Werten 50 und 100 sowie den gestrichelten Linien bei den 20 %-Schritten (20 %, 40 %, 60 %, 80 %, 100 %) keine weiteren Angaben gibt.
3. Obgleich die Graphen durchgehend gezeichnet sind, haben wir aufgrund der logarithmischen Skala und der fehlenden Angaben auf der x- sowie y-Achse keine Möglichkeit, genaue Zwischenwerte abzulesen. Diese müssen daher geschätzt werden.
4. Es gibt in dieser Darstellung keine besonders hervorgehobenen Werte. Je nach Fragestellung müssen wir uns auf verschiedene Bereiche des Diagramms konzentrieren.

Für das Sammeln der notwendigen Informationen sollten Sie in keinem Fall mehr als 30 Sekunden benötigen. Dabei handelt es sich zwar um eine sehr gering bemessene Arbeitszeit, Sie sollten aber bedenken, dass Sie immer mit denselben zehn zu überprüfenden Punkten arbeiten. Diese müssen Sie nicht erst von der Angabe ablesen. Es handelt sich um ein festes replizierbares Vorgehen.

Dies sind die zwei Schritte, nach denen ein Diagramm eingehend betrachtet wird. Lernen und verinnerlichen Sie die einzelnen Fragen. Dies wird Ihnen zum Zeitpunkt des Untertests helfen, wenn die Konzentration nachlässt.

Da Sie während des TMS kein Lineal zur Verfügung haben, sollten Sie sich andere entsprechende Hilfsmittel sichern. Es hat sich gezeigt, dass die Verwendung des Antwortbogens eine gute Option ist, um Werte genauer ablesen zu können und gerade Linien für Vergleiche zu ziehen. Legen Sie hierzu einen Rand des Bogens quer über das Diagramm. Gleiches können Sie auch zum Nachmessen von Abständen tun. Überlegen Sie sich im Vorfeld, welche Optionen Sie haben, und testen Sie diese in den Übungen. Millimetergenaue Messungen sind allerdings nur bei den wenigsten Aufgaben relevant. Analog zu den „Quantitativen und formalen Problemen“ sind die Aufgaben in diesem Untertest meist so konzipiert, dass die Schwierigkeit nicht im genauen Messen liegt, sondern im Verstehen und Interpretieren der Werte.

Sollten sich Aussagen zu den Diagrammen und Tabellen nur mathematisch bewerkstelligen lassen, versuchen Sie bei notwendigen Berechnungen in diesem Untertest möglichst viel zu runden und zu überschlagen. Ergebnisse bis auf mehrere Nachkommastellen genau zu bestimmen, ist hier im Normalfall nicht verlangt.

Im Folgenden konzentrieren wir uns auf verschiedene Arten von Diagrammen, die häufig im TMS vorkommen. Gehen Sie bei der Betrachtung dieser Darstellungen die oben genannten Punkte durch und versuchen Sie hierbei möglichst viele der Punkte aus dem Gedächtnis zu reproduzieren. Notieren Sie sich zusätzlich diejenigen Punkte, an die Sie sich nicht erinnern konnten.

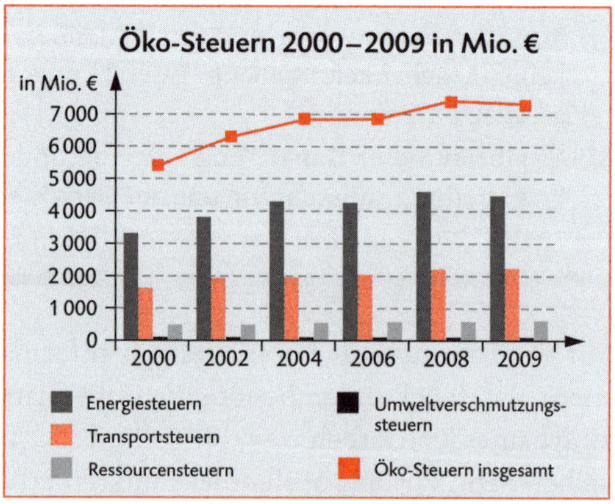

Balken-, Säulen- oder Streifendiagramme können Ihnen in zwei- und dreidimensionaler Perspektive begegnen. Sie werden meist verwendet, um Vergleiche zwischen festen Messzeitpunkten zu ermöglichen. In manchen Fällen ist es möglich, eine Entwicklung abzulesen, in vielen anderen ist dies jedoch aufgrund von fehlender Stetigkeit der Werte nicht möglich. Im vorliegenden Fall wäre es beispielsweise nicht möglich, eine Aussage zu unterstützen, die eine stete Erhöhung der Energiekosten vom Jahr 2000 bis zum Jahr 2004 annimmt. Dies kann nicht aus dem Diagramm entnommen werden, da hierfür die Werte von 2001 und 2003 fehlen.

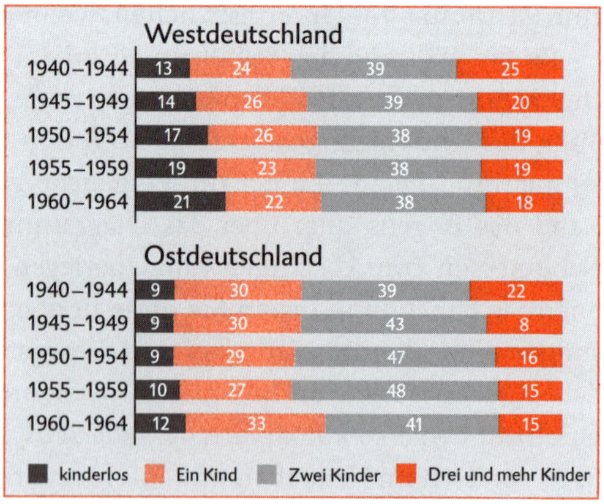

Informationen in besagten Diagrammen können in relativer sowie absoluter Form angegeben werden. Hierbei wird die unabhängige, also selbstbestimmte Variable auf der x-Achse angegeben. Dies sind oftmals die Messzeitpunkte, die untersuchten Personengruppen, Parteien oder andere absolute Größen. Auf der y-Achse wird die Variable abgetragen, die sich in Abhängigkeit zur Abszisse x verändert hat.

Selbstverständlich gibt es auch Abweichungen von dieser Regel. Im oben gezeigten Streifendiagramm wurde die unabhängige Variable auf die y-Achse aufgetragen, wohingegen wir auf der x-Achse die abhängige Variable finden.

Halten Sie sich noch einmal vor Augen, dass es aufgrund der Vielfalt an Möglichkeiten absolut notwendig ist, mit einem festen Vorgehen zu arbeiten. Denn am Ende sind alle Diagramme nur Darstellungsmöglichkeiten für Informationen. Konzentrieren Sie sich daher nicht zu sehr auf die Details, sondern zuerst nur auf das Gesamtbild. So können Sie ruhig an jede erdenkliche Aufgabe gehen. Je mehr Übungen Sie absolvieren, desto mehr werden Sie diesen Effekt steigern können.

Eine weitere Darstellungsform sind **Kreisdiagramme**.

Die oben genannten Punkte zum systematischen Vorgehen können auch hier angewendet werden, wobei jedoch ein Kreisdiagramm nicht die gleichen Informationen liefern kann wie ein Kurvendiagramm. So ist beispielsweise die Unterscheidung zwischen relativen und absoluten Werten weiterhin sinnvoll, während keine unterbrochenen Skalen mit verschiedenen Einheiten vorkommen können.

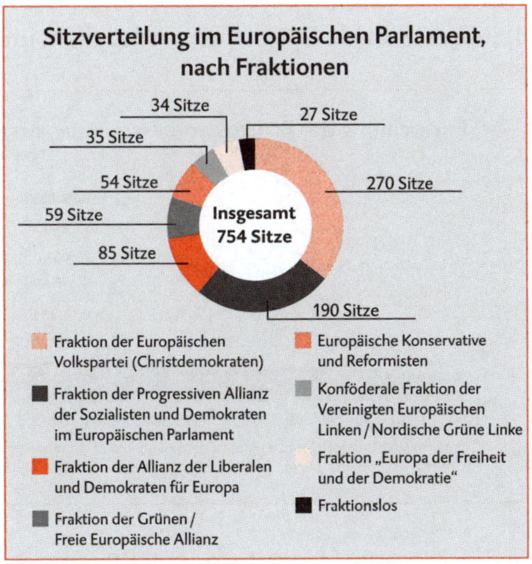

An dieser Stelle ist außerdem hervorzuheben, dass die Darstellungen im TMS alle in Schwarz-Weiß und Graustufen gehalten sind. Ein Diagramm wie das nebenstehende ist dennoch durchaus denkbar, allerdings ähneln sich die Flächen mehr, weil die Graustufen weniger Kontrast aufweisen.

Um hier eine Orientierung zu haben, müssen Sie Folgendes wissen: In einem Kreisdiagramm werden alle Anteile der Größe nach sortiert und im Uhrzeigersinn aufgetragen. Auch in der Legende finden wir diese Reihenfolge, allerdings von oben nach unten. Im TMS können Sie immer von einer logischen Anordnung der Elemente in der Legende ausgehen, sodass Sie sich schnell und sicher orientieren können. Eine weitere Option ist es, selbst Farben zu verwenden. Nutzen Sie die Möglichkeit, einzelne Werte farblich hervorzuheben. Dies gilt selbstverständlich auch für andere Darstellungen.

Meist wird diese Form des Diagramms verwendet, um Vergleiche zwischen punktuellen Werten zu ermöglichen und Gemeinsamkeiten bzw. Unterschiede sichtbar zu machen. Es handelt sich hierbei nicht um eine Entwicklung über die Zeit, sondern um eine eindimensionale Darstellung. Bei den Werten selbst kann es sich wie in diesem Fall um absolute Angaben handeln oder um relative. Sollte zu den absoluten Werten auch eine Basis gegeben sein, auf die sich diese beziehen, so können mithilfe von Berechnungen auch Aussagen über relative Werte zu überprüfen sein. Markieren Sie sich daher in diesem Fall immer vorhandene Grundwerte. Diese können auch in der Angabe enthalten sein.

Grundsätzlich handelt es sich bei den Kreisdiagrammen in der Regel um eher einfache Abbildungen. Aus diesem Grund bietet es sich an, bei Zeitmangel eine Bearbeitung von Aufgaben mit diesem Diagrammtyp vorzuziehen. Dies ist selbstverständlich nur eine verallgemeinerte Tendenz. Sollte Ihnen eine andere Diagrammform noch besser liegen, so wählen Sie natürlich diese.

Zuletzt betrachten wir noch die **Kurvendiagramme**. Bei diesen gibt es eine sehr große Variationsbreite an Gestaltungsmöglichkeiten. So sind zwei- oder dreidimensionale Darstellungen möglich, um Zusammenhänge darzustellen.

Entwicklung der Bruttostromerzeugung aus erneuerbaren Energien [in TWh]

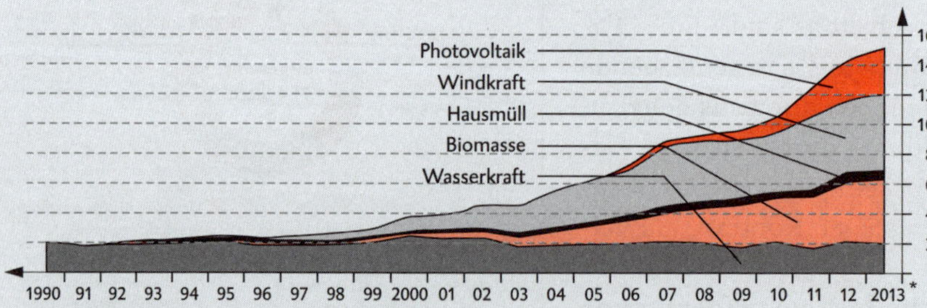

Geothermische Bruttostromerzeugung aufgrund geringer Strommengen nicht dargestellt.
* vorläufig

In den ersten beiden Schritten der Bearbeitungsstrategie betrachten wir unsere Punkte zu den Achsen und den Werten des Diagramms. Nutzen Sie Farben, um wichtige Informationen hervorzuheben. Besonders in diesen Abbildungen ist es sinnvoll, dies auch mit den Verläufen der Graphen zu tun. Oft ist es in wissenschaftlichen Abbildungen üblich, nicht nur zwei, sondern drei Achsen in einem gemeinsamen Diagramm zu verwenden. Investieren Sie deswegen die Zeit, um sich einen Überblick zu verschaffen.

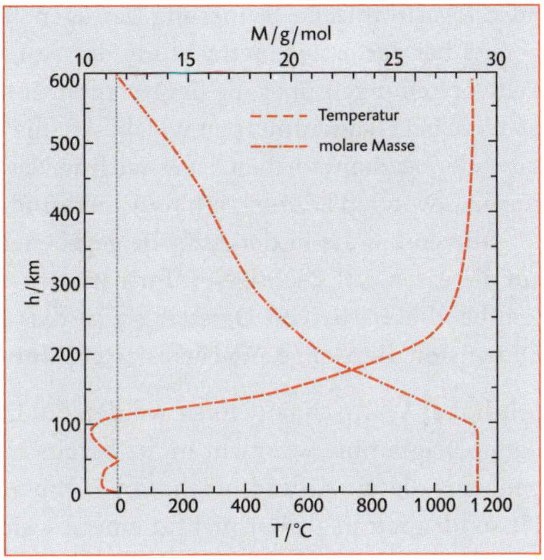

Im Kurvendiagramm rechts werden zwei verschiedene x-Achsen verwendet. Diese ergeben jeweils auf die y-Achse bezogen einen eigenen Zusammenhang. Da diese Darstellungsform für viele TMS-Teilnehmer*innen ungewohnt ist, wird viel Zeit damit verschwendet, sich zu orientieren, ohne die gewonnenen Informationen festzuhalten.

Halten Sie aus diesem Grund zu jedem Zeitpunkt einen farbigen Stift in der Hand, um eigene Markierungen hinzuzufügen. In unserem Fall ist es vorteilhaft, jeder Achse und dem auf sie bezogenen Graphen die gleiche Farbe zuzuweisen. Machen Sie nicht den Fehler, handschriftliche Ergänzungen hinzuzufügen. Diese benötigen zu viel Zeit und Platz. Der beschränkende Faktor bei der Bearbeitung der Aufgaben ist immer die Zeit. Deswegen müssen Sie sich im Vorfeld fragen, wie Sie in möglichst kurzer Zeit die wesentlichen Informationen filtern können. Farben und Symbole sind hierbei immer die Lösung.

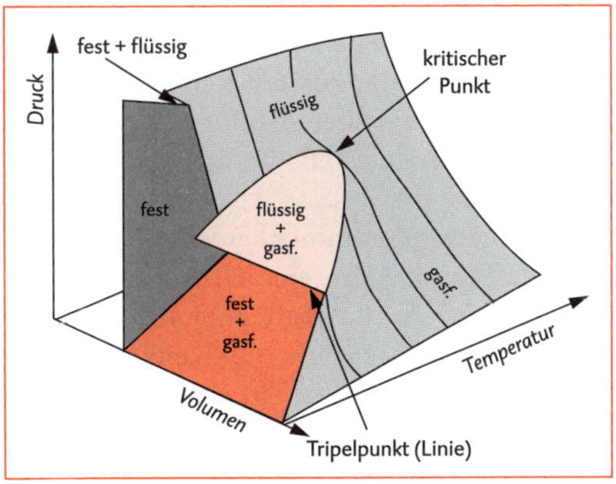

Oftmals ist es bei der Bearbeitung von dreidimensionalen Diagrammen nicht mehr möglich, feste Werte abzulesen. Der Nutzen dieser Darstellung ist, dass man die Abhängigkeiten verschiedener Variablen untereinander visualisieren kann. Deshalb ist es hier besonders wichtig, sich in erster Linie mit den zu überprüfenden Aussagen auseinanderzusetzen. In diesem Fall sind aussagekräftige Werte meistens direkt im Diagramm ergänzt.

Denken Sie daran, dass auch hier alle Achsen über eine lineare, invertierte oder logarithmische Skalierung verfügen können. Den entsprechenden Typ bereits bei der ersten Betrachtung der Aufgabe zu erkennen, ist wichtig, um Fehlvorstellungen über die dargestellten Informationen zu vermeiden. Insbesondere bei Diagrammtypen wie diesen, die Sie eventuell noch nie zuvor gesehen oder bearbeitet haben, ist es wichtig, dass Sie den gewohnten Algorithmus sicher anwenden können, um routiniert und effizient vorzugehen.

Nutzen Sie die in der Aufgabe gegebenen Informationen, um Ihren Fokus auf die essenziell wichtigen Informationen des Diagramms zu lenken. Vor allem bei dieser Art von Darstellung ist dies wichtig, da mit jeder zusätzlichen Dimension die Menge an visualisierter Information exponentiell steigt.

Mit hoher Wahrscheinlichkeit werden Sie im TMS auch Aufgaben bearbeiten, deren Diagramme wir nicht in die bereits behandelten Typen einordnen können. Aus diesem Grund möchten wir Ihnen auf der folgenden Seite noch ein Phasendiagramm als Beispiel für eine abweichende Darstellung zeigen, die Sie trotzdem nach dem bekannten Muster betrachten können.

Beispiel

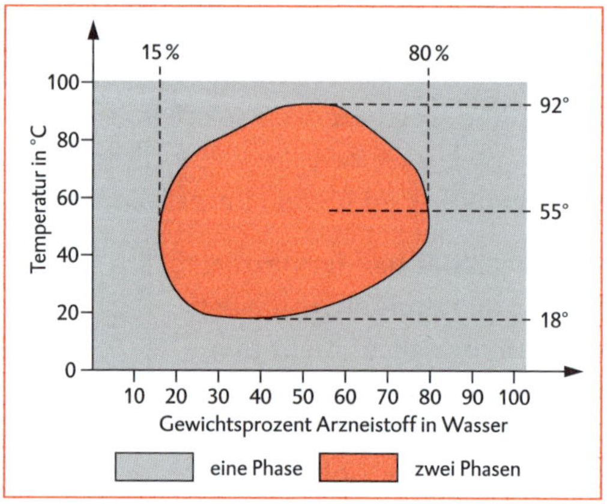

Auch ohne Vorwissen sollten Sie bereits in der Lage sein, Informationen aus dem Phasendiagramm abzulesen. Hierzu betrachten wir im ersten Schritt wieder die Achsen, im darauffolgenden Schritt die dargestellten Werte. Denken Sie daran, dass in jeder Aufgabe ein zusätzlicher kurzer Text mit weiteren Informationen bereitgestellt wird. Ihre Aufgabe ist es also nicht, alle gezeigten Zusammenhänge zu verstehen, sondern eine Orientierung über die Beschaffenheit der Achsen und Werte zu erhalten.

Um Ihnen diese Übung ein wenig zu erleichtern, werden wir die Informationen zu diesem Diagramm nochmals gemeinsam erarbeiten. Betrachten Sie dazu noch einmal die oben genannten 10 Punkte und versuchen Sie, diese strukturiert durchzugehen. Versuchen Sie nun zusätzlich, diese möglichst kurz und aussagekräftig zu formulieren. Es geht nur um eine Orientierung und weniger um logisches Verstehen. Überlegen Sie sich anschließend, wie Sie bei diesem Diagramm weiter vorgehen würden. Welche Markierungen würden Sie vornehmen, welche Werte besonders hervorheben, welche Achsen oder Einheiten farblich voneinander abgrenzen? Kontrollieren Sie danach Ihre Ergebnisse anhand der folgenden Auflösung.

Informationen über die Achsen:

1. Zweidimensionales Phasendiagramm (überspringen, wenn unbekannt)
2. Zwei Achsen
3. x-Achse: Gewichtsprozent von $\frac{\text{Arzneistoff}}{\text{Wasser}}$
   y-Achse: Temperatur in °C
4. Beide Achsen linear
5. Keine Unterbrechungen oder Änderungen der Werte
6. Keine Besonderheiten

Informationen über die Werte:

1. x-Achse: relative Werte
   y-Achse: absolute Werte
2. Einzelne feste Werte, sonst Schätzungen
3. Keine Unterbrechungen in den Werten
4. 15 % und 80 %, 18 °C und 92 °C als Begrenzungen; Angabe der 55 °C-Marke

Resultierende Schritte:

- Achse für Temperatur in gleicher Farbe wie die Werte 18 °C, 55 °C und 92 °C markieren
- Achse für Gewichtsprozent in gleicher Farbe wie die Werte 15 % und 80 % markieren
- Lösungsbogen als Lineal bereitlegen, um Werte abzuschätzen

Durch das Hervorheben der Werte und das visuelle Verbinden mit der dazugehörigen Achse sind Sie in der Lage, das Diagramm stark vereinfacht zu betrachten. Ansonsten würde die Ähnlichkeit zwischen dem Prozentzeichen und der Einheit Grad Celsius ein ständiges Springen Ihrer Betrachtung erzwingen. Durch solche Schritte wird Ihr Handeln effizienter und das zu erwartende Ergebnis verbessert.

Tabellen

Die zweite Darstellungsform des Untertests sind die bereits angesprochenen Tabellen. Hier gibt es bei Weitem nicht so viele Variationsmöglichkeiten, was unsere Bearbeitungsstrategie einfacher macht.

Jeder von Ihnen hat in der Schulzeit bereits ausgiebig mit verschiedenen Tabellen gearbeitet. Aus diesem Grund ist der Aufbau einer solchen nicht der Schwerpunkt des Kapitels. Vielmehr sollten Sie lernen, aus der Menge der Ihnen in Tabellenform präsentierten Informationen die wichtigen zu filtern. Um dies effektiv zu tun, sollten Sie als Erstes die Aussagen analysieren.

Hierbei ist es entscheidend, dass Sie die Daten und Werte innerhalb einer Aussage mit der gleichen Farbe markieren wie die entsprechenden Informationen in der Tabelle. Verwenden Sie unbedingt mehrere Farben, um die Daten und Werte aus mehreren Aussagen verschiedenartig hervorzuheben und eindeutig zuordnen zu können. Auf diese Weise sind Sie bei der späteren Bearbeitung in der Lage, mehrere Aussagen zugleich zu überprüfen. Richten Sie Ihren Fokus außerdem auf Fachausdrücke und Signalwörter. Wenn Sie diese nicht im Begleittext oder in der Tabelle wiederfinden, können Sie die entsprechende Aussage vermutlich sehr schnell als nicht ableitbar bewerten.

Bei der ersten Betrachtung einer Tabelle konzentrieren wir uns auf folgende Punkte:

1. Aufbau der Tabelle (Anzahl der Spalten und Zeilen)
2. Spalten-/Zeilenbeschriftung (Einheiten, Zuweisungen, Zusammenhänge)
3. Art der Werte (absolute Werte, relative Werte)
4. Besonderheiten (hervorgehobene Werte, Normabweichungen)

Wie Sie sehen können, sind bei der Bearbeitung einer Tabelle insgesamt weniger Punkte durchzugehen. Oftmals ist es eher die Menge der gegebenen Informationen, die die Herausforderung darstellt.

Beispiel

Milchart	Eiweiß	Fett	Milchzucker	Salze	Energiegehalt
menschliche Muttermilch	1,2 g	4,0 g	7,0 g	0,25 g	294 kJ
Vollmilch	3,5 g	3,5 g	4,5 g	0,75 g	273 kJ
Magermilch	3,3 g	0,5 g	4,5 g	0,75 g	160 kJ
Buttermilch	3,0 g	0,5 g	3,0 g	0,55 g	110 kJ

In dieser Tabelle geht es um den Vergleich der Inhaltsstoffe verschiedener Milcharten. Durch Anwenden der vier zuvor genannten Punkte ergeben sich folgende Informationen:

1. 5 Spalten mit jeweils 4 Zeilen
2. Horizontal: Inhaltsstoffe und Energiegehalt
   Vertikal: Milcharten
3. Alle Werte sind absolute Angaben.
4. Keine Normabweichungen (Gewichtsangaben durchgehend in Gramm, Energiegehalt in kJ)

Durch die Untersuchung dieser vier Punkte sind wir in der Lage, uns viel schneller in der Tabelle zu orientieren und Aussagen zu überprüfen. Selbstverständlich wird dies bei einer größeren Anzahl an Zeilen und Spalten zunehmend schwieriger, doch lassen Sie sich bei solchen Aufgaben nicht von der Menge an Informationen erschlagen. Meist werden insbesondere bei sehr großen Tabellen in den Aussagen einfache Wertepaare aufgeführt, die überprüft werden sollen.

Eine sinnvolle Technik, um Informationen visuell zu reduzieren, ist das teilweise Verdecken der Tabelle durch den Antwortbogen. Tun Sie dies vor allem dann, wenn Sie dazu neigen, den anvisierten Datensatz aus den Augen zu verlieren.

Im Rahmen des folgenden Beispiels werden die gleichen vier Schritte noch einmal auf eine größere Tabelle angewandt. Versuchen Sie zuerst, eine eigene Lösung zu generieren, und betrachten Sie erst im Anschluss die vorgeschlagene Lösung. Überlegen Sie zudem, welche Schritte zur Vereinfachung der Darstellung genutzt werden können.

Beispiel

	Geöffnete Beherbergungsbetriebe [1]	Veränderung gegenüber Vorjahr	Angebotene Schlafgelegenheiten [1]	Veränderung gegenüber Vorjahr	Durchschnittliche Auslastung der angebotenen Schlafgelegenheiten
	Anzahl	%	Anzahl	%	% [2]
Insgesamt	**52 473**	*– 1,3*	**3 563 788**	*0,1*	*34,8*
	nach Ländern				
Baden-Württemberg	6 892	*– 0,5*	396 590	*0,2*	*36,2*
Bayern	12 492	*– 2,0*	698 793	*– 0,7*	*34,9*
Berlin	799	*0,6*	136 154	*5,0*	*55,0*
Brandenburg	1 659	*0,2*	126 326	*1,2*	*29,7*
Bremen	118	*2,6*	13 350	*4,6*	*42,4*
Hamburg	339	*2,7*	54 524	*1,9*	*58,8*
Hessen	3 534	*– 0,4*	250 010	*0,3*	*35,8*
Mecklenburg-Vorpommern	3 016	*– 0,8*	290 239	*0,0*	*30,7*
Niedersachsen	5 535	*– 4,6*	386 383	*– 0,5*	*31,2*
Nordrhein-Westfalen	5 331	*– 0,2*	365 711	*– 0,1*	*35,4*
Rheinland-Pfalz	3 666	*– 0,5*	238 713	*– 0,6*	*27,1*
Saarland	279	*0,7*	23 322	*10,6*	*32,9*
Sachsen	2 134	*– 2,2*	148 207	*– 0,3*	*37,0*
Sachsen-Anhalt	1 093	*– 2,0*	72 075	*– 2,1*	*29,5*
Schleswig-Holstein	4 226	*– 1,1*	256 778	*0,2*	*32,7*
Thüringen	1 360	*0,2*	106 613	*1,2*	*34,3*
	nach Betriebsarten				
Hotels, Gasthöfe, Pensionen	34 003	*– 1,5*	1 758 230	*0,5*	*40,6*
Hotels (ohne Hotels garnis)	13 307	*– 0,5*	1 086 346	*0,7*	*42,9*
Hotels garnis	7 581	*– 1,2*	353 262	*2,3*	*44,1*
Gasthöfe	7 864	*– 3,4*	191 512	*– 2,8*	*26,9*
Pensionen	5 251	*– 1,9*	127 110	*– 1,7*	*32,0*
Ferienunterkünfte und ähnliche Beherbergungsstätten	13 883	*– 1,4*	685 809	*– 0,2*	*31,9*
Erholungs- und Ferienheime	1 781	*– 0,4*	131 775	*– 1,3*	*32,4*
Ferienzentren	113	*– 4,2*	68 830	*2,2*	*41,5*
Ferienhäuser und Ferienwohnungen	10 067	*– 1,8*	320 915	*– 1,0*	*28,3*
Jugendherbergen und Hütten	1 922	*0,2*	164 289	*1,4*	*34,7*
Campingplätze	2 818	*– 0,5*	882 996	*– 0,6*	*10,9*
Sonstige tourismusrelevante Unterkünfte	1 769	*1,5*	236 753	*1,3*	*67,1*
Vorsorge- und Rehabilitationskliniken	901	*0,8*	156 937	*0,4*	*81,7*
Schulungsheime	868	*2,4*	79 816	*3,0*	*37,5*

1 Stand: Juli.
2 Rechnerischer Wert (Übernachtungen/Bettentage) x 100.

Unter Betrachtung der vier Punkte erhalten wir folgende Informationen:

1. 5 Spalten, 2 Gruppen mit vielen Zeilen (genaue Anzahl uninteressant, da zu groß)
2. Horizontal: Betriebe und Schlafplätze sowie deren Veränderung, ø Auslastung Schlafgelegenheiten
   Vertikal: Auflistung der Bundesländer und Betriebsarten
3. Mischung aus absoluten und relativen Werten
4. Angegebene Basiswerte, Berechnung für letzte Spalte angegeben

Resultierende Schritte:

- Markieren der Basiswerte (in gleicher Farbe wie die entsprechende Spaltenbenennung)

- Hervorheben der Berechnung (in gleicher Farbe wie die entsprechende Spalte)
- Bereitlegen des Lösungsbogens als Lineal

Allgemeines

Für den letzten Schritt der Bearbeitungsstrategien gehen wir nun detailliert auf die zu überprüfenden Aussagen ein.

Wie auch in den Untertests „Medizinisch-naturwissenschaftliches Grundverständnis", „Quantitative und formale Probleme" sowie „Textverständnis" ist der Fragestellung immer zu entnehmen, ob nach ableitbaren oder nach nicht ableitbaren Aussagen gesucht wird. Dies hervorzuheben, ist essenziell wichtig und sollte niemals vergessen werden. Verwenden Sie zwei verschiedene Farben, um die Suche nach ableitbaren und nicht ableitbaren Aussagen auf den ersten Blick erkennbar voneinander zu trennen.

Für die Bearbeitung einer Aussage sind folgende Punkte zentral:

- Art der Aussage (spezifische Aussage, allgemeine Aussage)
- Art der gesuchten Lösung (relative Werte, absolute Werte)
- Besonderheiten (Fachbegriffe, Signalwörter)

Es gibt zwei verschiedene Arten von Aussagen, mit denen wir uns hier beschäftigen. Eine spezifische Aussage prüft mit Fokus auf einen einzelnen Wert. Aus diesem Grund müssen wir unsere Abbildung bzw. Tabelle für genau diesen Fall überprüfen und versuchen, die Aussage zu bestätigen. Gelingt uns dies, so ist diese ableitbar. Eine allgemein gehaltene Aussage hingegen gibt eine Art Regel vor. Hier liegen unsere Bemühungen darin, eine Ausnahme zu finden. Können wir eine allgemeine Aussage auch nur an einer Stelle widerlegen, so ist sie nicht mehr haltbar. Andernfalls wird sie als richtig angenommen.

Markieren Sie in den Aussagen, nach welchem Aspekt Sie das Diagramm bzw. die Tabelle betrachten werden. Dabei sollten Sie versuchen, die Aussagen auf das Wesentliche zu reduzieren. Konzentrieren Sie sich bei diesem Schritt auf alle darin enthaltenen relativen sowie absoluten Werte und heben Sie diese hervor.

Sollten Sie an dieser Stelle bemerken, dass die im Diagramm bzw. in der Tabelle gezeigten Werte relativ sind, während in einer Aussage nach absoluten Werten gesucht wird, so konzentrieren Sie sich zuerst auf die anderen Aussagen. In einem solchen Fall muss nach einer Möglichkeit der Berechnung Ausschau gehalten werden. Da in der gleichen Zeit oftmals mehrere Lösungsmöglichkeiten bearbeitet werden können, ist das momentane Aussetzen der Aussage die beste Option.

Abschließend suchen Sie sich noch Fachbegriffe und Signalwörter, durch die Sie die Aussage direkt an die Tabelle oder das Diagramm binden können. Es ist wichtig, dass Sie darauf achten, dieselben Farben zu verwenden. Hierdurch reduzieren Sie die visuellen Informationen auf ein Minimum. Die Zeit, die Sie hierbei investieren, holen Sie bei der Bearbeitung ohne Weiteres wieder rein.

Zusammenfassung

Gehen Sie immer nach dem im Folgenden zusammengefassten Muster vor:

- **Auswahl einer Aufgabe** — 5 Sekunden maximal

  Auch bei diesem Untertest sind die Aufgaben nach ansteigender Schwierigkeit sortiert. Da dies jedoch subjektiv anders empfunden werden kann, sollten Sie sich kurz einen Überblick über bis zu drei Abbildungen/Tabellen verschaffen. Hieraus wählen Sie das Diagramm oder die Tabelle aus, das/die Ihnen am ehesten zuspricht. Versuchen Sie diesen Schritt möglichst kurz zu halten und entscheiden Sie sich spontan nach Ihrem Gefühl. Haben Sie mit einer Aufgabe angefangen, so wechseln Sie nach spätestens 10 Sekunden nicht mehr. Durch mehrfaches Umschwenken auf andere Aufgaben würden Sie sich nur selbst verwirren. Entscheiden Sie sich deswegen und konzentrieren Sie sich auf die vorliegende Aufgabe.

- **Markieren der gesuchten Bearbeitung** — 2 Sekunden maximal

  Es gibt nur zwei Bearbeitungsformen in diesem Untertest. Entweder liegt unser Fokus auf richtigen Aussagen oder wir versuchen, falsche Lösungsmöglichkeiten zu finden. Aus diesem Grund müssen Sie deutlich markieren, wonach gesucht wird.

- **Bearbeitung der Aussagen** — je 5 Sekunden pro Aussage

  In diesem Schritt konzentrieren Sie sich nun ausschließlich auf die zu überprüfenden Aussagen. Markieren Sie hier folgende Punkte:
  - Art der Aussage (spezifische Aussage, allgemeine Aussage)
  - Art der gesuchten Lösung (relative Werte, absolute Werte)
  - Besonderheiten (Fachbegriffe, Signalwörter)

  Beachten Sie dabei, dass Sie für identische Begriffe auch die gleichen Farben verwenden sollten. Durch dieses Vorgehen können Sie später mehrere Aussagen zeitgleich überprüfen.

- **Betrachtung der Abbildung/Tabelle** — 20 Sekunden maximal

  Dieser Schritt ist der wichtigste. Sie müssen die Informationen, die im Diagramm oder in der Tabelle dargestellt sind, visuell reduzieren. Verwenden Sie hierzu die folgenden Punkte, je nach Darstellungsform:
  - Diagramm: Informationen über die Achsen, Informationen über die Werte
  - Tabellen: Informationen über Spalten, Zeilen und Besonderheiten

  Lernen Sie die oben aufgeführten Punkte auswendig und verinnerlichen Sie diese. Es ist absolut notwendig, einen festen Algorithmus zur Bearbeitung der Aufgabe zu besitzen. Dies macht den Unterschied zwischen einem durchschnittlichen und einem überdurchschnittlichen Ergebnis aus. Verwenden Sie zum Hervorheben der Informationen die richtigen Farben. Ihr Fokus sollte darauf liegen, einen einfachen Wechsel zwischen den Aussagen und der Abbildung/Tabelle zu ermöglichen. Verwenden Sie daher gleiche Farben für identische Fachbegriffe und Einheiten. Hier sollten Sie außerdem kurz den Begleittext überfliegen, um relevante Informationen, die eventuell dort enthalten sind, mit in die Analyse der Abbildung/Tabelle einfließen lassen zu können.

Tipp: Manche TMS-Teilnehmer*innen bevorzugen es, die Reihenfolge von Schritt 3 und 4 zu vertauschen. Probieren Sie beide Möglichkeiten aus, indem Sie ein Übungsset so bearbeiten, dass Sie zuerst einen Blick auf die Aussagen werfen und anschließend auf die Abbildung/Tabelle. Danach bearbeiten Sie ein weiteres Übungsset genau umgekehrt. So finden Sie die für Sie persönlich beste Bearbeitungsstrategie, um bei diesem Untertest so viele Punkte wie möglich zu erreichen.

Überprüfung der Aussagen

15 Sekunden pro Aussage

Orientieren Sie sich bei diesem Schritt daran, ob es sich um eine allgemeine oder eine spezifische Aussage handelt. Dies entscheidet darüber, worauf Sie Ihren Fokus legen müssen:

- Allgemeine Aussage: Versuchen Sie die Aussage durch eine Ausnahme zu widerlegen.
- Spezifische Aussage: Überprüfen Sie den angegebenen Wert in der Abbildung/Tabelle.

Sollten sich hierbei mehrere Aussagen auf die gleichen Bereiche der Abbildung/Tabelle beziehen, so können Sie diese zeitgleich überprüfen. Hier liegt auch die große Stärke dieser Bearbeitungsstrategie: Sie filtern Informationen und verbinden diese visuell, um sie danach zeiteffizient zu bearbeiten.

Bearbeitungsstrategie im Überblick

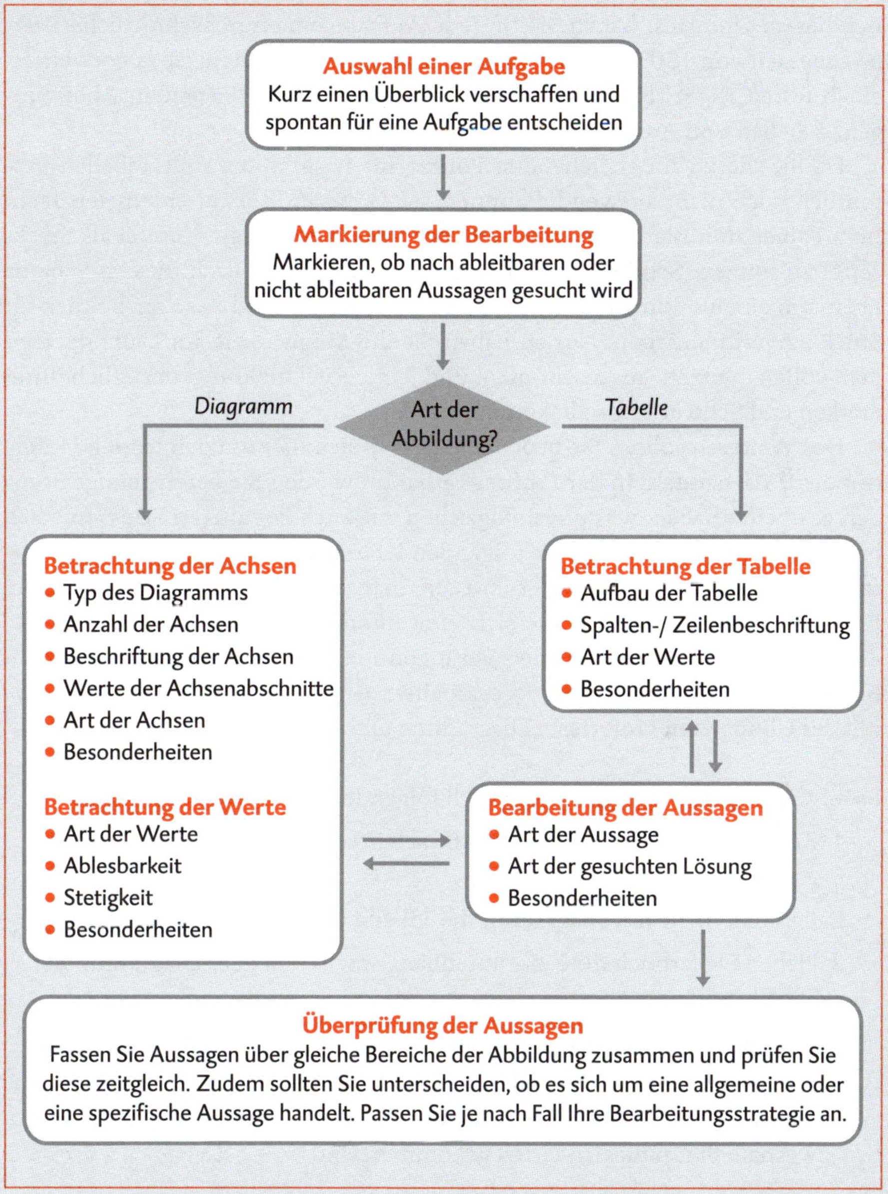

Übungsaufgaben

Bei diesem Untertest haben Sie für jede Aufgabe eine durchschnittliche Bearbeitungszeit von 150 Sekunden. Um zeiteffizient zu arbeiten, ist es notwendig, einen festen Algorithmus zu besitzen, nach dem die vorliegenden Abbildungen/Tabellen und Aussagen bearbeitet werden.

Da Sie die zu untersuchenden Punkte für Diagramme und Tabellen vermutlich noch nicht auswendig können, ist es ratsam, sie auf einem separaten Blatt Papier zu notieren und während der Übung zu diesem Kapitel als Spickzettel zu nutzen. Schließlich sollten Sie von Beginn an nach diesem Schema üben, um einen optimalen Trainingseffekt zu erzielen und es so auch Stück für Stück zu verinnerlichen. Nur so haben Sie die Möglichkeit, im Laufe der Zeit den vollen Nutzen auszuschöpfen und eine Rückmeldung bezüglich Ihrer Stärken und Schwächen zu bekommen.

Des Weiteren sollten Sie bedenken, dass es sich hier um den letzten Untertest des TMS handelt. In der Prüfungssituation werden Sie bereits einige Stunden gearbeitet haben, was physiologischen wie auch kognitiven Stress mit sich bringt. Bearbeiten Sie daher die folgenden Übungen nicht in ausgeruhtem Zustand, denn so würden Sie sich selbst die Chance auf eine situationsangepasste Reflexion nehmen. Suchen Sie sich eine mindestens zweistündige Aufgabe, die Sie kognitiv fordert. Beispielsweise könnten Sie Abituraufgaben aus dem Bereich der Naturwissenschaften bearbeiten. Beginnen Sie danach ohne Pause mit der Übung zum Untertest „Diagramme und Tabellen“.

Es folgen nun sechs Aufgaben, die nach folgendem Schema zu lösen sind:

1. Beantworten Sie die Frage, ob eine ableitbare oder eine nicht ableitbare Aussage gesucht wird.
2. Betrachten Sie das Diagramm/die Tabelle nach dem gelernten Schema.
3. Heben Sie farblich die Zusammenhänge zwischen dem Diagramm/der Tabelle und den Aussagen hervor.
4. Nutzen Sie die Informationen der Darstellung, um die Aussagen zu bestätigen oder zu widerlegen.
5. Geben Sie zu jeder von Ihnen ausgeschlossenen Aussage den Grund an, weshalb Sie zu diesem Urteil gekommen sind

- **Anzahl der Figuren: 6**
- **Zeit pro Aufgabe: 150 s**
- **Gesamtzeit der Übung: 15 min**

91 Die folgende Grafik zeigt die prozentualen Anteile von Männern und Frauen an den im Jahr 1974 wegen eines Magengeschwürs (Ulcus) stationär behandelten Patienten verschiedener Altersgruppen.

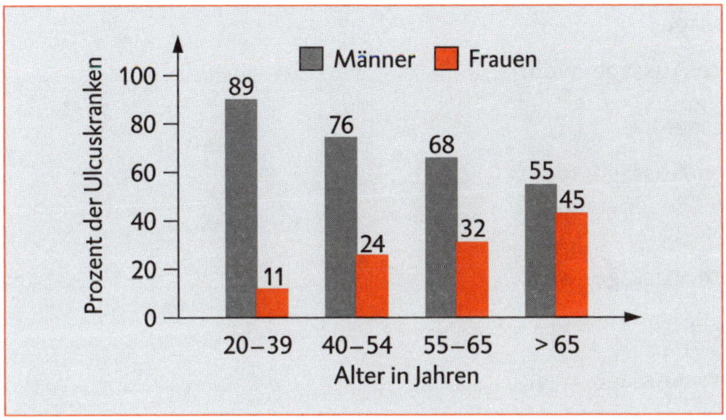

Welche der folgenden Aussagen lässt sich aus den dargestellten Informationen ableiten?

A In der Gruppe der 20- bis 39-Jährigen wurden etwa achtmal so viele Männer wie Frauen stationär wegen eines Ulcusleidens behandelt.

B Während 11 Prozent der 20- bis 39-jährigen Frauen an Ulcus erkrankten, waren in der Gruppe der 40- bis 54-jährigen Frauen etwa doppelt so viele Ulcuserkrankungen festzustellen.

C Die absolute Zahl der wegen eines Ulcusleidens stationär behandelten Männer ist in der Gruppe der über 65 Jahre alten Patienten etwa fünfmal größer als bei 20- bis 39-jährigen Frauen.

D Der Anteil der Männer an den Ulcuspatienten wird mit zunehmendem Alter immer größer.

E 32 Prozent der stationär behandelten Frauen entstammen der Altersgruppe der 55- bis 65-Jährigen.

Nach welcher Aussage wird gesucht?

☐ ableitbare Aussage ☐ nicht ableitbare Aussage

Welche Aussage ist die Lösung?

A ☐ gesuchte Aussage
☐ nicht gesuchte Aussage, weil: ____________________

B ☐ gesuchte Aussage
☐ nicht gesuchte Aussage, weil: ____________________

C ☐ gesuchte Aussage
☐ nicht gesuchte Aussage, weil: ____________________

D ☐ gesuchte Aussage
☐ nicht gesuchte Aussage, weil: ____________________

E ☐ gesuchte Aussage
☐ nicht gesuchte Aussage, weil: ____________________

92 Das Diagramm stellt für einen ruhenden, unbekleideten Erwachsenen Körpertemperatur, Wärmebildung und Wärmeabgabe bzw. -aufnahme jeweils in Abhängigkeit von der Umgebungstemperatur dar.

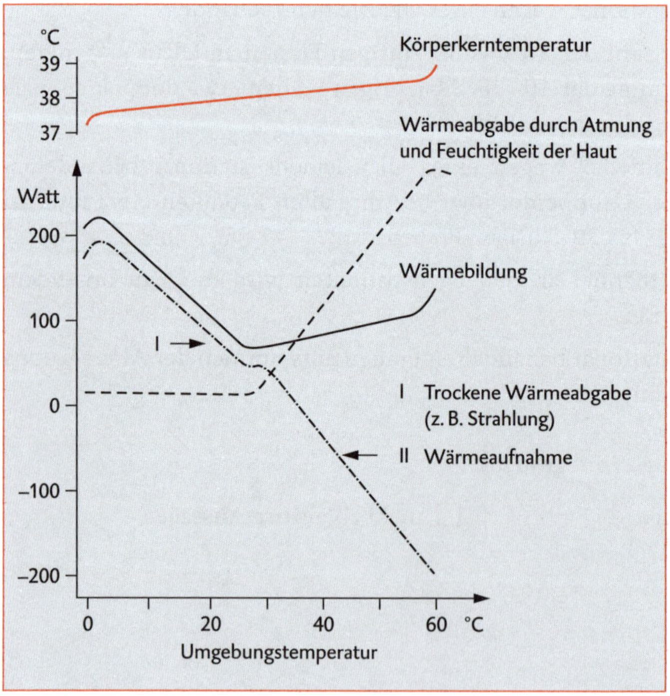

Welche der folgenden Aussagen lässt sich aus den dargestellten Informationen ableiten?

A Die Körperkerntemperatur ist unabhängig von der Umgebungstemperatur.

B Bei hohen Umgebungstemperaturen bildet der Körper keine eigene Wärme mehr.

C Umgebungstemperaturen von 25 °C bis 30 °C erfordern vom Körper die wenigsten wärmebildenden Maßnahmen.

D Die Wärmebildung des Körpers und die Körperkerntemperatur verhalten sich bei niedrigen Umgebungstemperaturen weitgehend proportional zueinander.

E Die Wärmeabgabe durch Strahlung gewinnt bei Temperaturen von mehr als 28 °C zunehmend an Bedeutung.

Nach welcher Aussage wird gesucht?

☐ ableitbare Aussage ☐ nicht ableitbare Aussage

Welche Aussage ist die Lösung?

A ☐ gesuchte Aussage
☐ nicht gesuchte Aussage, weil: ______________________________

B ☐ gesuchte Aussage
☐ nicht gesuchte Aussage, weil: ______________________________

C ☐ gesuchte Aussage
☐ nicht gesuchte Aussage, weil: ______________________________

D ☐ gesuchte Aussage
☐ nicht gesuchte Aussage, weil: ______________________________

E ☐ gesuchte Aussage
☐ nicht gesuchte Aussage, weil: ______________________________

93 Die folgende Tabelle gibt den Bildungsstand der österreichischen Bevölkerung zu verschiedenen Zeitpunkten an. Berücksichtigt wurden nur Menschen im Alter zwischen 24 und 65 Jahren, aufgeschlüsselt nach Geschlecht und Bildungsstufe.

Bildungsstand der Bevölkerung (25–64 Jahre) nach Geschlecht und Bildungsstufen in %									
Schultyp	2010**			2001**			1991**		
	insg.	m.	w.	insg.	m.	w.	insg.	m.	w.
Tertiärstufe*	15,4	14,5	16,3	10,3	10,5	10,5	6,9	7,8	6,0
Universität, Fachhochschule	12,0	12,8	11,2	7,5	8,8	6,2	5,3	6,9	3,7
Akademien	2,8	1,4	4,3	2,3	1,1	3,5	1,6	0,9	2,3
Sekundarstufe	68,4	73,8	63,0	63,4	70,3	56,4	59,0	67,0	50,9
Berufsbildende höhere Schulen	8,8	8,8	8,8	6,2	7,1	5,3	4,7	5,7	3,7
Allg.bildende höhere Schulen	5,8	5,3	6,2	4,7	4,6	4,9	4,7	4,6	4,8
Lehre	39,9	50,7	29,2	39,4	51,1	27,7	37,0	48,6	25,4
Berufsbildende mittlere Schule	13,8	8,9	18,7	13,1	7,5	18,6	12,5	8,1	17,0
Pflichtschule	16,2	11,7	20,7	26,2	19,3	33,1	34,2	25,3	43,1

Welche der folgenden Aussagen lässt sich aus den dargestellten Informationen ableiten?

A Im Jahr 2001 haben mehr Frauen als Männer die Sekundarstufe absolviert.

B Männer stellen in allen Zeitstufen einen höheren Anteil als Frauen, was das Absolvieren einer Lehre betrifft.

C Im gezeigten Diagramm hat der Anteil der Frauen, die eine berufsbildende höhere Schule absolvierten, zu den einzelnen Zeitpunkten stets zugenommen.

D Während im Jahr 1991 noch rund jeder Dritte die Pflichtschule als höchsten Bildungsstand hatte, ist es 2010 nur noch jeder Vierte.

E Im Jahr 2010 besuchten immer noch weniger als eine Person von 50 als höchste Bildungsstufe eine Akademie.

Nach welcher Aussage wird gesucht?

☐ ableitbare Aussage ☐ nicht ableitbare Aussage

Welche Aussage ist die Lösung?

A ☐ gesuchte Aussage
☐ nicht gesuchte Aussage, weil: ______________________

B ☐ gesuchte Aussage
☐ nicht gesuchte Aussage, weil: ______________________

C ☐ gesuchte Aussage
☐ nicht gesuchte Aussage, weil: ______________________

D ☐ gesuchte Aussage
☐ nicht gesuchte Aussage, weil: ______________________

E ☐ gesuchte Aussage
☐ nicht gesuchte Aussage, weil: ______________________

94 Ein Kreisdiagramm gibt meist relative Werte wieder, sodass über die absoluten Zahlen keine Aussagen getroffen werden können. Kennt man jedoch die Gesamtheit, können viele Informationen bestimmt und abgelesen werden.
Im folgenden Diagramm werden relative Krebshäufigkeiten aufgezeigt, die jedoch erst mit der Zahl der Gesamterkrankten in Verbindung gebracht werden müssen.

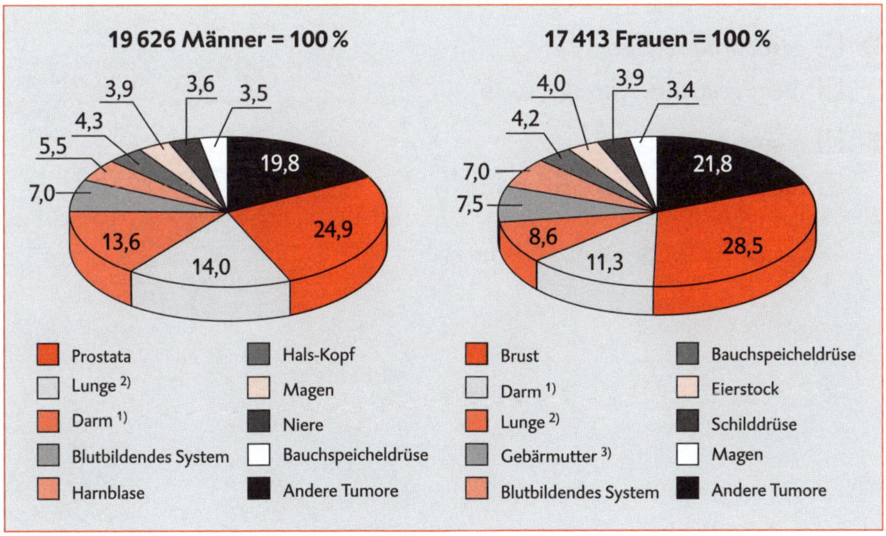

Welche der folgenden Aussagen lässt sich aus dem Diagramm ableiten?

A Bauchspeicheldrüsenkrebs kommt relativ gesehen bei Männern häufiger vor.

B Prostata- und Brustkrebs machen zusammen mehr als 50 % aller gezeigten Krebsarten aus.

C Es gibt mehr Fälle von Magenkrebs bei Männern als von Schilddrüsenkrebs bei Frauen.

D Bei Männern gibt es mehr als 3 400 Fälle von Lungenkrebs.

E Krebs der Gebärmutter ist bei Frauen der dritthäufigste.

Nach welcher Aussage wird gesucht?

☐ ableitbare Aussage ☐ nicht ableitbare Aussage

Welche Aussage ist die Lösung?

A ☐ gesucht Aussage

☐ nicht gesuchte Aussage, weil: ______________________

B ☐ gesuchte Aussage

☐ nicht gesuchte Aussage, weil: ______________________

C ☐ gesuchte Aussage

☐ nicht gesuchte Aussage, weil: ______________________

D ☐ gesuchte Aussage

☐ nicht gesuchte Aussage, weil: ______________________

E ☐ gesuchte Aussage

☐ nicht gesuchte Aussage, weil: ______________________

95 Das unten stehende Diagramm beschreibt den Verlauf einer HIV-Infektion/AIDS in Zusammenhang mit der Anzahl der CD4⁺-T-Lymphozyten sowie der Anzahl an HIV-RNA-Kopien pro Milliliter Blutplasma. Die Viruslast wird hierbei durch die Anzahl der HIV-RNA-Kopien definiert.

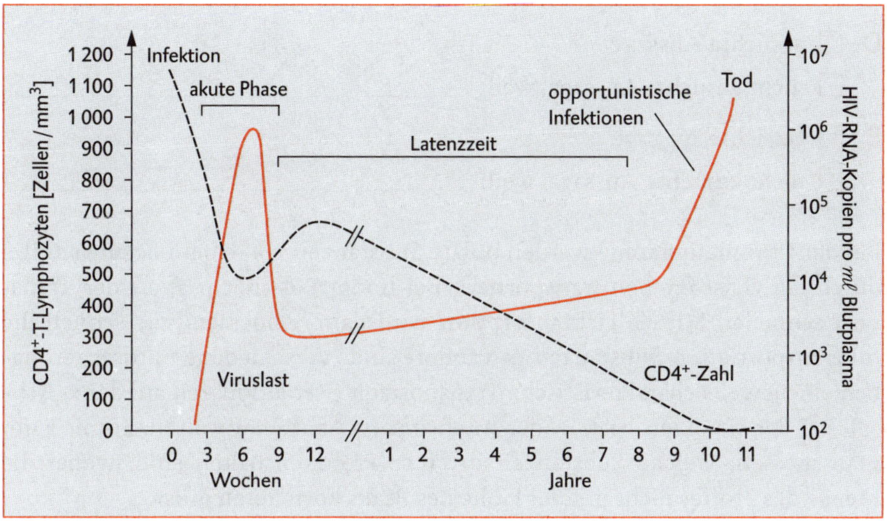

Welche der folgenden Aussagen lässt sich aus dem Diagramm ableiten?

A Die Viruslast ist um die 6. Woche am höchsten.

B Die Viruslast steigt vom 9. Jahr auf das 10. Jahr um etwa 100 % an.

C Im beobachteten Zeitraum liegt die Viruslast pro Milliliter erst ab dem 5. Jahr dauerhaft über der CD4⁺-T-Lymphozyten-Zellzahl pro Milliliter.

D Zwischen der akuten Phase und der Latenzzeit nimmt die Viruslast um mehr als den Faktor 100 ab.

E Ab dem Zeitpunkt der Infektion nimmt die CD4⁺-T-Lymphozyten-Zellzahl stetig ab.

Nach welcher Aussage wird gesucht?

☐ ableitbare Aussage ☐ nicht ableitbare Aussage

Welche Aussage ist die Lösung?

A ☐ gesuchte Aussage

☐ nicht gesuchte Aussage, weil: ______________________

B ☐ gesuchte Aussage

☐ nicht gesuchte Aussage, weil: ______________________________

C ☐ gesuchte Aussage

☐ nicht gesuchte Aussage, weil: ______________________________

D ☐ gesuchte Aussage

☐ nicht gesuchte Aussage, weil: ______________________________

E ☐ gesuchte Aussage

☐ nicht gesuchte Aussage, weil: ______________________________

96 Bei der Chromatographie werden polare Substanzen von einem Lösungsmittel durch ein Glasröhrchen transportiert. Bei hoher Polarität passiert der Transport schneller. Mittels Lichtabsorption wird dann gemessen, wie schnell die mittransportierten Substanzen gewandert sind. Verschiedene Substanzen haben eine jeweils charakteristische Transportzeit (Retentionszeit auf der x-Achse), bei der sie einen Peak in der Intensität (y-Achse) aufweisen. Somit kann man messen, welche Substanzen in einer Probe enthalten sind, wobei die Menge des Stoffes nicht mit der Höhe des Peaks korrelieren muss.
Das unten stehende Diagramm einer Chromatographie zeigt eine unbekannte Probe XY. In der Tabelle daneben sind die charakteristischen Retentionszeiten verschiedener Substanzen angegeben.

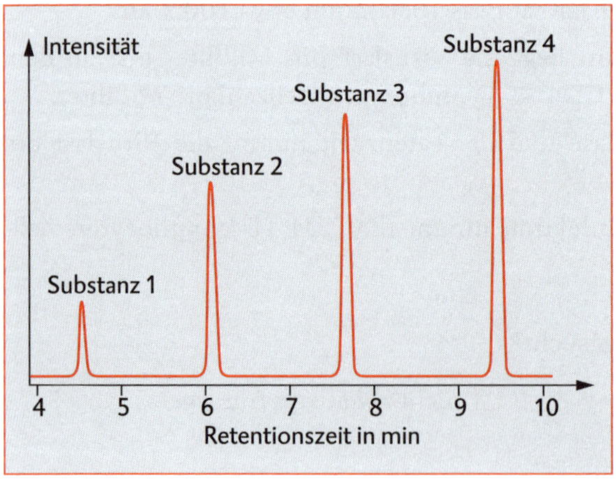

Charakteristische Retentionszeiten:
Substanz S: 4,5 min
Substanz H: 7,8 min
Substanz I: 5,1 min
Substanz E: 9,4 min
Substanz L: 6,1 min
Substanz D: 8,3 min

Welche der folgenden Aussagen lässt sich aus dem Diagramm ableiten?

A Es war am meisten von Substanz E in der Probe XY.

B Es war mit Sicherheit Substanz L in der Probe XY enthalten.

C Die Probe XY enthielt mit Sicherheit keine Substanz D.

D Substanz H weist eine höhere Polarität auf als Substanz I.

E Die Retentionszeit von S beträgt weniger als die Hälfte der Retentionszeit von Substanz D.

Nach welcher Aussage wird gesucht?

☐ ableitbare Aussage ☐ nicht ableitbare Aussage

Welche Aussage ist die Lösung?

A ☐ gesuchte Aussage
☐ nicht gesuchte Aussage, weil: ______________________

B ☐ gesuchte Aussage
☐ nicht gesuchte Aussage, weil: ______________________

C ☐ gesuchte Aussage
☐ nicht gesuchte Aussage, weil: ______________________

D ☐ gesuchte Aussage
☐ nicht gesuchte Aussage, weil: ______________________

E ☐ gesuchte Aussage
☐ nicht gesuchte Aussage, weil: ______________________

Verbesserungsstrategie

Verschiedene Variationen von Diagrammen und Tabellen bieten die besten Möglichkeiten, um eine große Menge an Informationen darzustellen. Aus diesem Grund sind sie ein Pfeiler moderner Wissenschaften und werden ständig weiterentwickelt. Durch die Bearbeitung der vorangegangenen Aufgaben haben Sie einen kleinen Einblick in die mögliche Vielfalt erhalten, die Sie in Ihrem Studium erwartet.

Um Ihr Verständnis für die Anforderungen des Untertests zu vertiefen, sollten Sie die folgenden Fragen konzentriert reflektieren.

Wie haben Sie die folgenden Aspekte des Untertests empfunden?

Das Erkennen von relativen und absoluten Werten:

☐ sehr einfach ☐ eher einfach ☐ eher schwer ☐ sehr schwer

Den Umgang mit logarithmischen Achsen:

☐ sehr einfach ☐ eher einfach ☐ eher schwer ☐ sehr schwer

Das Berechnen von Werten aus Diagrammen und Tabellen:

☐ sehr einfach ☐ eher einfach ☐ eher schwer ☐ sehr schwer

Den Umgang mit Fachbegriffen und besonderen Informationen in den Begleittexten:

☐ sehr einfach ☐ eher einfach ☐ eher schwer ☐ sehr schwer

Platz für weitere Notizen:

Lösungen

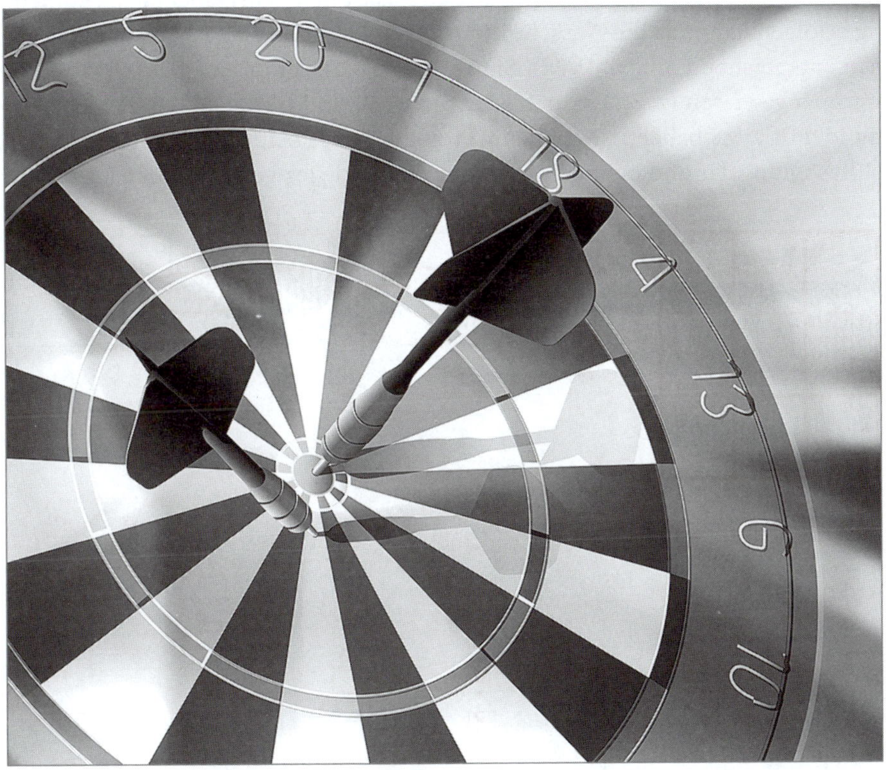

Muster zuordnen

Bedenken Sie, dass die Zuweisung zu den Positionen häufig nicht ganz eindeutig erfolgen kann, da die Ausschnitte A bis E den Kästchen 1 bis 9 ja nicht genau entsprechen können. Wenn Sie also dem Ausschnitt eine benachbarte Position zugewiesen (z. B. 2 statt 1 oder 6 statt 9) und trotzdem den Fehler richtig identifiziert haben, ist das kein Problem. Die Positionen stellen nur eine Hilfestellung dar und müssen nicht ganz eindeutig festgelegt werden.

1

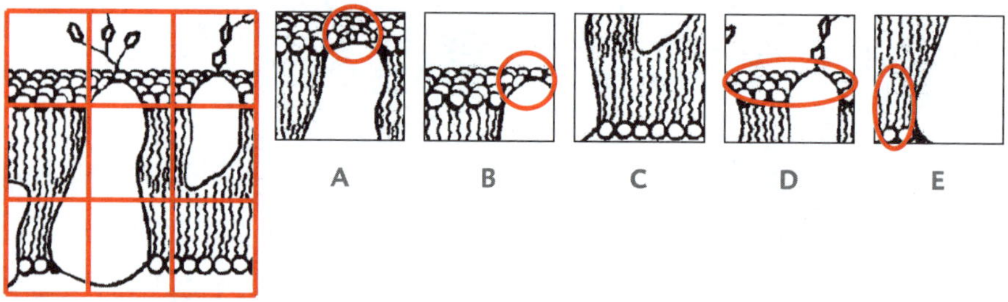

	hinzugefügt	entfernt	gedreht	verschoben	verändert
A Position **2***	☐	☐	☐	☐	☒
B Position **2**	☐	☒	☐	☐	☐
C Position **9**	☐	☐	☐	☐	☐
D Position **3**	☐	☒	☐	☐	☐
E Position **7**	☐	☐	☐	☐	☒

Wenn wir Ausschnitte aus gleichen Bereichen haben, ist es oftmals von Vorteil, diese direkt miteinander zu vergleichen. In diesem Fall können durch den direkten Vergleich von A mit B gleich zwei Möglichkeiten auf einmal ausgeschlossen werden.

Bei Ausschnitt D hat man das Gefühl, dass dieser „zu hell" ist. Das kommt daher, dass Objekte fehlen. Besonders im direkten Vergleich mit den Ausschnitten A und B, die im benachbarten Bereich liegen, fällt dies deutlich auf.

2

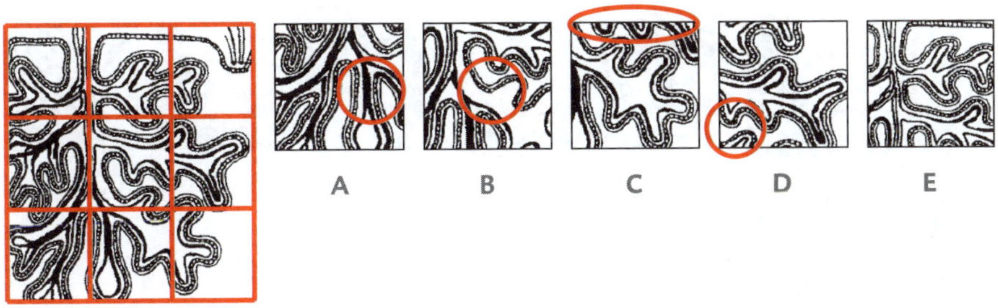

	hinzugefügt	entfernt	gedreht	verschoben	verändert
A Position **8**	☐	☐	☐	☐	☒
B Position **5**	☐	☒	☐	☐	☐
C Position **9**	☐	☐	☐	☐	☒
D Position **6**	☐	☐	☐	☐	☒
E Position **2**	☐	☐	☐	☐	☐

Da wir hier Ausschnitte aus verschiedenen Bereichen des Originalbildes haben, können wir kaum mit direkten Vergleichen arbeiten. Vorteile, die wir hier haben, sind, dass Bild A und C insgesamt „zu dunkel" wirken. Selbst wenn wir im ersten Moment oft nicht sagen können, wodurch dieser Eindruck entsteht, so lässt sich doch mit hoher Wahrscheinlichkeit ein Fehler finden.

Bei Ausschnitt B entsteht das Gefühl, dass hier „zu viel Raum" ist. Dies geschieht durch das Entfernen von Objekten, Linien oder das Verschieben ebensolcher.

Abschließend stehen nur noch zwei Ausschnitte zur Auswahl, von denen wir beispielsweise mit Ausschnitt D fortfahren, da dieser insgesamt „leerer" wirkt als Ausschnitt E und somit weniger Elemente überprüft werden müssen. Wenn Sie Ausschnitt D Stück für Stück durchgehen und mit dem Originalbild vergleichen, fällt Ihnen der verschobene Abschnitt im Bereich unten links auf.

3

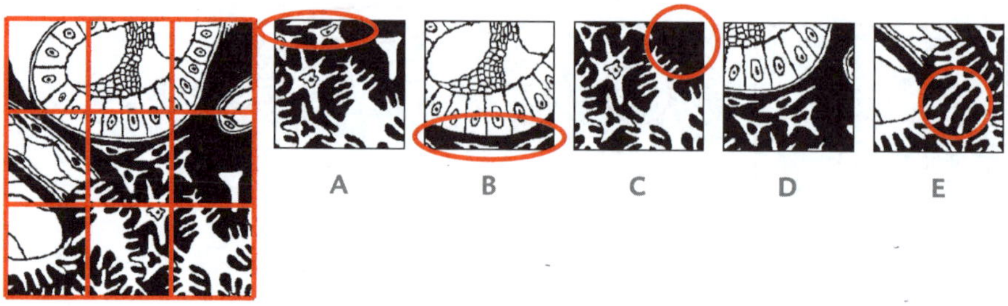

	hinzugefügt	entfernt	gedreht	verschoben	verändert
A Position **5**					X
B Position **2**		X			
C Position **9**		X			
D Position **5**					
E Position **8**					X

Durch den direkten Vergleich der Ausschnitte A und C können wir sofort sagen, dass einer der Ausschnitte einen Fehler enthalten muss. Ebenso verhält es sich, wenn wir einen Vergleich der Ausschnitte B und D anstellen. Immer wenn wir Ausschnitte von vergleichbarer Position vorfinden, ist dies ein Vorteil, den wir nutzen sollten.

Betrachten wir den Ausschnitt E, fällt schnell auf, dass nirgends im Originalbild derart langgezogene Objekte mit Ausrichtung nach links vorkommen.

4

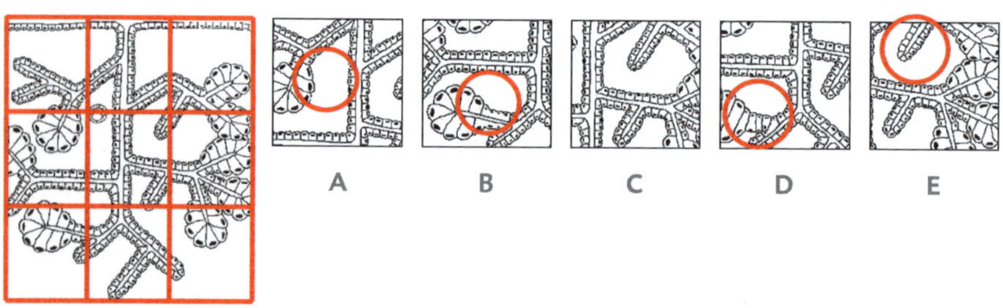

	hinzugefügt	entfernt	gedreht	verschoben	verändert
A Position **5**		X			
B Position **7**		X			
C Position **5**					

D Position **8**	☐	☐	☐	☐	☒
E Position **6**	☐	☒	☐	☐	☐

Wenn wir die Ausschnitte den jeweiligen Positionen im Originalbild zuweisen, sehen wir, dass wir die Ausschnitte B und D ebenso wie die Ausschnitte C und E direkt miteinander vergleichen können, da sie auf benachbarten Positionen liegen und sich überschneiden.

In diesem Bild ist es wenig sinnvoll, nach einem „zu hell" oder „zu dunkel" zu suchen. Was uns hier gut hilft, ist die einheitliche Struktur im Originalbild. Wir sehen eine immer wiederkehrende Einheit von Kanälen und Zellabschnitten. Alle Fehler in den Ausschnitten B, D und E sind Abweichungen von ebendiesem Muster.

Das fehlende Objekt im Ausschnitt A sollte sofort ins Auge springen, da es im Original alleine steht.

5

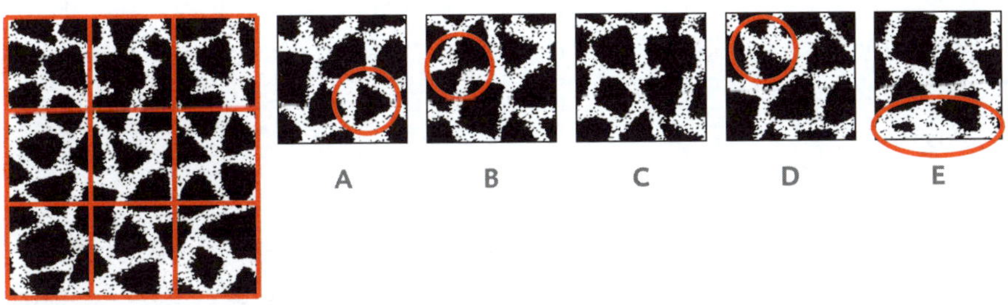

	hinzugefügt	entfernt	gedreht	verschoben	verändert
A Position **9**	☐	☐	☒	☐	☐
B Position **5**	☐	☐	☐	☒	☐
C Position **1**	☐	☐	☐	☐	☐
D Position **5**	☐	☐	☐	☒	☐
E Position **8**	☐	☐	☐	☒	☐

Sollten wir wie in diesem Fall ein Bild mit einer recht unregelmäßigen Struktur vor uns haben, so ist es oft notwendig, einzelne Elemente zu einem Muster zusammenzufügen. Betrachten Sie also weniger die einzelnen Dreiecke als vielmehr die Konstellation, in welcher sie zueinander stehen.

Da die Bildausschnitte B und D aus dem gleichen Bereich des Originalbildes stammen, können wir hier durch einen direkten Vergleich wieder zwei Bildausschnitte gleichzeitig ausschließen. Für E müssen wir uns daran erinnern, dass wir bei Bildausschnitten, die am Rand des Originalbildes liegen, immer die Abgrenzungen überprüfen.

6

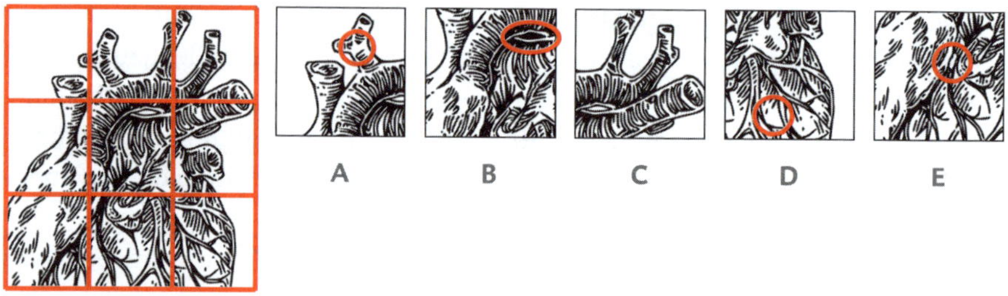

	hinzugefügt	entfernt	gedreht	verschoben	verändert
A Position **2**	☐	☒	☐	☐	☐
B Position **5**	☒	☐	☐	☐	☐
C Position **3**	☐	☐	☐	☐	☐
D Position **9**	☐	☒	☐	☐	☐
E Position **8**	☐	☒	☐	☐	☐

Bei einem Originalbild wie diesem, das sich hauptsächlich aus vielen Einzelstrichen zusammensetzt, sollte vor allem auf entstandene oder fehlende freie Flächen und die Proportionen der Linien geachtet werden.

Im Vergleich der beiden Ausschnitte B und C wird die dunkle Fläche in Ausschnitt B zwischen den Gefäßen deutlich.

In den Ausschnitten A, D und E fallen freie Flächen auf, die im Originalbild nicht zu finden sind. Die Ausschnitte wirken dadurch alle „zu hell“.

7

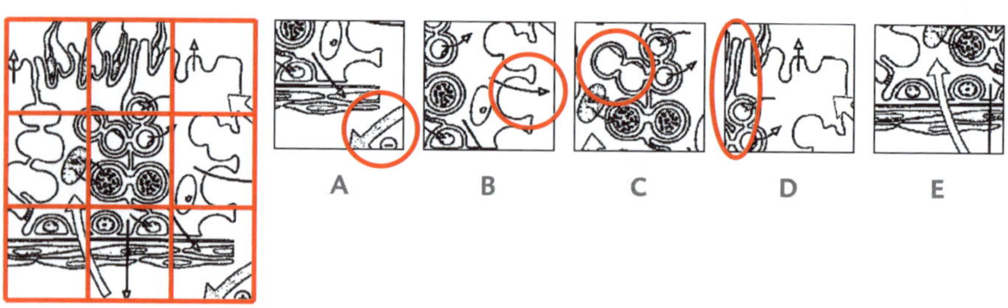

	hinzugefügt	entfernt	gedreht	verschoben	verändert
A Position 9	☐	☐	☐	☐	☒
B Position 6	☐	☐	☐	☐	☒
C Position 5	☐	☒	☐	☐	☐
D Position 3	☐	☐	☐	☐	☒
E Position 7	☐	☐	☐	☐	☐

Enthalten die Bilder Symbole wie z. B. „Plus“ und „Minus“ oder gerichtete Pfeile, ist es notwendig, diese genau zu überprüfen. Oftmals werden wie in Bildausschnitt A Symbole ausgetauscht. Das macht diese Fehler oft schwer zu erkennen, wenn man nicht gezielt darauf achtet.

Der Fehler in Bildausschnitt D ist besonders schwer zu erkennen, da sich hier alle Elemente an der gleichen Stelle befinden und nur die Breite der „Säule“ am linken Rand des Ausschnitts leicht verändert wurde. Versuchen Sie daher aktiv, beispielsweise Ihren Finger oder die Spitze eines Stifts als Maßstab zu verwenden, um so die Abstände einzelner Linien in den Bildausschnitten und dem Originalbild besser vergleichen zu können. Auf diese Weise kann ein Vergleich wesentlich effizienter und mit weniger Aufwand erfolgen, als wenn Sie dies nur nach Augenmaß versuchen würden.

8

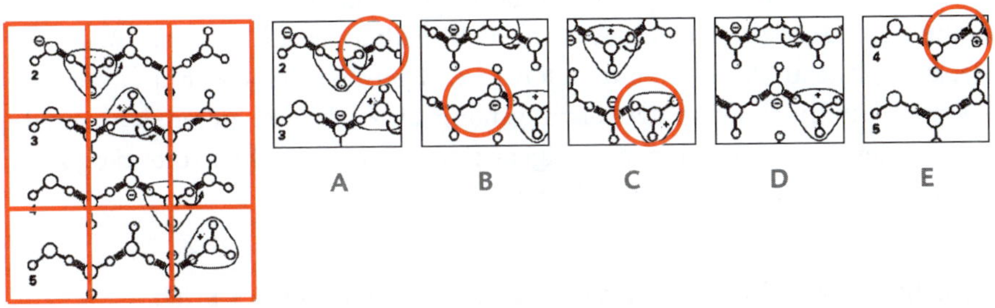

	hinzugefügt	entfernt	gedreht	verschoben	verändert
A Position 2	☐	☒	☐	☐	☐
B Position 5	☐	☐	☐	☐	☒
C Position 9	☐	☐	☒	☐	☐
D Position 5	☐	☐	☐	☐	☐
E Position 7	☐	☐	☐	☐	☒

In diesem Bild haben wir wiederkehrende Strukturen. Achten wir darauf, wie die Strukturen untereinander verknüpft sind, können wir sehr schnell Abweichungen von diesem Muster ausfindig machen.

Drei Beispiele hierfür sind die Bildausschnitte A, B und E. In diesen Fällen wurde jeweils das wiederkehrende Muster gebrochen und eine Unregelmäßigkeit erzeugt. Vergleichen Sie daher weniger einzelne Objekte als vielmehr ihre Konstellation mit der im Originalbild.

Zudem bietet sich hier auch wieder ein direkter Vergleich der Bildausschnitte B und D an, da diese aus demselben Bereich des Originalbildes stammen.

Medizinisch-naturwissenschaftliches Grundverständnis

Auf den kommenden Seiten werden die Lösungen für die Übungsaufgaben des Untertests „Medizinisch-naturwissenschaftliches Grundverständnis" aufgeführt. Da die Aufgaben immer nach demselben Algorithmus bearbeitet werden, liegt der Fokus auf den einzelnen Aussagen.

Um den Lernerfolg zu maximieren, sollten Sie sich gerade die Aufgaben genau ansehen, die Sie nicht richtig bearbeitet haben. Nur so können Sie erkennen, durch welche Feinheiten im TMS Fallen gestellt werden. Bedenken Sie, dass nahezu alle Teilnehmenden ihre allgemeine Hochschulreife bereits besitzen. Um hier anhand der Leistungsfähigkeit zu differenzieren, wird auf die verschiedensten Methoden zurückgegriffen. Wir versuchen, die gängigsten Varianten aufzugreifen und zu erklären.

9 Gesucht sind **ableitbare Aussagen**. Antwortmöglichkeit **E** ist richtig.

Aussage I: **korrekt**
Akute Infekte erhöhen die Temperatur und erschweren so die Unterscheidung zwischen der ersten und der zweiten Zyklushälfte.

Aussage II: **korrekt**
Laut Text kommt es durch die Schilddrüsenhormone T3 und T4 zu einer Erhöhung der Körpertemperatur. Sollte bei einem Patienten eine Überfunktion der Schilddrüse vorliegen, wäre die Schilddrüsenhormon-Konzentration erhöht, sodass eine höhere Körpertemperatur als bei einem Schilddrüsengesunden zu erwarten wäre.

Aussage III: **inkorrekt**
Adrenalin und Cortison erhöhen zwar die Temperatur ähnlich dem Progesteron während der zweiten Zyklushälfte, aber der Schluss, dass allein durch eine resultierende Temperaturerhöhung eine Fruchtbarkeit herbeigeführt werden kann, ist abwegig.

10 Gesucht sind **ableitbare Aussagen**. Antwortmöglichkeit **D** ist richtig.

Aussage I: **korrekt**
Bei Colitis ulcerosa ist die innere Darmschicht, bei Morbus Crohn sind alle Darmschichten betroffen. Die Aussage ist damit richtig.

Aussage II: **inkorrekt**
Bei Colitis ulcerosa findet sich typischerweise eine Entzündung im Dickdarm. Dennoch kann dieser Bereich auch durch Morbus Crohn betroffen sein. Es ist also nicht möglich, eine eindeutige Diagnose auf Basis dieser Information zu treffen.

Aussage III: **korrekt**
Die Beschreibung trifft auf Morbus Crohn zu. Dieses verursacht ein fünffach erhöhtes Krebsrisiko. Auch wenn dies niedriger ist als bei Colitis ulcerosa, so ist es dennoch erhöht.

11 Gesucht ist die **nicht ableitbare Aussage**. Aussage **A** ist als unzutreffend auszuwählen.

Aussage A: **inkorrekt**
Es ist zwar richtig, dass es zu einem rasch fortschreitenden Abbau kommt, doch ist der Anbau ungeordnet.

Die Gefahr besteht bei dieser Aussage darin, das geänderte Adjektiv zu überlesen. Durch richtiges Lesen kann die Aufgabe bereits an dieser Stelle beantwortet werden.

Aussage B: **korrekt**
Bei dieser Aussage ist das Signalwort „kann“ sehr wichtig. Durch das Eröffnen einer Möglichkeit kann eine Antwort viel eher als richtig angenommen werden. Wäre stattdessen die Formulierung „weist immer“ gewählt worden, wäre diese Aussage nicht ableitbar.

Aussage C: **korrekt**
Auch in diesem Fall haben wir durch das Signalwort „vergleichsweise“ eine gute Möglichkeit, die Aussage als richtig zu erkennen. Die Informationen gehen aus dem Text hervor.

Aussage D: **korrekt**
Weil der Nachweis der Aminosäuren im Blut direkt an Morbus Paget geknüpft wurde, ist diese Aussage als richtig anzusehen.

Aussage E: **korrekt**
Im vorliegenden Text erhalten wir Informationen darüber, dass das Krankheitsbild von Osteodystrophia deformans durchaus zu verdickter Knochenmasse führt, die brüchiger ist. Somit ist es möglich, die gegebene Information dem Text zu entnehmen.

12 Gesucht sind hier die **nicht ableitbaren Aussagen**. Antwortmöglichkeit **D** ist richtig.

Aussage I: **korrekt**
Diese Aussage muss als ableitbar angesehen werden, da auf die im Text dargestellten Lymphome genau dieser Sachverhalt zutrifft. Bei diesen ist es trotz früher Metastasierung unter Umständen möglich, eine erfolgreichere Behandlung durchzuführen.

Aussage II: **inkorrekt**
20 % der Brusttumore haben bei einer Größe von 1 cm bereits metastasiert und 30 % aller Krebspatienten haben bei ihrer Erstdiagnose bereits Metastasen. Allerdings sind das zwei unabhängige Aussagen, eine schlussfolgernde Verknüpfung ist nicht zulässig.

Aussage III: **inkorrekt**
Diese Aussage kann nicht aus dem Text abgeleitet werden. Dies liegt daran, dass in der Aussage von lymphogenen Metastasen die Rede ist, wohingegen der Text ausschließlich Lymphome behandelt. Somit haben wir keine Informationen über deren Metastasen.

13 Gesucht sind hier die **ableitbaren Aussagen**. Aussage **D** ist als die einzig richtige auszuwählen.

Aussage A: **inkorrekt**
Durch den Text wird uns die Information gegeben, dass die atypische Ulcera häufiger mit dem Zollinger-Ellison-Syndrom auftritt. Zudem finden wir einen geklärten Zusammenhang zwischen der typischen Ulcera und der Blutgruppe 0. Doch es wird nie erwähnt, dass wir bei dieser Blutgruppe auch das Zollinger-Ellison-Syndrom vermehrt beobachten können. Die Aussage kann somit nicht abgeleitet werden.

Aussage B: **inkorrekt**
Auch zu dieser Aussage finden wir keinen Beleg im Text. Somit ist die Information nicht auf Basis des Textes ableitbar.

Aussage C: **inkorrekt**
In diesem Fall ist aufmerksames Lesen notwendig, denn der behauptete Zusammenhang wird im Text genau andersherum erwähnt.

Oft wird bei Aussagen, die sich auf Zahlenverhältnisse beziehen, nur auf die Faktoren geachtet wie „zweimal“, „viermal“ etc. Doch muss natürlich auch überprüft werden, ob die „Richtung“ des dargestellten Verhältnisses korrekt ist.

Aussage D: **korrekt**
Diese Aussage kann so abgeleitet werden. Denn aus dem Text geht hervor, dass der Substanzdefekt bei einem Durchbruch Ulcus genannt wird, während es sich im vorangegangenen Stadium um eine Erosion handelt.

Aussage E: **inkorrekt**
Wir haben keinen Textbeleg dafür, dass die chronischen Infektionen vor den 1980er-Jahren selten waren. Im Text wird lediglich erwähnt, dass zu dieser Zeit eine chronische Infektion mit *Helicobacter pylori* als wichtiger Ulcus-Auslöser erkannt wurde.

14 Gesucht ist die **nicht ableitbare Aussage**. Aussage **C** ist auszuwählen.

Aussage A: **korrekt**
Aus dem Text geht hervor, dass das kleinste bekannte Wirbeltier der Frosch *Paedophryne amauensis* ist. Die Formulierung impliziert, dass es aber noch kleinere Wirbeltiere geben kann. Somit ist diese Aussage als richtig anzusehen.

Aussage B: **korrekt**
Vertebrata sind ein Unterstamm der Chordatiere, d. h., nicht alle Chordatiere sind Vertebrata, aber alle Vertebrata sind Chordatiere.

Achten Sie darauf, dass bei Klassifizierungen oftmals Begriffe vertauscht werden, um falsche Aussagen zu erzeugen.

Aussage C: **inkorrekt**
Bei dieser Aussage geht es wieder um die genaue Zuordnung der Zahl zu den Begriffen. Nahezu 58 000 lebende Arten werden den Vertebrata zugerechnet, von denen die Chordatiere einen Unterstamm darstellen. Somit kann die Aussage nicht richtig sein.

Aussage D: **korrekt**
Es ist richtig, dass der *Balaenoptera musculus*, auch Blauwal genannt, zu den Schädeltieren zählt. Der Text nennt ihn als größtes bekanntes Wirbeltier. Die Taxa „Schädeltier" und „Wirbeltier" werden synonym gebraucht.

Aussage E: **korrekt**
Auch diese Information können wir so dem Text entnehmen. Die Verwendung des Konjunktivs „könnte" macht diese Aussage noch einmal überzeugender.
Achten Sie auf entsprechende Schlüsselwörter.

15 Gesucht sind die **ableitbaren Zusammenhänge**. Antwortmöglichkeit **B** ist richtig.

Aussage I: **korrekt**
Aus dem Text geht hervor, dass eine erhöhte CO_2-Konzentration die zentralen Chemorezeptoren stimuliert. Durch diesen Prozess werden der Atemantrieb und damit das Atemminutenvolumen erhöht. Der Zusammenhang ist somit vorhanden und auch richtig dargestellt.

Aussage II: **inkorrekt**
Diese Aussage ist nicht richtig. Zwar werden durch die fallende Sauerstoffkonzentration Chemorezeptoren angesprochen, doch handelt es sich hierbei um die peripheren Chemorezeptoren. Die Chemorezeptoren im Hirnstamm werden als zentrale Chemorezeptoren bezeichnet. Somit ist der Zusammenhang nicht gegeben.

Aussage III: **korrekt**
Wie wir dem Text entnehmen können, werden durch einen niedrigen pH-Wert die peripheren Chemorezeptoren angesprochen. Ein Teil von diesen befindet sich im Glomus caroticum. Somit ist der Zusammenhang vorhanden und richtig dargestellt.

16 Gesucht sind die **ableitbaren Aussagen**. Antwortmöglichkeit **C** ist richtig.

Aussage I: **inkorrekt**
In diesem Fall wurden ähnliche Begriffe mit unterschiedlicher Bedeutung verwendet: Die Bezeichnung für eine Leukozytenanzahl von über 100 000/µl ist Hyperleukozytose, nicht Hyperleukopenie (Leukopenie = Verminderung der Leukozytenzahl).

Achten Sie bei komplizierten Fachbegriffen grundsätzlich besonders auf die Wortendungen.

Aussage II: **inkorrekt**
Aus dem Text geht hervor, dass es bei einer Leukämie zu einer Vermehrung der weißen Blutkörperchen (Leukozyten) kommt. Dies lässt jedoch keinen Schluss auf die Anzahl der Blutplättchen (Thrombozyten) zu. Somit ist die Aussage nicht ableitbar.

Aussage III: **inkorrekt**
Auch hier ist ein falscher Zusammenhang dargestellt. Wir wissen, dass beide Umstände eine Leukozytose erzeugen. Doch der Schluss, dass sie sich deswegen gegenseitig ausschließen, lässt sich aus dem Text nicht ableiten.

Schlauchfiguren

Auf den kommenden Seiten werden die Lösungen zu den Übungsaufgaben des Untertests „Schlauchfiguren“ behandelt. Bitte beachten Sie, dass die Merkmale, mit deren Hilfe die Verschiebung der Perspektive um den Würfel festgelegt wurde, frei gewählt wurden. Sollten Sie mit anderen Kennzeichen gearbeitet haben und mit diesen auf dasselbe Ergebnis gekommen sein, so ist das ebenso gut. Im TMS zählt am Ende nur das Resultat, nicht der Weg bzw. die Wege dorthin.

Um einen besonders guten Lerneffekt zu erzielen, sollten Sie sich jedes verschobene Merkmal genau ansehen und sich fragen, ob Sie es auch gesehen hätten. Oft ist es so, dass bestimmte Eigenschaften eines Würfels nicht nur einmalig, sondern methodisch ignoriert werden. Erweitern Sie also Ihre Lösungswege um die Strukturen, die Sie bis dahin nicht beachtet haben.

Dokumentieren Sie Ihre Feststellungen im abschließenden Unterkapitel „Verbesserungsstrategie“ des Kapitels „Schlauchfiguren“.

17

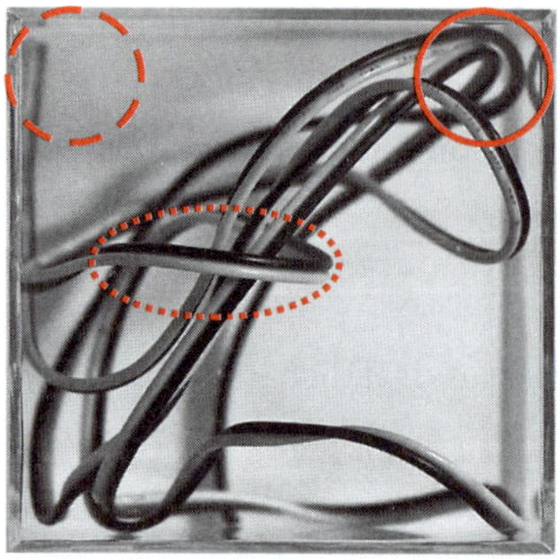

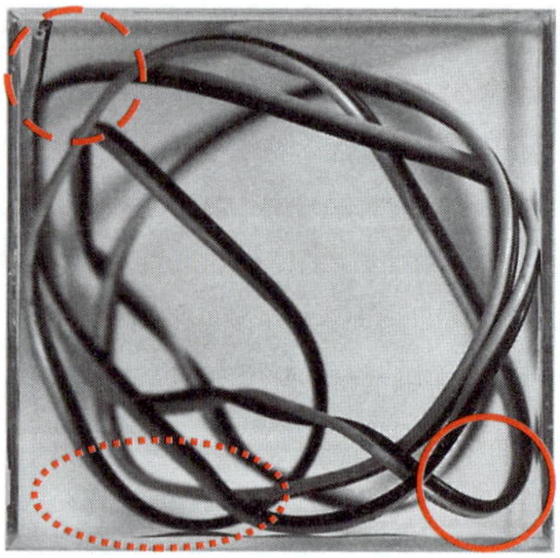

In diesem Fall haben sich die Merkmale auf einer vertikalen Linie verschoben. Es handelt sich also um eine Kippbewegung um den Würfel. Betrachten wir im Originalwürfel die Berührung des Schlauches mit der Vorderseite, so wandert diese bei der veränderten Betrachtung auf die untere Seite. Das Schlauchende, das in der ersten Würfel-Ansicht unscharf im Hintergrund liegt, wirkt im zweiten Bild scharf. Dies geschieht, da Merkmale der oberen Seite bei einer Kippbewegung der Perspektive nach oben im zweiten Bild dem Betrachter bzw. der Betrachterin zugewandt sind. Auch an der Gesamtausrichtung der Schläuche lässt sich die Kippbewegung erahnen. Die korrekte Antwort ist also **D** (oben).

18

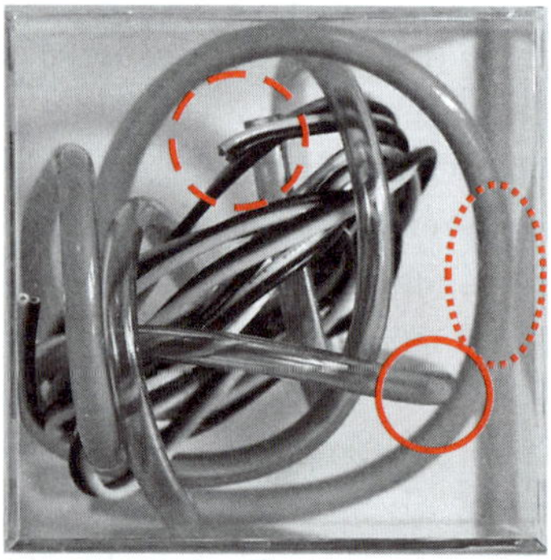

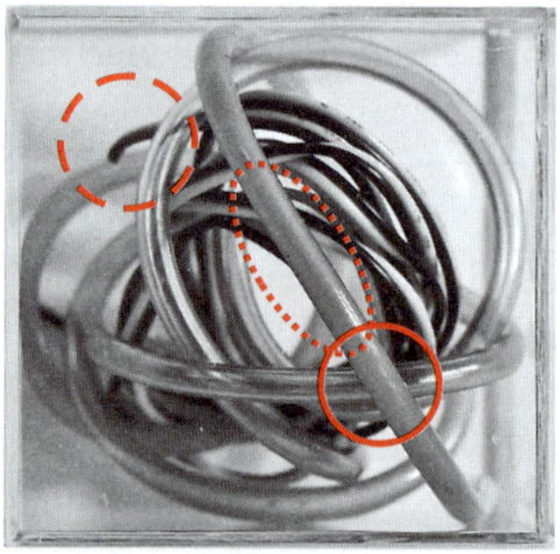

Bei dieser Betrachtung können wir erkennen, dass sich alle Merkmale in ihrer Ausrichtung auf horizontalen Linien wiederfinden. Es kann sich also nur um eine Drehbewegung um den Würfel handeln. Sehen wir uns als erstes Kennzeichen das offene Schlauchende aus der Originalperspektive an, so finden wir dieses im zweiten Bild auf derselben Höhe, aber uns abgewandt und unscharf wieder. Die Berührung des Schlauches mit der rechten Wand erscheint jetzt frontal zum Betrachter bzw. zur Betrachterin. Auch die Überkreuzung der Schläuche ist nun nicht mehr zur rechten Wand ausgerichtet, sondern zur Vorderseite. Es kann sich somit nur um eine Betrachtung von rechts (**A**) handeln.

19

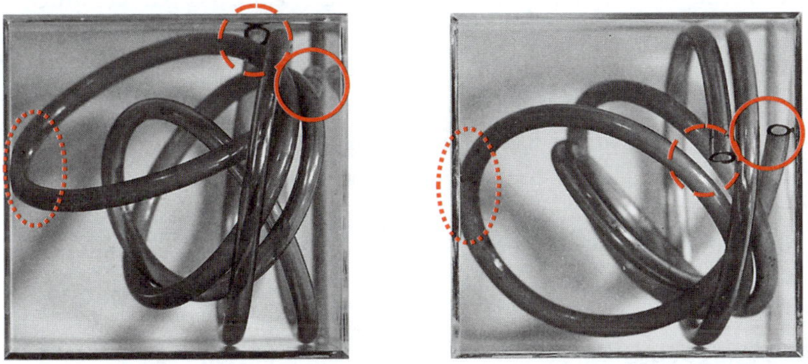

In diesem Fall hat sich die Perspektive auf alle beobachteten Merkmale in einer vertikalen Linie verschoben. Es muss sich also um eine Kippbewegung um den Würfel handeln. Was hier besonders gut weiterhelfen kann, ist die Tatsache, dass wir beim Originalbild genau eine Berührung des Schlauches mit der linken Seite des Würfels sehen. In der zweiten Betrachtung finden wir diese Berührung auch auf ebendieser Seite. Die beiden markierten Schlauchenden waren nahe der oberen Seite des Würfels und befinden sich nach der Bewegung der Perspektive um den Würfel nun auf der dem Betrachter bzw. der Betrachterin zugewandten Seite. Es kann sich somit nur um eine Kippbewegung nach oben (**D**) handeln.

20

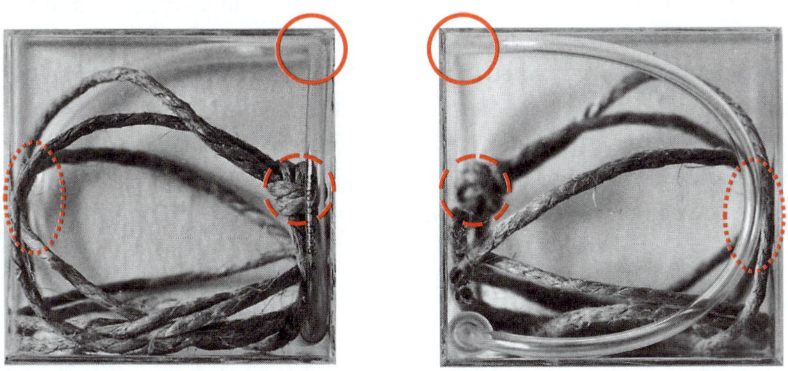

Bei Betrachtung dieser Würfel-Abbildungen sollte sehr schnell auffallen, dass alle beobachteten Merkmale auf der zweiten Abbildung gespiegelt erscheinen. Selbstverständlich handelt es sich auch bei der Betrachtung von hinten (**E**) um eine Drehbewegung auf einer horizontalen Linie. Sie können alle Schlaufen, Knoten, Berührungen mit den Wänden und Freiräume ebenso gut wie im Original erkennen.

Die Prüfung, ob es sich bei dem Perspektivwechsel um eine Bewegung auf die hintere Seite des Kubus handelt, ist nach der Hervorhebung ausgewählter Merkmale der erste Schritt in unserem System. Deswegen sollte die Lösung dieser Aufgabe nicht mehr als ein paar Sekunden in Anspruch genommen haben. Haben Sie länger gebraucht, so nehmen Sie sich künftig vor, die Frage nach der Spiegelung in Ihrem Lösungsalgorithmus vorrangig zu behandeln.

21

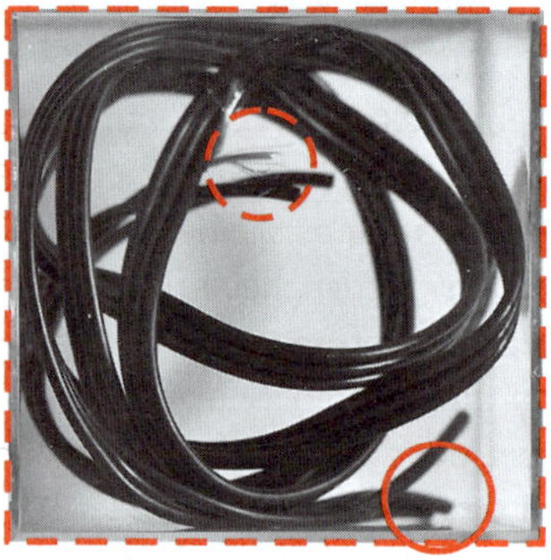

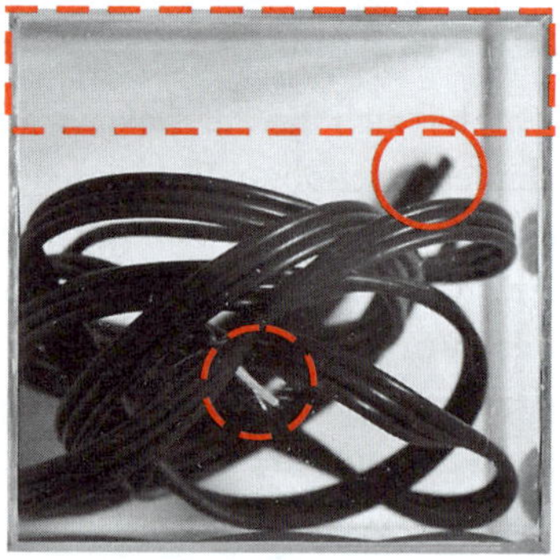

In diesem Fall liegt eine Verschiebung aller beobachteten Merkmale auf einer vertikalen Linie vor. Es muss sich also um eine Kippbewegung um den Würfel handeln. Bei der Klärung der Frage, ob diese nach oben oder unten erfolgt ist, hilft uns besonders der Freiraum im oberen Bereich der zweiten Abbildung. Wenn wir die erste Abbildung betrachten, sehen wir, dass die Kabel nahe der Frontseite erscheinen. Der freie Raum muss also im hinteren Bereich des Würfels liegen. Würden wir den Würfel von unten betrachten, würde der Freiraum den unteren Bereich der zweiten Abbildung ausfüllen. Es kann also nur eine Kippbewegung nach oben (**D**) vorliegen.

22

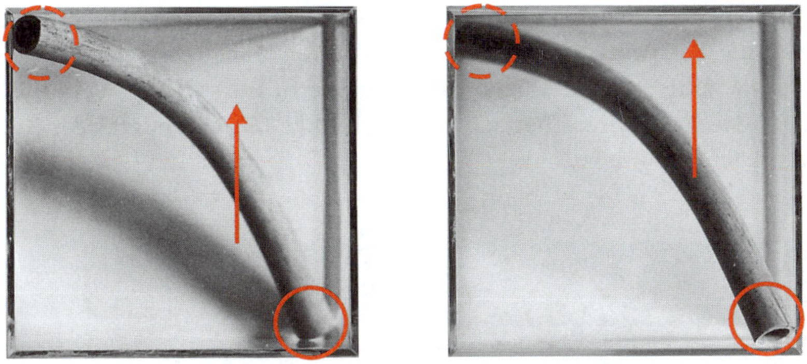

Diese Verschiebung hat es in sich, da wir nicht viele Strukturen haben, mit denen wir arbeiten können. Deswegen müssen wir aus den Vorhandenen möglichst viele nützliche Informationen ziehen. Sowohl eine Dreh- als auch eine Kippbewegung des Würfels wären denkbar. Nehmen wir als zusätzlichen Anhaltspunkt die Ausrichtung des Schlauches im Raum, können wir dennoch eine eindeutige Bestimmung vornehmen: Im Originalwürfel beschreibt der Schlauch insgesamt einen Bogen zur oberen Seite hin. Diese Ausrichtung bleibt auch im zweiten Würfel erhalten. Würden wir eine Kippbewegung annehmen, so müsste sich diese Ausrichtung zur Rückseite hin verschieben. Auch die Berührungen der Schlauchenden mit der Wand sowie der mögliche Blick in deren Öffnungen sind willkommene Indikatoren. Auszuwählen ist hier Antwort **A** (rechts).

23

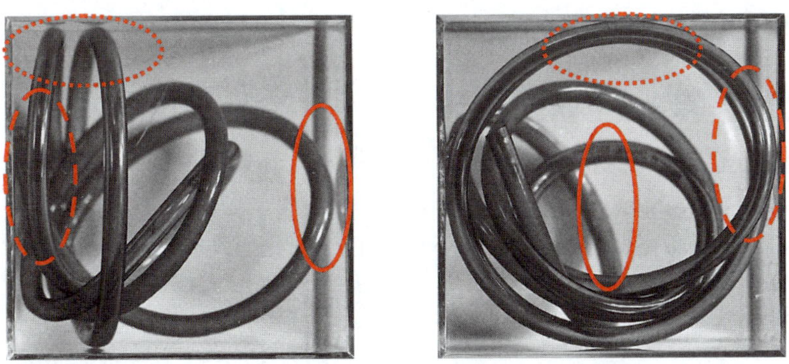

Beim Vergleich beider Würfel-Ansichten können wir feststellen, dass die beobachteten Merkmale auf horizontalen Linien „gewandert" sind. Das bedeutet, dass sich die Betrachtung mittels einer Drehbewegung um den Würfel geändert haben muss. Sehen wir uns die rechte Seite des Originalwürfels an, erkennen wir eine einzelne Schlaufe, die die rechte Wand genau einmal berührt. Würden wir die Perspektive rechts um den Würfel drehen, wäre diese Berührung frontal zum Betrachter bzw. zur Betrachterin ausgerichtet. Verschieben wir aber, wie hier, unsere Betrachtung nach links (**B**), „wandert“ der Berührungspunkt auf die Rückwand.

24

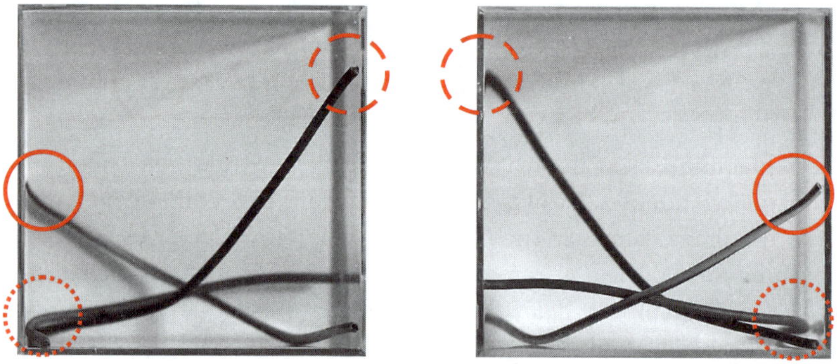

In dieser Abbildung sehen wir, dass alle Merkmale gespiegelt auftreten. Es muss sich also um eine Betrachtung von hinten (**E**) handeln. Alle Zwischenräume, die im ersten Bild sichtbar waren, sind auch in der zweiten Ansicht wieder erkennbar.

Wie bei allen Schlauchfiguren, bei denen die Perspektive zu einer Betrachtung von hinten verändert wurde, verschieben sich alle Strukturen, die zuvor dem Betrachter bzw. der Betrachterin zugewandt waren, nun auf die Rückseite des Würfels.

Quantitative und formale Probleme

Da es bei den meisten Aufgaben unterschiedliche Lösungsansätze gibt und es von Vorteil ist, diese je nach Aufgabe flexibel anwenden zu können, bieten wir für jede Übungsaufgabe aus dem Bereich „Quantitative und formale Probleme“ zwei Lösungswege sowie einige Tipps zur Aufgabenart an.

Informationen hinter diesem Symbol stehen für **strategische Hinweise** zur Aufgabe. Diese sind oft aufgabenübergreifend und können Ihnen wichtige Informationen darüber geben, wie Sie an bestimmte Problemstellungen herangehen sollten.

Dieses Symbol kennzeichnet einen **mathematischen Weg**. Dabei kann die gezeigte Methode von dem bereits besprochenen Vorgehen abweichen. Dies ist beabsichtigt, da auf diese Weise verschiedene Lösungswege angeboten werden können.

Viele Aufgaben des TMS sind so konzipiert, dass keine komplexe mathematische Berechnung nötig ist, um eine Lösung zu erhalten. Hinter dem Glühbirnen-Symbol finden Sie **alternative Lösungswege**, in denen logische Annäherung oder das direkte Arbeiten mit den in der Aufgabenstellung angegebenen Lösungsmöglichkeiten bevorzugt behandelt werden.

Hinweis: Sollten Sie beim Abgleich Ihrer eigenen Lösungen mit den hier aufgeführten feststellen, dass Sie Schwierigkeiten mit den Übungsaufgaben zu einem bestimmten Thema hatten, so setzen Sie sich mit dem Abschnitt „Verbesserungsstrategie" im entsprechenden Unterkapitel auseinander. Denn die Werkzeuge, die Ihnen durch dieses Buch geboten werden, sind nur dann effektiv, wenn sie auch genutzt werden.

1 Prozentrechnen

25 Für die Mischung brauchen wir insgesamt **150 g** Bananen. Somit ist Antwort **D** korrekt.

In dieser Aufgabe wird mit prozentualem Anteil gerechnet. Da der Anteil des Zuckers im Getränk als Prozentsatz angegeben ist, kann hier unabhängig davon das Verhältnis des Zuckergehalts von Bananen und Kirschen verglichen werden.

Da alle Lösungsmöglichkeiten „runde" Werte vorschlagen (z. B. 125 statt 127,15), darf davon ausgegangen werden, dass man hier entweder durch Runden bzw. Überschlagen oder über einen einfachen Berechnungsweg zum Ergebnis gelangen kann.

Um ein Ergebnis auf mathematischem Weg zu finden, ist als Erstes zu bestimmen, wie viel Zucker am Ende in dem Getränk enthalten sein darf.

$$\text{Gewicht (Zucker)} = 300\,m\ell \cdot 10\,\% = \frac{300\,m\ell}{10} = 30\,m\ell = 30\,\text{g}$$

Als Nächstes wird ein lineares Gleichungssystem mit zwei Variablen (x = Kirschgewicht, y = Bananengewicht) aufgestellt und gelöst.

$$\text{I} \quad x + y = 300\,\text{g} \qquad \Leftrightarrow \quad y = 300\,\text{g} - x$$

$$\text{II} \quad x \cdot 8\,\% + y \cdot 12\,\% = 30\,\text{g}$$

$$x \cdot 8\,\% + (300\,\text{g} - x) \cdot 12\,\% = 30\,\text{g}$$

$$0{,}08x + 36 - 0{,}12x = 30\,\text{g}$$

$$0{,}04x = 6\,\text{g} \qquad \Leftrightarrow \quad x = 150\,\text{g}$$

$$\Rightarrow \quad y = 150\,\text{g}$$

Es dürfen also maximal 150 g Bananen für das Getränk verwendet werden.

Bei dieser Aufgabe bietet es sich an, als Erstes zu überprüfen, welchen Zuckergehalt eine Eins-zu-eins-Mischung von Kirschen und Bananen ergibt. Denn vor dem Hintergrund der angegebenen Lösungsmöglichkeiten darf man erwarten, hier auf ein glattes Verhältnis zu kommen.

$$7{,}98\,\text{g} + 12{,}02\,\text{g} = 20\,\text{g} \qquad \text{auf} \qquad 100\,\text{g} + 100\,\text{g} = 200\,\text{g}$$

$$\frac{20\,\text{g}}{200\,\text{g}} = 10\,\%$$

Bei einem Eins-zu-eins-Mischverhältnis liegt also bereits ein Zuckeranteil von 10 % vor. Für das gesuchte Zielvolumen von 300 $m\ell$ muss demnach auch eine Mischung von 1 : 1 angewendet werden. Da wir bei der kleinen Rechnung hier bereits auf 200 $m\ell$ gekommen sind, muss dieser Wert um 50 % erhöht werden, um das Zielvolumen von 300 $m\ell$ zu erreichen. Somit werden statt 100 g Kirschen und 100 g Bananen jeweils 150 g benötigt. Das Ergebnis ist also Antwortmöglichkeit D.

26 Der Alkoholgehalt beläuft sich auf etwa **5,5 %** pro Getränk. Antwort **A** ist somit korrekt.

Da die verschiedenen Amaretti im Verhältnis von $\frac{3\,(\text{mit } 25\,\%)}{4\,(\text{mit } 20\,\%)}$ verwendet werden, kann man ebensogut von einem Amaretto mit ca. 22 % Alkohol ausgehen. Da auch bei dieser Aufgabe die Ergebnisse prozentuale Anteile angeben, kann mit beliebigen Werten erweitert werden, um die Rechnungen zu vereinfachen. Dies gilt allerdings nur, wenn wir davor mit dem oben angesprochenen „Ersatz“-Amaretto arbeiten.

Um die Mischverhältnisse zu bestimmen, müssen zuerst die Zutatenmengen für 14 Cocktails bestimmt werden. Hierzu multipliziert man die im Rezept gemachten Angaben mit der Anzahl der Getränke:

14 *cl* Erdbeersirup; 70 *cl* Amaretto; 112 *cl* Mangosaft; 84 *cl* Bananensaft

Gesamtvolumen = 280 *cl*

Da nur noch 30 *cl* Amaretto mit 25 % Alkoholgehalt vorhanden sind, werden insgesamt 40 *cl* Amaretto mit 20 % Alkoholgehalt benötigt. Die Gesamtmenge an Alkohol kann also bestimmt werden als die Summe der einzelnen absoluten Alkoholmengen:

$30\,cl \cdot 25\,\% + 40\,cl \cdot 20\,\%$

$7{,}5\,cl + 8\,cl \qquad \text{Volumen (Alkohol)} = 15{,}5\,cl$

Zuletzt muss nur noch das Alkoholvolumen zum Gesamtvolumen der Mischung ins Verhältnis gesetzt werden, was dem Quotienten der Werte entspricht:

$$\frac{15{,}5\,cl}{280\,cl} \approx 0{,}055 = 5{,}5\,\%$$

Insgesamt hat das Getränk also einen durchschnittlichen Alkoholgehalt von 5,5 %.

Um hier mit möglichst wenig Aufwand ein Ergebnis zu erhalten, wird zunächst ermittelt, wie viel Amaretto ein normaler Amaretto Sunrise enthält.

Gesamtvolumen = 20 *cl*

Volumen (Amaretto) = 5 *cl* (entspricht 25 % des Gesamtvolumens)

Wenn der Amaretto 25 % des Gesamtvolumens einnimmt und selbst nur zu 25 % aus Alkohol besteht, so ergibt das Produkt dieser Anteile den prozentualen Anteil des Alkohols in der normalen Mischung:

$$\text{Volumen (Alkohol)} = 25\,\% \cdot 25\,\% = \frac{25\,\%}{4} \approx 6\,\%$$

Da der Amaretto, der zusätzlich verwendet wird, weniger als 25 % Alkoholanteil besitzt, ist jede Lösung mit mehr als 6 % abwegig. Somit kann nur Antwort A korrekt sein.

2 Mischungsaufgaben

Mischungsaufgaben arbeiten meist mit Anteilen, die als Prozentwerte oder als Dezimalzahlen angegeben sein können. Auch hier gilt es wie immer, aufmerksam zu lesen und sich vor dem Start der Berechnung kurz zu überlegen, mit welchen Rechenschritten Sie am schnellsten zur Lösung kommen. Auch ist es oftmals hilfreich, von den gegebenen Lösungen ausgehend zu rechnen.

27 Der Alkoholgehalt beträgt **72 %**, damit ist Antwort **B** korrekt.

Die Ergebnisse decken hier einen Rahmen von 66 % bis 74 % ab. Da sie in regelmäßigen Abständen liegen, kann man hier das mittlere Ergebnis von 70 % auch direkt überprüfen. Sollte es die Lösung sein, hat man die Aufgabe bereits bewältigt. Ist das Ergebnis kleiner oder größer, scheiden gleich drei Ergebnisse aus. Dieser Weg bietet sich immer an, wenn die Lösungsmöglichkeiten gleich verteilt sind.

Zuerst wird das Gesamtvolumen der Mischung bestimmt:

$\text{Gesamtvolumen} = 1\,200\,m\ell + 800\,m\ell = 2\,000\,m\ell$

Das Volumen des Alkohols in dieser Mischung berechnet sich wie folgt:

$$\begin{aligned}\text{Volumen (Alkohol)} &= 1200\,m\ell \cdot 0{,}8 + 800\,m\ell \cdot 0{,}6 \\ &= 1200\,m\ell \cdot \frac{2^3}{10} + 800\,m\ell \cdot \frac{2 \cdot 3}{10} \\ &= 960\,m\ell + 480\,m\ell = 1\,440\,m\ell\end{aligned}$$

Zuletzt muss nur noch das Volumen des Alkohols ins Verhältnis zum Gesamtvolumen gesetzt werden, um den Prozentsatz zu berechnen:

$$\text{Prozentsatz (Alkohol)} = \frac{1\,440\,m\ell}{2\,000\,m\ell} = \frac{720\,m\ell}{1\,000\,m\ell} = 0{,}72 = 72\,\%$$

Es befinden sich also insgesamt 72 % Alkohol in der Mischung. Antwort B ist somit korrekt.

In dieser Aufgabe sollen zwei Alkohole miteinander gemischt werden. Es ist logisch zu sagen, dass das Ergebnis (unabhängig von dem Volumen der beiden Flüssigkeiten) nicht niedriger als 60 % und nicht höher als 80 % werden kann, da dies die Werte der Ausgangsflüssigkeiten sind.

Aus den Werten der Ausgangsflüssigkeiten folgt des Weiteren, dass eine Eins-zu-eins-Mischung beider Flüssigkeiten einen Alkoholgehalt von 70 % ergibt. In unserem Fall haben wir 1,2 ℓ der 80 %igen Flüssigkeit gegenüber 0,8 ℓ der 60 %igen Flüssigkeit. Somit ist es unmöglich, dass die Lösung 70 %ig oder niedriger ist. Die Antworten A, C und D scheiden somit aus.

Um zu bestimmen, ob B oder E korrekt ist, ist zu betrachten, wie sehr die tatsächliche Mischung von einer Eins-zu-eins-Mischung abweicht. Hier entsprechen 200 mℓ einer Abweichung von 2 % (der Bereich geht von 60 % bis 80 % auf 2 000 mℓ). Somit kann nur Antwort B korrekt sein.

28 Insges. benötigt man **7 Liter** aus dem zweiten Behälter. Antwort **D** ist richtig.

Bevor Sie sich in komplizierte Rechnungen stürzen, sollten Sie immer kurz überlegen, ob Sie der Problemstellung nicht sinnvoller mithilfe logischer Annäherungen begegnen sollten.

Für das Alkoholvolumen aus dem 10-ℓ-Kanister gilt:

$$\text{Volumen (Alkohol)} = 10\,000\ m\ell \cdot 0{,}36 = 3\,600\ m\ell$$

Da nur die Hälfte davon verwendet werden soll, liegen also 5 ℓ Flüssigkeit mit einem Alkoholvolumen von 1 800 mℓ vor.

Im zweiten Schritt wird eine Gleichung aufgestellt, die x als Variable für die zu verwendende Flüssigkeitsmenge aus dem zweiten Behälter enthält. Die gesamte Menge an Alkohol ergibt sich dann als Summe von 60 % von x und den soeben errechneten 1 800 mℓ. Diese muss laut Aufgabenstellung 50 % des Gesamtvolumens der Mischung entsprechen. Gleichsetzen und anschließendes Auflösen der resultierenden Gleichung nach x ergibt:

$$1800\ m\ell + x \cdot 0{,}6 = (5\,000\ m\ell + x) \cdot 0{,}5$$

$$1800\ m\ell + 0{,}6x = 2\,500\ m\ell + 0{,}5x$$

$$0{,}1x = 700\ m\ell \quad \Leftrightarrow \quad x = 7\,000\ m\ell$$

Aus dem zweiten Behälter werden also 7 Liter benötigt. Antwort D ist somit korrekt.

Um auf logischem Weg eine Lösung zu finden, wird als Erstes der Alkoholgehalt einer Eins-zu-eins-Mischung beider Flüssigkeiten ermittelt. Dieser entspricht dem Mittelwert der beiden Prozentsätze 36 % und 60 %. Bei einer Mischung im Verhältnis 1 : 1 hat die Flüssigkeit demnach einen Alkoholgehalt von 48 %.

Bei einer Eins-zu-zwei-Mischung macht der 60 %ige Alkohol zwei Drittel der Flüssigkeit aus. Da die Skala über 24 Prozentpunkte reicht (von 36 % bis 60 %), entsprechen zwei Drittel genau 16 Prozentpunkten. Die Eins-zu-zwei-Flüssigkeit hat folglich einen Alkoholgehalt von 52 %.

Wir können erkennen, dass wir in etwa einen Mittelwert von 1 : 1 und 1 : 2 brauchen. Die einzigen beiden Lösungen, die das ermöglichen, sind D und E. Sobald wir einen der Werte überprüft haben, kennen wir also die Lösung.

3 Funktionen

29 Ab **76 Packungen** lohnt es sich, in der Apotheke Rosenthal zu bestellen. Antwort **E** ist richtig.

In diesem Fall macht es wenig Sinn, eine Skizze anzufertigen, da es sich in beiden Fällen um lineare Funktionen handelt. Es gibt also keine Unterschiede im Verhalten, die man sich zum Vorteil machen kann.

Achten Sie darauf, dass hier Geldbeträge sowohl in Cent als auch in Euro vorliegen. Entscheiden Sie sich für eine Einheit und wandeln Sie die anderen Beträge entsprechend um, bevor Sie damit arbeiten.

Der Preis für die Packungen in der Apotheke Alexa errechnet sich wie folgt:

$$\text{Kosten (Alexa)} = 35\ \text{Cent} + (35\ \text{Cent} \cdot 0{,}2) = 35 + \left(35 \cdot \frac{1}{5}\right) \text{Cent} = 42\ \text{Cent}$$

Im nächsten Schritt erstellt man für die Kosten in Abhängigkeit von der Anzahl der Packungen für beide Apotheken jeweils eine Funktion (wobei alle Preise einheitlich entweder in Euro oder in Cent angegeben werden), setzt dann die beiden Funktionsterme gleich und bestimmt aus der resultierenden Gleichung den gesuchten Wert für x:

$$f_{Rosenthal}(x) = 38x + 600$$
$$f_{Alexa}(x) = 42x + 300$$
$$\Rightarrow 38x + 600 = 42x + 300$$
$$\Leftrightarrow 300 = 4x$$
$$\Leftrightarrow x = 75$$

Ab einer Bestellmenge von 75 + 1 Packungen ist es demnach sinnvoll, in der Apotheke Rosenthal zu bestellen. Antwort E ist richtig.

Um bei dieser Aufgabe schnell eine Lösung zu erhalten, muss zunächst ermittelt werden, was eine Packung in der Apotheke Alexa kostet. Dies funktioniert wie oben beschrieben.

Nun kann ganz einfach errechnet werden, wie hoch der Kostenunterschied bei einer Einzelpackung zwischen den beiden Apotheken eigentlich ist. Analog erhält man den Kostenunterschied bei den Versandkosten:

$$\text{Kostenunterschied (Einzelpackung)} = 42\ \text{Cent} - 38\ \text{Cent} = 4\ \text{Cent}$$

$$\text{Kostenunterschied (Versandkosten)} = 600\ \text{Cent} - 300\ \text{Cent} = 300\ \text{Cent}$$

Wenn also bei jeder gekauften Packung vier Cent gespart werden, so müssen so viele Packungen gekauft werden, dass damit die 300 Cent zusätzliche Versandkosten ausgeglichen werden. Ab diesem Punkt ist es vorteilhaft, bei Apotheke Alexa zu bestellen.

$$\text{Anzahl (Packungen)} = \frac{300}{2^2} = 75$$

30 Die Generationszeit beträgt **50 Minuten**. Antwort **D** ist richtig.

Aufgaben wie diese, in denen ein exponentielles Wachstum vorliegt, sind oft sehr einfach im Kopf zu berechnen, da alle Stufen des Wachstums durch den Wert 2^x bestimmt werden können. Zählen Sie also die Anzahl der Verdopplungen.

Bei einem exponentiellen Wachstum ist es sinnvoll, eine simple Skizze anzufertigen. Diese muss keinen Graphen zeigen. Oft reicht es vollkommen, sich die einzelnen Werte der Verdopplung zu notieren und mit Pfeilen zu verbinden.

Um diese Aufgabe mathematisch zu lösen, müssen wir als Erstes eine Funktion aufstellen, die es uns erlaubt, die Anzahl der Verdopplungen zu berechnen:

$$\text{Funktion}_{\text{Wachstum}}\text{: } 16\,000 = 250 \cdot 2^x$$

$$2^x = \frac{16\,000}{250}$$

$$2^x = 64 \qquad \rightarrow x = 6$$

Die Potenzen mit der Basis 2 bis 2^{10} sollten Sie auswendig lernen, um im TMS wertvolle Zeit zu sparen und mögliche Rechenfehler zu vermeiden.

Im nächsten Schritt bestimmen wir die verstrichene Zeit und teilen diese durch die Anzahl der Verdopplungen, um die Generationszeit zu bestimmen:

$\text{Differenz}_{\text{Zeit}}$: 12 Uhr – 7 Uhr = 5 Stunden → 300 Minuten

Generationszeit: $\frac{300}{6}$ Minuten = 50 Minuten

Die Generationszeit des Bakteriums beträgt also 50 Minuten. Antwort D ist korrekt.

Da wir es hier mit einer exponentiellen Wachstumsrate zu tun haben, brauchen wir keine umständliche Berechnung. Es reicht vollkommen, wenn wir die Verdopplungsschritte abzählen, die notwendig sind, um von 250 auf 16 000 zu kommen.

250 → 500 → 1 000 → 2 000 → 4 000 → 8 000 → 16 000

Um jetzt auf unsere Generationszeit zu kommen, müssen wir nur noch die Gesamtzeit durch die Anzahl der Verdopplungsschritte teilen.

Da von 7 Uhr bis 12 Uhr insgesamt 5 Stunden vergangen sind, teilen wir also 300 Minuten durch die 6 Verdopplungsschritte. So erhalten wir 50 Minuten und können Antwort D als richtig bestätigen.

4 Proportionalität

31 Antwort **A** ist korrekt. Der Wellenwiderstand Z_w wird in $\frac{\text{kg}}{\text{m}^2 \cdot \text{s}}$ angegeben.

In dieser Aufgabe geht es um direkte und indirekte Proportionalität. Es ist zwingend notwendig, dass Sie die Grundregeln der mathematischen Theorie dahinter auswendig lernen. Ansonsten ist der Zeitverlust bei den Überlegungen viel zu hoch.

In den Aufgaben werden nie falsche Formeln verwendet. Sollte Ihnen also eine Formel bereits bekannt sein, so können Sie auch direkt mit dieser arbeiten. In diesem Fall ist die Herleitung der Dichte Grundwissen aus der Physik.

Im ersten Schritt wird die Formel für die Dichte aus der Angabe abgeleitet (für Volumen ≠ 0):

$$\text{Dichte} \cdot \text{Volumen} = \text{Masse} \quad \Leftrightarrow \quad \text{Dichte} = \frac{\text{Masse}}{\text{Volumen}}$$

(indirekte Proportionalität von Dichte und Volumen)

Laut Angabe ist der Wellenwiderstand Z_w das Produkt aus Dichte und Schallgeschwindigkeit. In der Kombination der beiden Formeln ergibt sich:

$$Z_w = \text{Dichte} \cdot \text{Schallgeschwindigkeit} = \frac{\text{Masse} \cdot \text{Schallgeschwindigkeit}}{\text{Volumen}}$$

Im letzten Schritt erhält man durch Einsetzen der Einheiten und Kürzen:

$$Z_w = \frac{kg \cdot \frac{m}{s}}{m^3} = \frac{kg}{m^3} \cdot \frac{m}{s} = \frac{kg}{m^2 \cdot s}$$

Auch auf diesem Weg müssen wir als Erstes die Formel der Dichte ableiten (oder aus unserem Grundwissen zitieren). Allerdings können wir hier gleich die SI-Einheiten einsetzen:

$$\text{Dichte} = \frac{\text{Masse}}{\text{Volumen}} = \frac{kg}{m^3}$$

Weil der Wellenwiderstand Z_w das Produkt aus Dichte und Schallgeschwindigkeit ist, kann die Masse in der Formel nur weiterhin im Zähler stehen. Somit fallen die Antwortmöglichkeiten B und C direkt weg.

Durch die Verrechnung der Dichte mit der Schallgeschwindigkeit wissen wir, dass ein weiteres Mal die SI-Einheit Meter verrechnet werden muss. Somit fallen auch die Antwortmöglichkeiten D und E weg, da sich im einen Fall die Potenz bei Meter um zwei unterscheidet (m^3 im Gegensatz zu m) und im anderen Fall gar nicht verändert hat.

Nur Antwort A entspricht den erwarteten Veränderungen.

32 Die Beziehung $\mathbf{d^2 \cdot i = \frac{s}{n}}$ ist korrekt. Antwort **E** ist richtig.

Auch bei dieser Aufgabe begegnet uns direkte und indirekte Proportionalität. Nutzen Sie kurze Markierungen, um zu sehen, wie sich die verschiedenen Werte zueinander verhalten.

Leiten Sie aus jeder Bedingung einen mathematischen Zusammenhang ab und führen Sie diese am Ende zusammen. Auf diese Weise können Sie bereits mit Teilergebnissen Antwortmöglichkeiten streichen.

Als Erstes müssen wir uns die mathematischen Zusammenhänge aus den Bedingungen herleiten.

Bedingung 1: $i = s$ bzw. $\frac{i}{s} = 1$

Bedingung 2: $d^2 \cdot n = 1$ bzw. $d^2 = \frac{1}{n}$

Bedingung 3: $s = d^2$ bzw. $\frac{s}{d^2} = 1$

Im nächsten Schritt werden die Bedingungen miteinander verknüpft. Hierfür beachten wir, wie die einzelnen Variablen zueinander stehen und welchen Exponenten sie erhalten müssen:

$i \cdot d^2 \cdot n = s$ bzw. $d^2 \cdot i = \frac{s}{n}$

Somit ist Lösung E korrekt.

Im ersten Schritt müssen wir die mathematischen Zusammenhänge aus den einzelnen Bedingungen ableiten. Danach können wir diese Informationen verwenden, um falsche Lösungen zu streichen.

Da wir wissen, dass $i = s$ sein muss, kann Lösung D nicht richtig sein. Hier unterscheiden sich beide im Exponenten. Durch die Information, dass $d^2 \cdot n = 1$ ist, können wir die Lösungen A und B streichen. Hier stehen die Variablen nicht in der richtigen Relation zueinander. Zuletzt können wir mit der dritten Bedingung, dass $d^2 \cdot n = 1$ sein muss, auch Lösung C streichen, da sich hier s und d nicht im Exponenten unterscheiden. Somit kann nur Lösung E richtig sein.

5 Dreisatz

33 Antwort **C** ist richtig. Wir brauchen **7 Internationale Einheiten** Insulin.

Wenn es in einer Aufgabe mehrere Einheiten gibt, lohnt es sich oft, sie kurz in Beziehung zu setzen, bevor man mit dem Rechnen beginnt.

Sollten Ihnen in einer Aufgabe Einheiten begegnen, mit denen Sie so noch nie gerechnet oder gearbeitet haben, sind Sie damit garantiert nicht die bzw. der Einzige. Lassen Sie sich daher nicht aus der Ruhe bringen, denn die Gelassenheit durch Ihre gute Vorbereitung wird Sie dann von den anderen abheben.

Als Erstes bestimmen wir die Änderung des Blutzuckerspiegels pro Broteinheit als Verhältnis von Kohlenhydraten zu Blutzucker:

$$3\,g = 10\,\frac{mg}{\%} = 0{,}5\,\frac{mmol}{\ell}$$

$$12\,g = 40\,\frac{mg}{\%} = 2\,\frac{mmol}{\ell}$$

Im nächsten Schritt berechnen wir, wie hoch der Blutzuckerspiegel durch den Verzehr von 9 Broteinheiten steigt:

$$x = 80\,\frac{mg}{\%} + 9 \cdot 40\,\frac{mg}{\%} \quad \Leftrightarrow \quad x = 440\,\frac{mg}{\%}$$

Jetzt müssen wir über die Differenz der beiden Blutzuckerspiegel noch berechnen, wie viel Insulin benötigt wird, um den Wert auf $160\,\frac{mg}{\%}$ zu senken:

$$440\,\frac{mg}{\%} - 160\,\frac{mg}{\%} = x \cdot 40\,\frac{mg}{\%} \quad \Leftrightarrow \quad 280\,\frac{mg}{\%} = x \cdot 40\,\frac{mg}{\%} \quad \Leftrightarrow \quad x = 7$$

Wir benötigen also 7 I. E. Insulin, um den Blutzucker auf $160\,\frac{mg}{\%}$ zu senken. Antwort C ist richtig.

Für diese Aufgabe bestimmen wir zuerst den Zusammenhang zwischen einer Broteinheit und einer internationalen Einheit Insulin:

$$3\,g = 10\,\frac{mg}{\%} = 0{,}5\,\frac{mmol}{\ell}$$

$$12\,g = 40\,\frac{mg}{\%} = 2\,\frac{mmol}{\ell}$$

An dieser Stelle können wir bereits erkennen, dass eine Broteinheit den Blutzuckerspiegel um $2\,\frac{mmol}{\ell}$ erhöht, während eine Internationale Einheit Insulin ihn um den gleichen Wert mindert. Wir wären also in der Lage, den Effekt von 9 Broteinheiten durch die Zugabe von 9 I. E. Insulin aufzuheben. Beachten wir jetzt noch den Grenzwert von $160\,\frac{mg}{\%}$, der dem Nüchternwert plus 2 Broteinheiten entspricht, so brauchen wir nur noch 7 I. E. Insulin.

34 Das Kind mit 25 kg darf höchstens **3 Tabletten** einnehmen. Antwort **C** ist richtig.

Sollten Sie beim Üben den Einstieg in eine Aufgabe nicht auf Anhieb finden, können Sie von dieser Aufgabe viel lernen. Schreiben Sie sich auf, wo Ihre Schwierigkeiten liegen, und analysieren Sie danach die Lösung. Auf diesem Weg finden Sie eine neue Herangehensweise an Probleme.

Im ersten Schritt bestimmen wir die Menge an Wirkstoff pro Tablette. Die entsprechende Information finden wir darin, dass eine Vergiftungserscheinung bei einem durchschnittlichen Erwachsenen bei 16 Tabletten auftritt und mit 8 Gramm Wirkstoff erreicht wird:

$16x = 8g \Leftrightarrow x = 0{,}5\ g$

Im nächsten Schritt müssen wir berechnen, wie hoch die maximale Dosis ist, die ein Kind mit einem Gewicht von 25 kg zu sich nehmen darf:

$$25\ kg \cdot 60\ \frac{mg}{kg} = 1\,500\ mg = 1{,}5\ g$$

Anschließend müssen wir nur noch die Anzahl der Tabletten bestimmen, die insgesamt diese Menge an Wirkstoff enthält:

$x \cdot 0{,}5\ g = 1{,}5\ g \Leftrightarrow x = 3$

Somit ist Lösung C korrekt.

In dieser Aufgabe gibt es kaum eine Möglichkeit, durch Logik schneller eine Lösung zu erarbeiten. Allein in der Art, wie man die Berechnungen anstellt, kann man hier noch ein wenig effektiver werden.

Immer wenn wir eine Zahl durch 16 teilen wollen, können wir sie alternativ auch durch 2^4 teilen. Dividieren wir sie also viermal durch den Wert zwei, so kommen wir einfacher auf das Ergebnis.

Des Weiteren ist es so, dass wenn wir eine Zahl mit 25 multiplizieren wollen, wir sie ebenso durch 2^2 teilen und dann mit 100 multiplizieren können.

Diese Berechnungen scheinen komplizierter zu sein, doch mit etwas Übung ist man vor allem in Stresssituationen sicherer und schont seine Ressourcen.

6 Umformungen

35 Wir können insgesamt 1 650 Zellmembranen mittig durch den Zellkern legen. Somit ist Antwort **E** mit **$1{,}65 \cdot 10^3$** richtig.

Es ist nicht nur ratsam, sondern sogar notwendig, sich vor der Prüfung die Tabelle mit den Präfixen und den entsprechenden Zehnerpotenzen zu verinnerlichen (siehe S. 137). Die Mühe, die man hier investiert, kommt einem danach in Form von richtigen Ergebnissen und einem guten Gefühl zugute.

Da in dieser Aufgabe verschiedene Größeneinheiten vorkommen, ist es ratsam, sich mittels einer kurzen Notiz ihren Zusammenhang klarzumachen (sich dabei aber nur auf die Größen zu beschränken, die in der Aufgabe auch wirklich eine Rolle spielen):

$1\ \mu m = 1\ nm \cdot 10^3$

Um die in der Aufgabe vorkommenden Werte sinnvoll miteinander vergleichen zu können, müssen wir sie zuerst auf eine gemeinsame Einheit bringen.

$10\ \mu m = 10\ nm \cdot 10^3 = 10\,000\ nm$

Jetzt setzen wir nur noch die Breite des Zellkerns ins Verhältnis zur Dicke der Zellmembran:

$$\frac{10\,000\ nm}{6\ nm} \approx 1\,650$$

Zuletzt kann diese Zahl noch umgeformt werden, damit sie auch in der Darstellung einem der möglichen Ergebnisse entspricht.

$1\,650 = 1{,}65 \cdot 10^3$

Somit ist Antwort E richtig.

Mikrometer unterscheiden sich von Nanometern um den Faktor 10^3. Da es sich nicht um 1 Mikrometer gegenüber 1 Nanometer, sondern um 10 Mikrometer gegenüber 6 Nanometern handelt, ergibt sich folgendes Verhältnis:

$$\frac{10 \cdot 10^3\ nm}{6\ nm} = \frac{10\,000\ nm}{6\ nm}$$

Dieser Bruch muss nicht einmal mehr gekürzt werden, um das Ergebnis eindeutig zu bestimmen. Denn wenn wir unsere Auswahlmöglichkeiten überprüfen, sehen wir, dass wir nur die Wahl zwischen 165 (B), 1 650 (E), 16 500 (A sowie D und damit ohnehin falsch, da es nur eine richtige Lösungsmöglichkeit gibt) und 165 000 (C) haben. Wir können mit einem Blick abschätzen, dass die Lösung zwischen 1 000 und 2 000 liegen muss. Somit kann nur E die richtige Lösung sein.

36 Ab einer Menge von **7,2 mg** Batrachotoxin wird das beschriebene Gift für einen Organismus mit 3,6 Tonnen Körpergewicht tödlich. Antwort **C** ist korrekt.

Bei Aufgaben, in denen es um das Verhältnis von zwei Einheiten zueinander geht (hier: Giftmenge zu Körpergewicht), ist es oftmals vorteilhaft, auf ein ganzzahliges Verhältnis zu erweitern. Viele Schätzungen lassen sich dann unkompliziert treffen.

Um einen guten Einstieg in die Aufgabe zu finden, bringen wir als Erstes unser angegebenes Verhältnis der letalen Dosis in eine anschaulichere Form:

$$\frac{0{,}25\,\mu g}{125\,g} = \frac{2\,\mu g}{1\,000\,g} = \frac{2\,\mu g}{1\,kg}$$

Da wir nun wissen, welche Masse an Gift auf 1 kg Körpergewicht tödlich ist, müssen wir dieses nur noch auf das gesuchte Gewicht hochrechnen. Dazu setzen wir das bekannte Gewicht mit der errechneten Dosierung gleich:

$$\frac{2\,\mu g}{1\,kg} = \frac{x\,\mu g}{3\,600\,kg} \quad \Leftrightarrow \quad x = 7\,200\,\mu g = 7{,}2 \cdot 10^3\,\mu g = 7{,}2\,mg$$

Antwort C ist korrekt.

Um hier die richtigen Lösungen zu finden, müssen wir uns eigentlich nur zwei Fragen stellen. Welche Zahlenkombination muss das Ergebnis aufweisen („72" oder „36") und in welchem Größenverhältnis bewegen wir uns (µg oder mg)? Durch das Hochrechnen des Verhältnisses auf ganze Zahlen erhalten wir die Antwort auf die erste Frage:

$$\frac{0{,}25\,\mu g}{125\,g} = \frac{2\,\mu g}{1\,kg} \quad \Rightarrow \quad \text{Verhältnis von } 2:1$$

Bei 3,6 Tonnen kann es also nur ein Ergebnis mit 7,2 sein, da auch hier das Verhältnis von 2 : 1 gilt. Die Antworten B und D scheiden also aus.

Kilogramm und Tonne unterscheiden sich um den Faktor 10^3. Von unseren übrigen Lösungen 72 µg, 720 µg und 7 200 µg (7,2 mg) entspricht dies der Antwort C.

7 Potenzen

37 Auf dem Nährboden befinden sich **$10{,}101 \cdot 10^{10}$** Bakterien. Antwort **B** ist richtig.

In Aufgaben, die sich um Potenzen drehen, werden oft Zahlenwörter und Potenzen gemischt verwendet. Daher ist es notwendig, beides frei ineinander umwandeln zu können. Lernen Sie bitte die dafür vorgesehene Tabelle auswendig (siehe S. 137).

Orientieren Sie sich bei der Umwandlung daran, wie die Lösungen gestaltet sind. Werden diese in Potenzen angegeben, so ist es letztendlich sinnlos, nur mit Zahlenwörtern zu arbeiten.

Auch hier kann es Lösungsmöglichkeiten geben, die schon auf den ersten oder zweiten Blick keinen Sinn ergeben. Verwenden Sie also einen kurzen Moment, um diese genauer zu betrachten.

Im ersten Schritt wandeln wir die Zahlenwörter in Potenzen um.

20 Milliarden $= 20 \cdot 10^9$
200 Millionen $= 200 \cdot 10^6$
2 Millionen $= 2 \cdot 10^6$

Im nächsten Schritt bringen wir alle Zahlen auf den gleichen Exponenten. Danach können wir eine einfache Addition nach den Potenzgesetzen durchführen:

$20 \cdot 10^9 + 0{,}2 \cdot 10^9 + 0{,}002 \cdot 10^9 = 20{,}202 \cdot 10^9$

Da sich dies nur auf ein Fünftel des Nährbodens bezieht, multiplizieren wir den Wert noch mit 5:

$20{,}202 \cdot 10^9 \cdot 5 = 101{,}01 \cdot 10^9 = 10{,}101 \cdot 10^{10}$

Somit ist Lösung B korrekt.

Um auf diesem Weg schnell eine Lösung zu finden, sehen wir uns als Erstes die angebotenen Lösungsmöglichkeiten an. Antwort C können wir gleich streichen, da die Anzahl der Bakterien nicht unter 1 fallen kann.

Da in der Aufgabenstellung die Größe von zwei der drei Pilzpopulationen in Millionen angegeben ist, können wir auch die dritte Angabe in Millionen umwandeln, um uns einen Überblick zu verschaffen. Die Addition ergibt dann folgendes Bild:

$20\,000\text{ M} + 200\text{ M} + 2\text{ M} = 20\,202\text{ M} = 20\,202 \cdot 10^6$

Wenn wir diese Zahl mit 5 multiplizieren, wird sich eine wechselnde Folge von Nullen und Einsen ergeben. Somit müssen die Lösungen D und E falsch sein.

Im letzten Schritt erhöhen wir die Zehnerpotenz um 1, teilen dabei aber die Zahl durch 2. Dies entspricht einer Multiplikation mit 5:

$$20\,202 \cdot 10^6 \cdot 5 = \frac{20\,202}{2} \cdot 10^7 = 10\,101 \cdot 10^7 = 10{,}101 \cdot 10^{10}$$

Somit ist Lösung B korrekt.

38 Die Reihenfolge ist **O – D – U – C – L**, damit ist Antwort **A** korrekt.

Wenn wir Potenzen vergleichen müssen, ist eine simple Skizze oft sehr hilfreich, um die Übersicht zu behalten. Investieren Sie dafür aber nicht zu viel Zeit. Ziel sollte immer eine kurze Orientierung sein.

Bei Aufgaben wie dieser ist es zudem hilfreich, die Formulierungen bereits in kurze mathematische Ausdrücke zu übersetzen und diese neben die jeweiligen Angaben zu notieren. In diesem Fall wird selbstverständlich keine Skizze mehr benötigt. Diese würde nur die gleiche Information grafisch darstellen.

Im ersten Schritt stellen wir die Informationen aus der Angabe mathematisch dar:

Kultur L: dritte Potenz $= x^3$

Kultur U: proportional $= x$

Kultur C: zum Quadrat $= x^2$

Kultur D: Quadratwurzel $= x^{\frac{1}{2}}$

Kultur O: umgekehrt proportional $= \frac{1}{x}$

Jetzt müssen wir diese Werte nur noch in die richtige Reihenfolge bringen, und zwar aufsteigend nach der Wachstumsgeschwindigkeit:

$\frac{1}{x} < x^{\frac{1}{2}} < x < x^2 < x^3$

Schließlich ordnen wir den Werten die zugehörigen Kulturen zu:

O < D < U < C < L

Daraus ergibt sich Antwort A.

Auch bei dieser Aufgabe kann man recht schnell das richtige Ergebnis identifizieren. Betrachten wir die angebotenen Lösungsmöglichkeiten, so sehen wir, dass zwei davon mit der Kultur O, zwei mit der Kultur L und eine mit der Kultur D beginnen.

Vergleichen wir die Geschwindigkeit dieser drei Kulturen miteinander, so können wir sofort die Lösungsmöglichkeiten C, D und E streichen. Denn es gibt kein langsameres Wachstum als das von Kultur O.

Vergleichen wir nun unsere verbleibenden Lösungsmöglichkeiten A und B direkt miteinander, so ist der einzige Unterschied die vertauschte Position der Kulturen D und U. Da die Kultur D langsamer wächst als Kultur U, kann somit nur Lösungsmöglichkeit A richtig sein.

Figuren lernen

39

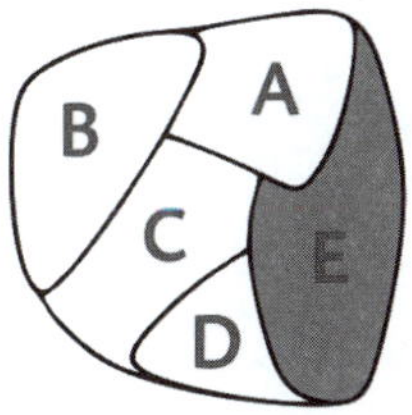

Titel: z. B. **Pferd mit traurig gesenktem schwarzem Kopf**

Lösung:

A ☐ B ☐ C ☐ D ☐ E ☒

40

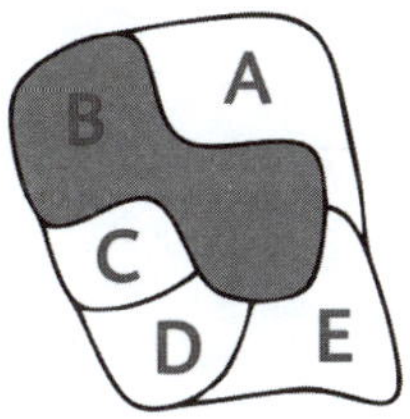

Titel: z. B. **Gesicht mit cooler Sonnenbrille**

Lösung:

A ☐ B ☒ C ☐ D ☐ E ☐

41

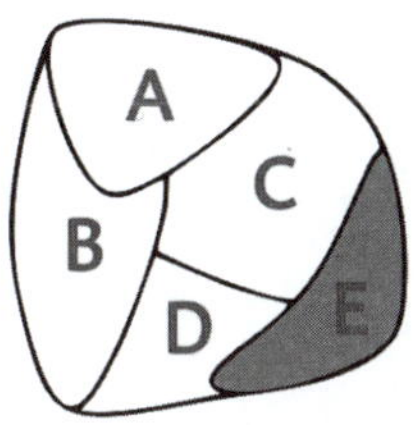

Titel: z. B. **Dicker Stift mit schwarzer Mine**

Lösung:

A ☐ B ☐ C ☐ D ☐ E ☒

42

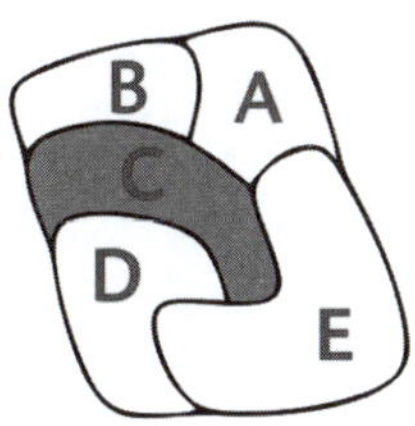

Titel: z. B. **Schwungvoller Pfeil**

Lösung:

A ☐ B ☐ C ☒ D ☐ E ☐

43

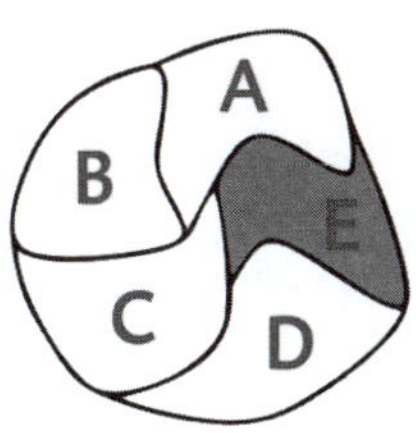

Titel: z. B. **Geplatzter Volleyball**

Lösung:

A ☐ B ☐ C ☐ D ☐ E ☒

44

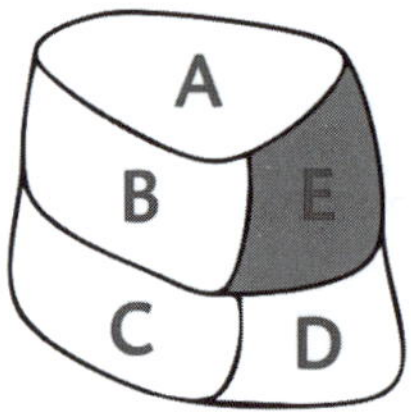

Titel: z. B. **Armes Gummibärchen mit gebrochenem linken Arm**

Lösung:

A ☐ B ☐ C ☐ D ☐ E ☒

45

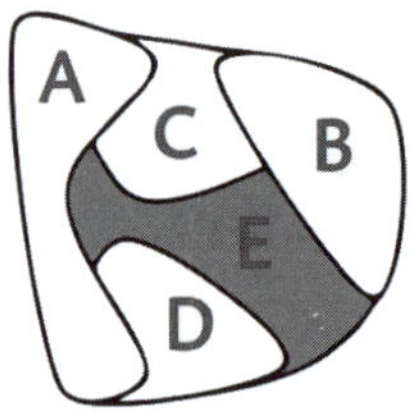

Titel: z. B. **Hungriger fressender Fisch**

Lösung:

A ☐ B ☐ C ☐ D ☐ E ☒

46

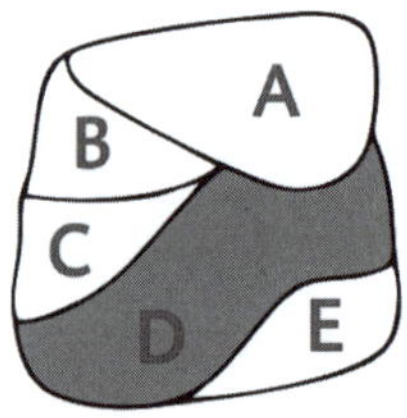

Titel: z. B. **Neugieriger Regenwurm**

Lösung:

A ☐ B ☐ C ☐ D ☒ E ☐

47

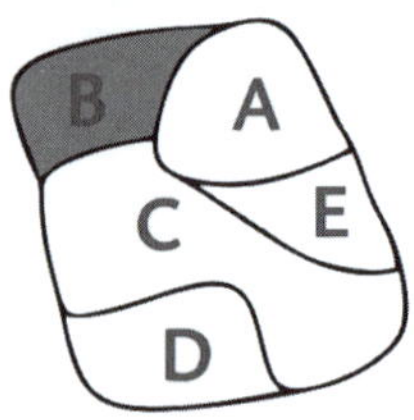

Titel: z. B. **Im stürmischen Wind wehende Fahne**

Lösung:

A ☐ B ☒ C ☐ D ☐ E ☐

48

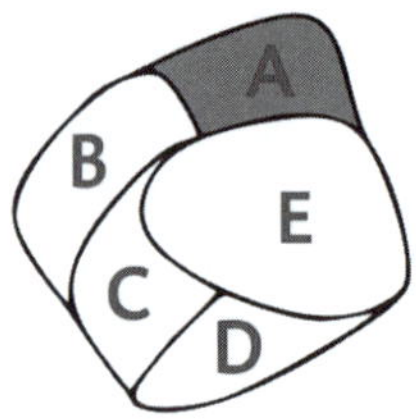

Titel: z. B. **Wütend geballte Faust**

Lösung:

A ☒ B ☐ C ☐ D ☐ E ☐

49
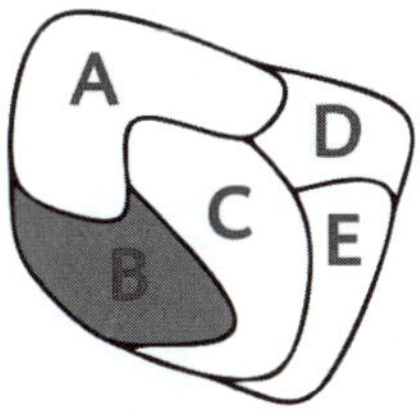

Titel: z. B. **Pinzette, die ein Auge mit Pupille hält**

Lösung:

A ☐ B ☒ C ☐ D ☐ E ☐

50
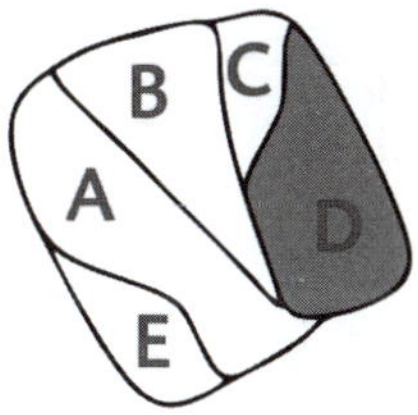

Titel: z. B. **Wolliges weißes Schaf mit schwarzem Kopf**

Lösung:

A ☐ B ☐ C ☐ D ☒ E ☐

51
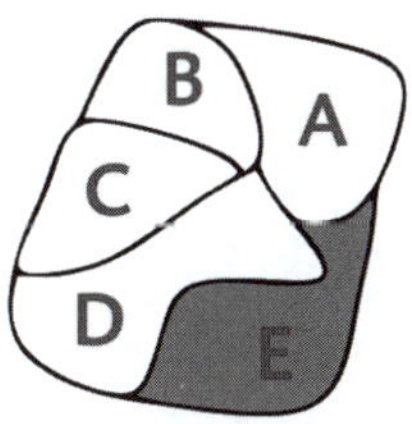

Titel: z. B. **Wachsamer Hund unter Baum in der Nacht**

Lösung:

A ☐ B ☐ C ☐ D ☐ E ☒

52
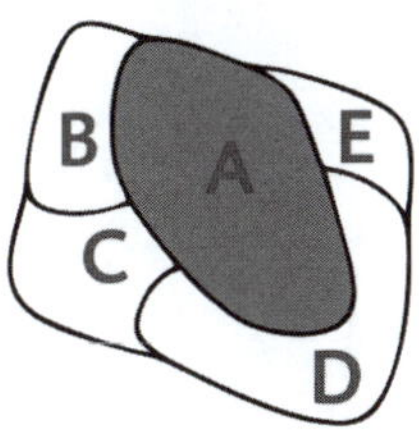

Titel: z. B. **Miesmuschel auf Steinen**

Lösung:

A ☒ B ☐ C ☐ D ☐ E ☐

53
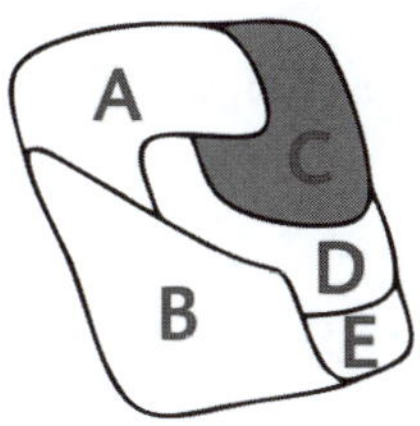

Titel: z. B. **Zug, der aus einem Tunnel fährt**

Lösung:

A ☐ B ☐ C ☒ D ☐ E ☐

54

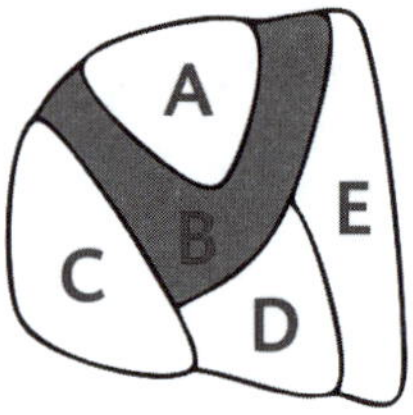

Titel: z. B. **Müder, auf einen Arm gestützter Roboter mit schwarzer Weste**

Lösung:

A ☐ B ☒ C ☐ D ☐ E ☐

55

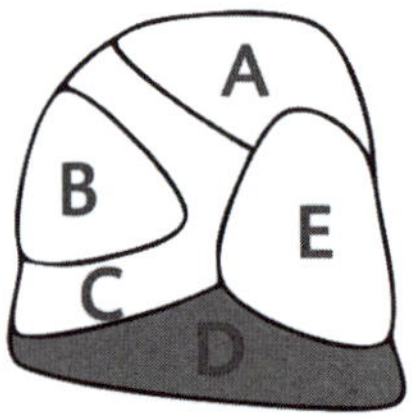

Titel: z. B. **Kopf einer schreienden Opernsängerin im schwarzen Kleid**

Lösung:

A ☐ B ☐ C ☐ D ☒ E ☐

56

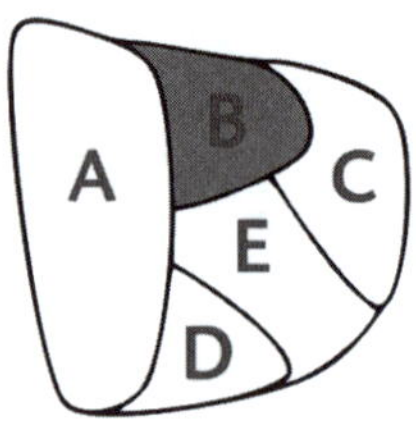

Titel: z. B. **Wackelige Brücke**

Lösung:

A ☐ B ☒ C ☐ D ☐ E ☐

57

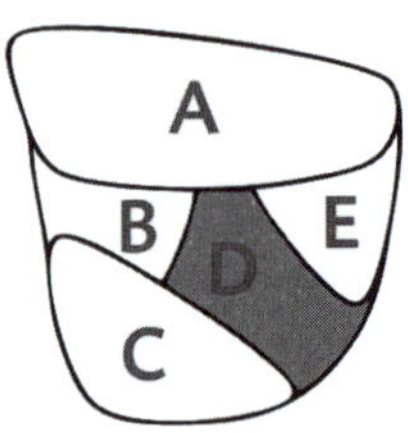

Titel: z. B. **Galgen in der Nacht**

Lösung:

A ☐ B ☐ C ☐ D ☒ E ☐

58

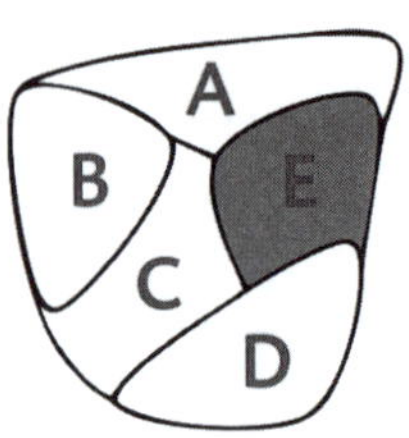

Titel: z. B. **Vogel mit Korn im Schnabel, der zu seinen Küken fliegt**

Lösung:

A ☐ B ☐ C ☐ D ☐ E ☒

Fakten lernen

59 Frau Gräbner leidet an …

A Schlafstörung.
B Diabetes.
C Schwindel.
D Herzrhythmusstörung.
E Gewichtsverlust.

Raum:
z. B. **50 m² große Werkhalle**

Lösung:
A ☐ B ☐ C ☒ D ☐ E ☐

60 Die ca. 45-jährige Patientin ist von Beruf …

A Ärztin.
B Tapeziererin.
C Baggerfahrerin.
D Architektin.
E Hausfrau.

Raum:
Ihre individuelle Lösung

Lösung:
A ☐ B ☒ C ☐ D ☐ E ☐

61 Der Violinist hat …

A Neurodermitis.
B eine Schlafstörung.
C einen Infekt.
D Multiple Sklerose.
E Malaria.

Raum:
Ihre individuelle Lösung

Lösung:
A ☒ B ☐ C ☐ D ☐ E ☐

62 An Diabetes erkrankt ist der / die …

A Trockenbauer.
B Elektriker.
C Bestatterin.
D Architekt.
E Moderator.

Raum:
Ihre individuelle Lösung

Lösung:
A ☒ B ☐ C ☐ D ☐ E ☐

63 Frau Wegner ist …

A ca. 21-jährig.
B ca. 31-jährig.
C ca. 41-jährig.
D ca. 45-jährig.
E ca. 51-jährig.

Raum:
Ihre individuelle Lösung

Lösung:
A ☐ B ☒ C ☐ D ☐ E ☐

64 Die Bestatterin heißt …

A Gruber.
B Gräbner.
C Kaspar.
D Härtel.
E Strasser.

Raum:
Ihre individuelle Lösung

Lösung:
A ☒ B ☐ C ☐ D ☐ E ☐

65 Der Moderator ist …

A unpünktlich.
B aufgeregt.
C manisch.
D reizbar.
E verwitwet.

Raum:
Ihre individuelle Lösung

Lösung:
A ☐ B ☐ C ☒ D ☐ E ☐

66 Überwiesen ist …

A Frau Ruderer.
B Herr Angler.
C Herr Gruber.
D Herr Härtel.
E Herr Trauriger.

Raum:
Ihre individuelle Lösung

Lösung:
A ☒ B ☐ C ☐ D ☐ E ☐

67 Frau Weichberger ist von Beruf ...

A Bauunternehmerin.
B Ärztin.
C Reisebegleiterin.
D Baggerfahrerin.
E Hausfrau.

Raum:
Ihre individuelle Lösung

Lösung:
A ☐ B ☐ C ☐ D ☐ E ☒

68 Der 51-jährige Patient leidet an ...

A Neurodermitis.
B Herzrhythmusstörung.
C Nervenschädigung.
D Kopfverletzung.
E Schwindel.

Raum:
Ihre individuelle Lösung

Lösung:
A ☒ B ☐ C ☐ D ☐ E ☐

69 3 Kinder hat ...

A der Moderator.
B der Straßenbauer.
C der Rettungsassistent.
D die Hausfrau.
E die Bauunternehmerin.

Raum:
Ihre individuelle Lösung

Lösung:
A ☐ B ☐ C ☒ D ☐ E ☐

70 Ca. 75-jährig ist ...

A der Elektriker.
B der Dachdecker.
C der Architekt.
D die Bestatterin.
E die Baggerfahrerin.

Raum:
Ihre individuelle Lösung

Lösung:
A ☐ B ☐ C ☒ D ☐ E ☐

71 Der Mann mit der Migräne ist …

A ca. 21 Jahre alt.
B ca. 31 Jahre alt.
C ca. 45 Jahre alt.
D ca. 51 Jahre alt.
E ca. 71 Jahre alt.

Raum:
Ihre individuelle Lösung

Lösung:
A ☒ B ☐ C ☐ D ☐ E ☐

72 Herr Gruber ist …

A schwerhörig.
B labil.
C manisch.
D reizbar.
E egoistisch.

Raum:
Ihre individuelle Lösung

Lösung:
A ☒ B ☐ C ☐ D ☐ E ☐

73 Die Patientin / der Patient mit der Migräne heißt …

A Herr Trauriger.
B Herr Lustig.
C Herr Gassler.
D Herr Härtel.
E Frau Weichberger.

Raum:
Ihre individuelle Lösung

Lösung:
A ☐ B ☒ C ☐ D ☐ E ☐

74 Die Baggerfahrerin ist …

A rastlos.
B verwitwet.
C ledig.
D überheblich.
E labil.

Raum:
Ihre individuelle Lösung

Lösung:
A ☐ B ☐ C ☒ D ☐ E ☐

75 Der Trockenbauer heißt ...

A Herr Fischer.
B Herr Angler.
C Herr Härtel.
D Herr Lustig.
E Herr Gassler.

Raum:
Ihre individuelle Lösung

Lösung:
A ☒ B ☐ C ☐ D ☐ E ☐

76 Die Patientin mit der Migräne ist ...

A manisch.
B arbeitslos.
C überwiesen.
D pensioniert.
E labil.

Raum:
Ihre individuelle Lösung

Lösung:
A ☐ B ☒ C ☐ D ☐ E ☐

77 Herr Strasser ist ...

A ca. 21 Jahre alt.
B ca. 31 Jahre alt.
C ca. 45 Jahre alt.
D ca. 51 Jahre alt.
E ca. 71 Jahre alt.

Raum:
Ihre individuelle Lösung

Lösung:
A ☐ B ☒ C ☐ D ☐ E ☐

78 An Multipler Sklerose leidet / leiden ...

A der Trockenbauer.
B die Bestatterin und der Architekt.
C der Rettungsassistent und die Hausfrau.
D die Hausfrau und die Ärztin.
E die Bestatterin.

Raum:
Ihre individuelle Lösung

Lösung:
A ☐ B ☐ C ☒ D ☐ E ☐

Textverständnis

Im Vergleich zum Untertest „Medizinisch-naturwissenschaftliches Grundverständnis“ müssen hier wesentlich komplexere Zusammenhänge nachvollzogen werden.

Nehmen Sie sich daher die Zeit und setzen Sie sich nicht nur mit den falsch beantworteten Fragen auseinander. Für den Erfolg im TMS ist es wichtig, dass Sie sich nicht nur auf Ihre Schwächen konzentrieren, sondern dass Sie auch alternative Ansätze für bereits richtige Antworten finden. Machen Sie sich bewusst, dass es im TMS von Anfang bis Ende nur um das Finden von Lösungen geht. Je mehr Werkzeuge Ihnen dazu zur Verfügung stehen, desto flexibler werden Sie auch auf die gestellten Anforderungen reagieren können.

Text 1

„Apoptose“ ist ein deklarativer Text. Da er auch Elemente eines Regelkreises hat, sind beide Antworten für die Bearbeitungsstrategie förderlich.

79 Gesucht sind aus dem Text **ableitbare Aussagen**. Die richtige Lösung ist **D**.

Aussage I: **inkorrekt**
Diese Aussage ist falsch, da von aktivierten Caspasen gesprochen wird. Diese sind nur in apoptotischen Zellen vorhanden.

Aussage II: **korrekt**
Ein solches Aktivieren ohne äußere Signaleinwirkung wird als „intrinsischer Weg“ bezeichnet. Somit kann die Aussage aus dem Text abgeleitet werden.

Aussage III: **korrekt**
Auch wenn beide Enzyme in verschiedenen Signalwegen aktiv sind, so haben sie in diesen doch die gleiche Funktion – die Aktivierung der Effektorcaspasen. Dies geht aus dem Text hervor, die Aussage kann als richtig angesehen werden.

80 Gesucht sind aus dem Text **ableitbare Aussagen**. Die richtige Lösung ist **E**.

Bcl-2 ist der Gegenspieler von Bax, Bid und Bak. Durch eine Skizze des Zusammenhangs können die folgenden Aussagen sehr einfach bearbeitet werden.

Aussage I: **inkorrekt**
Durch die vermehrte Produktion des Bcl-2 kommt es zur Abschwächung des intrinsischen Signalweges. Somit ist die Aussage nicht richtig.

Aussage II: **inkorrekt**
Auch diese Aussage ist inkorrekt, da eine erhöhte Bcl-2-Konzentration dies verhindern würde.

Aussage III: **inkorrekt**
Wie wir dem Text entnehmen können, wird durch das Bcl-2 auch das Bax blockiert. Da dies eine Voraussetzung für den angesprochenen Reaktionsweg ist, muss die Aussage als falsch betrachtet werden.

Hinweis: Machen Sie sich anhand von Aufgabe 82 noch einmal das Vorgehen auf Basis der Lösungsmöglichkeiten bewusst. Bereits durch das Identifizieren von Aussage I als inkorrekt sind wir in der Lage, die Lösungsmöglichkeiten A, B und D zu streichen. Wenn wir nun Aussage III überprüfen und sich diese als falsch herausstellt, so kann nur noch die Option E richtig sein. Dies ist ein gutes Beispiel dafür, dass bei durchdachtem Vorgehen oft nicht alle Aussagen zu überprüfen sind.

81 Gesucht sind aus dem Text **ableitbare Aussagen**. Die richtige Antwort ist **D**.

Aussage I: **inkorrekt**
Aus dem Text geht hervor, dass erst die Caspase 8 die Effektorcaspasen aktivieren kann. Die Procaspase selbst entfaltet keine Wirkung.

Aussage II: **inkorrekt**
Auch diese Aussage ist so nicht korrekt. Um die Aktivierung des extrinsischen Signalweges zu ermöglichen, müssen Fas-Liganden mit dem Fas einen Komplex bilden. Danach folgt über PC8 die gewohnte Signalkaskade.

Aussage III: **korrekt**
Wie wir dem Text entnehmen können, haben wir es hier mit einem rezeptorvermittelten System zu tun. Dies wird aktiv, wenn das Fas-Molekül gebunden wird, worauf sich der DISC bildet. Die Aussage ist damit richtig.

82 Gesucht sind aus dem Text **ableitbare Aussagen**. Die richtige Antwort ist **A**.

Aussage I: **inkorrekt**
Diese Aussage lässt sich in der Form nicht aus dem Text ableiten. Wir wissen, dass in jedem Fall Cystein enthalten ist und hinter Aspartat schneidet. Aber das bedeutet nicht, dass sie dieses selbst auch enthalten müssen. Somit kann die Aussage nicht als allgemeingültig angenommen werden.

Aussage II: **korrekt**
Aus dem Text geht hervor, dass sich aktivierte Caspasen aus zwei kleinen und zwei großen Procaspasen zusammensetzen. Die Information ist somit im Text vorhanden und im genannten Zusammenhang richtig.

Aussage III: **korrekt**
Auch hier können wir die Information direkt aus dem Text entnehmen. Denn wir wissen, dass die Apoptose durch verschiedene Gruppen von Proteinen reguliert wird, von denen die Caspasen die Hauptmediatoren sind. Aus diesem Zusammenhang wird offensichtlich, dass Caspasen zur Gruppe der Proteine gehören müssen.

83 Gesucht sind aus dem Text **ableitbare Aussagen**. Die richtige Antwort ist **D**.

Aussage I: **korrekt**
Durch das Akkumulieren von p53 wird das Bax aktiviert. Hierdurch kommt es zur Einleitung des intrinsischen Weges. Wir können die Aussage daher als bestätigt ansehen.

Aussage II: **inkorrekt**
Der Fehler in dieser Aussage liegt in der Behauptung, dass p53 direkt aktiviert wird. Tatsächlich muss es in einem vorangegangenen Schritt erst über die ATM-Kinase phosphoryliert werden. Somit ist die Aussage nicht richtig.

Aussage III: **inkorrekt**
Aus dem vorliegenden Text kann entnommen werden, dass eine Steigerung der p53-Konzentration den Zellzyklus unterbricht. Von diesem Punkt aus kann aber auch eine Reparatur der Zelle einsetzen, wonach die p53-Konzentration wieder sinkt. Da es also mehr als nur eine Möglichkeit gibt, kann die Aussage nicht als allgemeingültig angesehen werden.

84 Gesucht sind aus dem Text **ableitbare Aussagen**. Die richtige Antwort ist **C**.

Aussage I: **korrekt**
Diese Aussage muss als richtig angenommen werden. Aus dem Text wissen wir, dass Bax- und Bak-Moleküle für die Einleitung der Apoptose benötigt werden. Eine Verminderung der Konzentration hätte eine anti-apoptotische Wirkung. Somit ist der dargestellte Zusammenhang von der Richtung her vorstellbar und richtig.

Aussage II: **inkorrekt**
Der Zusammenhang wird im Text genau andersherum dargestellt. Durch einen verminderten Einbau von Todesrezeptoren kommt es zu einer verminderten Aktivierung dieser Rezeptoren. Das Resultat wäre eine geringere Anzahl von Zelluntergängen. Die Aussage ist damit nicht richtig.

Tipp: In diesem Fall kann aber auch bereits durch aufmerksames Lesen der Aussage eine Entscheidung getroffen werden.

Aussage III: **inkorrekt**
Diese Aussage kann auch nicht richtig sein, da durch das p53 die Apoptose eingeleitet wird. Somit steigt die Wahrscheinlichkeit des Zelltods und nicht einer erhöhten Teilungsrate.

Text 2

Bei „Hypophyse" handelt es sich um einen definitorischen Text. Zwar ist es auch möglich, den Prozessverlauf als deklarativen Text zu beschreiben, doch ist es aufgrund der Vielzahl der Begriffe und Eigenschaften einfacher, diese mithilfe einer Auflistung zu verbinden.

85 Gesucht ist eine aus dem Text **ableitbare Aussage**. Die richtige Antwort ist **D**.

Aussage A: **inkorrekt**
Aus dem Text geht hervor, dass der HZL zwischen HVL und HHL liegt.

Aussage B: **inkorrekt**
Da die Rathke-Tasche nicht im Text erwähnt wird, kann diese Aussage nicht als richtig angenommen werden.

Tipp: Behalten Sie im Hinterkopf, dass wir immer nur prüfen müssen, ob eine Information aus dem Text abgeleitet werden kann, nicht ob sie fachlich richtig ist. Die Aussage B wäre auch fachlich falsch, da die Rathke-Tasche vom Rachendach ausgehend die Adenohypophyse bildet.

Aussage C: **inkorrekt**
Wir können dem Text entnehmen, dass die Axone im Mengenverhältnis gesehen die Neurohypophyse dominieren. Das bedeutet jedoch nicht, dass sie ausschließlich aus diesen Zellfortsätzen bestehen. Das „nur" ist in diesem Zusammenhang ein Signalwort, das zum Ausschluss der Aussage führt.

Aussage D: **korrekt**
Dieser Zusammenhang kann dem Text eindeutig entnommen werden. Somit ist diese Aussage richtig.

Aussage E: **inkorrekt**
Der Fehler in dieser Aussage ist, dass behauptet wird, die Ausschüttung weiterer Hormone würde durch die Neurohypophyse gesteuert werden. Diese ist jedoch nur für die Speicherung von Botenstoffen zuständig und ist selbst kein Drüsenorgan wie die Adenohypophyse.

86 Gesucht sind aus dem Text **ableitbare Aussagen**. Die richtige Antwort ist **D**.

Aussage I: **korrekt**
Diese Aussage kann als richtig angesehen werden, da LF und FSH auf Drüsen im Körper (glandotrop) sowie auf Geschlechtsorgane (gonadotrop) einwirken. Somit ist der dargestellte Zusammenhang richtig.

Aussage II: **inkorrekt**
Aus dem Text geht hervor, dass STH und Prolactin nicht-glandotrope Hormone sind. Prolactin ist zudem gonadotrop. Nur einer dieser Punkte reicht aus, um die Aussage zu widerlegen.

Tipp: Um einen einfacheren Überblick über die Eigenschaften der einzelnen Hormone zu erhalten, bietet es sich an, in der Auflistung eine kleine Tabelle zu machen. Fügen Sie dann jeweils ein (+) für das Vorhandensein einer Eigenschaft ein. Dies spart Zeit und schafft Sicherheit.

Aussage III: **korrekt**
Das ist richtig, da ACTH und TSH zwar auf endokrine Drüsen wirken (z. B. die Schilddrüse), jedoch nicht zugleich auf die Geschlechtsorgane. Die Aussage kann somit durch den Text bestätigt werden.

87 Gesucht ist eine aus dem Text **ableitbare Aussage**. Die richtige Antwort ist **E**.

Aussage A: **inkorrekt**
Dies ist nicht korrekt, da die Hormone des Hypophysenvorderlappens in ebendiesem gebildet werden.

Aussage B: **inkorrekt**
In dieser Aussage findet sich das Signalwort „immer". Aus dem Text geht aber hervor, dass die Aussage häufig zutrifft. Somit ist die Aussage nicht allgemeingültig.

Tipp: Passen Sie bei derartigen Signalwörtern besonders auf und überprüfen Sie kritisch, ob die Aussage sinnvoll ist.

Aussage C: **inkorrekt**
In diesem Fall müssen Sie darauf achten, dass Gigantismus nur dann verursacht werden kann, wenn das Längenwachstum noch nicht abgeschlossen ist. Somit ist die Verknüpfung, dass ein Somatotropin-Überschuss zu Gigantismus führt, nur im Konjunktiv korrekt. Als allgemeingültige Aussage lässt sie sich nicht durch den Text bestätigen.

Aussage D: **inkorrekt**
Diese Aussage wäre prinzipiell korrekt, doch sind wir nicht in der Lage, sie aus dem Text abzuleiten. So finden wir hier keine Informationen über Stammfettsucht, Gewichtszunahme oder Osteoporose.

Tipp: Behalten Sie im Hinterkopf, dass es nicht darum geht, eine „richtige" Aussage zu finden, sondern eine „ableitbare". Der kritische Umgang mit Informationen ist ein zentrales Element des TMS.

Aussage E: **korrekt**
Diese Aussage lässt sich durch zwei Textstellen belegen. So wissen wir, dass STH durch Somatoliberin und Somatostatin aus dem Hypothalamus reguliert wird. Des Weiteren wird die Hormonproduktion der Hypophyse mittels Liberinen und Statinen, die aktivierend respektive hemmend wirken, durch den Hypothalamus geregelt. Somit kann der Zusammenhang als bestätigt angesehen werden.

88 Geprüft werden soll die **Richtigkeit der Aussagen** und ihrer **Verknüpfungen**. Die richtige Antwort ist **C**.

Aussage I: **korrekt**
Diese Aussage stimmt, da ADH zwar auf V2 wirken kann, jedoch durch den beschädigten Nucleus supraopticus kein ADH mehr produziert wird.

Aussage II: **inkorrekt**
Das paraneoplastische Syndrom kann, wie der Text sagt, z. B. bei Lungenkrebs entstehen, jedoch ist es nicht die Folge eines beschädigten Nucleus supraopticus.

Da wir nun eine richtige sowie eine falsche Aussage haben, müssen wir die Verknüpfung nicht mehr überprüfen. Die Antwortmöglichkeit C ist korrekt.

89 Gesucht sind aus dem Text **nicht ableitbare Aussagen**. Die richtige Antwort ist **D**.

Aussage I: **inkorrekt**
Durch das Signalwort „maximal" sollten Sie dieser Aussage skeptisch gegenüberstehen. Die angegebene Größe bezieht sich auf momentan aktuelle Daten. Doch dies ist kein Dogma und kann sich selbstredend ändern. Aus diesem Grund ist die Aussage als nicht richtig anzusehen.

Aussage II: **inkorrekt**
Kann ADH am V2-Rezeptor nicht mehr wirken, kommt es zum Diabetes insipidus. Der Erkrankte scheidet große Mengen Wasser aus und muss diese kompensatorisch wieder zuführen. Die Richtung ist also falsch beschrieben.

Aussage III: **inkorrekt**
Auch diese Aussage ist in dieser Form nicht korrekt. Das Vorhandensein von Lungenkrebs bedeutet nicht zeitgleich, dass ein paraneoplastisches Syndrom entwickelt werden muss. Insofern gibt der Text keinen Hinweis darauf, dass ein Lungenkrebs einen ADH-Mangel ausschließt.

90 Gesucht ist eine aus dem Text **ableitbare Aussage**. Die richtige Antwort ist **D**.

Aussage A: **inkorrekt**
Dieser Zusammenhang ist nicht richtig. Die Schilddrüse steht unter dem Einfluss des TSH des Hypophysevorderlappens (oder auch Adenohypophyse), nicht jedoch der Neurohypophyse.

Aussage B: **inkorrekt**
Aus dem Text geht hervor, dass das ADH im Hypophysenhinterlappen gebildet wird. Verwechseln Sie dieses nicht mit ACTH, das auf die Nebennierenrinde einwirkt. Dies ist ein gänzlich anderes Organ. Die Aussage lässt sich somit nicht aus dem Text ableiten.

Aussage C: **inkorrekt**
Hier wird wieder ein ähnlicher Begriff verwendet, wodurch der dargestellte Zusammenhang jedoch falsch wird. So wirkt die Adenohypophyse auf die Nebennierenrinde, jedoch nicht auf das Nebennierenmark. Die Aussage kann somit nicht als richtig betrachtet werden.

Aussage D: **korrekt**
Dieser Zusammenhang ist richtig und kann auch so dem Text entnommen werden.

Aussage E: **inkorrekt**
Bei STH handelt es sich um ein nicht-glandotropes Wachstumshormon. Als solches wirkt es auf keine weiteren Hormondrüsen. Die Aussage ist somit durch den Text widerlegt.

Diagramme und Tabellen

Hinweis: Die Schlüsselfrage zur Bearbeitung der Übungsaufgaben dieses Kapitels sollte immer sein: „Konnte ich die Aussage wirklich aus den vorliegenden Informationen ableiten oder widerlegen?"

Die angewandte Bearbeitungsstrategie sollte hierbei die Funktion erfüllen, die Menge an Informationen auf essenzielle Elemente zu reduzieren und visuell zu verknüpfen. Je enger Sie sich hier an die im Abschnitt „Bearbeitungsstrategie" beschriebenen Schritte gehalten haben, desto höher sollten die Übereinstimmungen mit den folgenden Ergebnissen sein.

Bitte legen Sie Ihren Fokus nicht nur auf die von Ihnen korrekt beantworteten Fragen. Hierdurch würden Sie nur Ihren Lerneffekt einschränken. Das Ziel sollte es sein, dass Sie sich Ihrer Stärken nochmals bewusst werden, während Sie zeitgleich an Ihren Schwächen arbeiten können. Sehen Sie deswegen jede falsch verstandene Aussage als Chance, Ihre Leistung noch weiter zu steigern.

Nehmen Sie sich nach der Überprüfung der Ergebnisse unbedingt die Zeit, Ihre Erfahrungen zu reflektieren.

91 Gesucht ist eine aus dem Diagramm **ableitbare Aussage**. Die richtige Antwort ist **A**.

Aussage A: **korrekt**
Diese Aussage kann als richtig angesehen werden, da sich durch das Verhältnis von 11 zu 89 in der Tat etwa achtmal so viele Männer wie Frauen innerhalb der Gruppe der 20- bis 39-Jährigen stationär behandeln lassen. Diese Aussage ist auch bei relativen Angaben richtig, da sich beide Werte auf die gleiche Basis beziehen.

Aussage B: **inkorrekt**
Die hier getätigte Aussage bezieht sich auf absolute Zahlen. Da sich jedoch die prozentualen Angaben der zwei Personengruppen auf unterschiedliche Basiswerte beziehen, können wir diese Information nicht aus dem Diagramm ableiten.

Aussage C: **inkorrekt**
Wie Aussage B bezieht sich auch diese Aussage auf absolute Werte. Diese können wir nicht anhand relativer Daten überprüfen, sofern sich diese auf jeweils andere Basiswerte beziehen.

Aussage D: **inkorrekt**
In diesem Fall wird nach einer relativen Angabe gefragt. Daher können wir die Aussage überprüfen. Jedoch nimmt der Anteil immer weiter ab, weshalb die Aussage nicht richtig ist.

Aussage E: **inkorrekt**
Die hier geschriebene Aussage impliziert, dass 32 % aller stationär behandelten Frauen im Alter zwischen 55 und 65 Jahren sind. Dies können wir nicht überprüfen.

Tipp: Verwechseln Sie dies nicht mit der Tatsache, dass die Frauen von allen 55- bis 65-Jährigen einen Anteil von 32 % stellen. Dies entspricht nicht der getätigten Aussage.

92 Gesucht ist eine aus dem Diagramm **ableitbare Aussage**. Die richtige Antwort ist **C**.

Aussage A: **inkorrekt**
Diese Aussage ist nicht korrekt, da die entsprechende Kurve steigt. Mit steigender Außentemperatur lässt sich somit nur eine steigende Körpertemperatur ablesen.

Aussage B: **inkorrekt**
Die Wärmebildung des Körpers ist zu keinem beobachteten Zeitpunkt null. Somit wird bei jeder Außentemperatur eigene Wärme produziert, auch wenn die Wärmebildung zwischen ca. 4 °C und etwa 28 °C stetig abnimmt.

Aussage C: **korrekt**
Betrachten wir das absolute Minimum der Wärmebildung, so finden wir dieses innerhalb des beschriebenen Rahmens von 25 °C bis 30 °C. Durch die Circa-Angabe können wir die Information definitiv auch aus der Grafik ablesen.

Aussage D: **inkorrekt**
Bei dieser Aussage gibt es zwei Probleme. Zum einen ist schwer zu sagen, welcher Bereich des Diagramms mit „niedrigen Umgebungstemperaturen" gemeint sein soll. Dies allein macht eine Bearbeitung auf der Basis von Fakten nahezu unmöglich. Zum anderen steigt die Körperkerntemperatur kontinuierlich an, wohingegen die Wärmebildung bereits ab ca. 2 °C abnimmt. Somit ist kein direkt proportionaler Zusammenhang gegeben.

Aussage E: **inkorrekt**
Dies ist nicht richtig. Ab einer Außentemperatur von etwa 28 °C steigt die Wärmeabgabe über die Atmung und die Feuchtigkeit der Haut stark an, jedoch nicht die trockene Wärmeabgabe durch Strahlung.

93 Gesucht ist eine aus der Tabelle **ableitbare Aussage**. Die richtige Antwort ist **C**.

Aussage A: **inkorrekt**
Diese Aussage kann nicht überprüft werden, da sich die prozentualen Anteile von 70,3 % (Männer) und 56,4 % (Frauen) auf unterschiedliche Basiswerte beziehen. Somit kann keine Antwort auf eine Frage nach absoluten Zahlen gegeben werden.

Aussage B: **inkorrekt**
Auch diese Aussage kann anhand der vorliegenden Tabelle nicht überprüft werden, da hier impliziert wird, dass es „schon immer" so war und wir nur drei Messzeitpunkte haben. Wir haben also nicht die Informationen, um die Aussage zu überprüfen.

Aussage C: **korrekt**
Diese Aussage zeichnet sich durch eine gute Formulierung aus. Verglichen mit Aussage B ist die Tatsache, dass sie sich auf die einzelnen Zeitpunkte bezieht, als seriöser zu betrachten. Zudem sind die Anteile der Frauen, die relative Werte darstellen, von 3,7 % über 5,3 % auf 8,8 % stetig gestiegen. Die Aussage kann also bestätigt werden.

Aussage D: **inkorrekt**
Der Wert von 34,2 % im Jahr 1991 entspricht tatsächlich etwa einem Drittel. Jedoch haben wir zum Jahr 2010 mit einem Wert von 16,2 % weit weniger als ein Viertel. Dies würde 25 % entsprechen. Somit ist die Aussage nicht korrekt.

Aussage E: **inkorrekt**
Auch diese Aussage ist mathematisch gesehen falsch. Weniger als eine Person von 50 entspricht einem Wert von unter 2 %. Da im Jahr 2010 der Anteil aber bei 2,8 % liegt, können wir diese Lösungsoption als widerlegt betrachten.

94 Gesucht ist eine aus den beiden Diagrammen **ableitbare Aussage**. Die richtige Antwort ist C.

Aussage A: **inkorrekt**
Diese Aussage ist überprüfbar. Da sich die Frage auf die relativen Werte bezieht, ist sie aber falsch. Der Anteil von Bauchspeicheldrüsenkrebs (3,5 %) bei Männern ist geringer als der Anteil bei Frauen (4,2 %).

Aussage B: **inkorrekt**
Um diese Aussage überprüfen zu können, müssen wir eine Überschlagsrechnung machen. Die Basiswerte der einzelnen Personengruppen sind bekannt, ebenso wie die relativen Anteile der betrachteten Erkrankungen:

- Prostatakrebs: 24,9 % auf einer Basis von 19 526 Männern entspricht etwa 5 000 Personen.
- Brustkrebs: 28,5 % auf einer Basis von 17 413 Frauen entspricht auch etwa 5 000 Personen.

Da der Anteil von 10 000 Personen weit unter der Hälfte von 37 000 liegt, muss die Aussage als falsch gewertet werden.

Tipp: Es gibt auch einen deutlich einfacheren logischen Lösungsweg: Da in beiden Gruppen (Männer/Frauen) der Anteil von Prostata- und Brustkrebs jeweils weniger als 50 % ausmacht, kann auch die Summe in beiden nicht mehr als 50 % ausmachen. Eine Rechnung ist dafür nicht zwingend nötig.

Aussage C: **korrekt**
Die relativen Anteile von Männern und Frauen sind mit 3,9 % zwar gleich hoch, jedoch muss beachtet werden, dass sich die Aussage auf absolute Zahlen bezieht. Da wir mehr erkrankte Männer (19 526) als Frauen (17 413) haben, ist die Anzahl der Magenkrebspatienten höher. Die Aussage ist somit korrekt.

Aussage D: **inkorrekt**
Um diese Aussage zu überprüfen, müssen wir wieder eine Überschlagsrechnung machen. Gehen wir bei den Männern von einem Basiswert von 20 000 aus, so würden 3 400 Erkrankungen einem Wert von 17 % entsprechen. Da der reale Basiswert niedriger ist, muss sogar von einem etwas höheren Prozentsatz ausgegangen werden. Folglich sind 14 % viel zu gering, um diesem zu entsprechen. Die Aussage ist somit widerlegt.

Aussage E: **inkorrekt**
Angesichts der Tatsache, dass die Aufzählungen in der Legende eines Kreisdiagramms immer nach absteigender Größe sortiert sind, können wir diese Aussage mit einem Blick überprüfen. Gebärmutterkrebs steht an vierter Stelle der häufigsten Erkrankungen. Die Aussage ist also nicht richtig.

95 Gesucht ist eine aus dem Diagramm **ableitbare Aussage**. Die richtige Antwort ist **D**.

Aussage A: **inkorrekt**
Betrachten wir den Verlauf der Viruslast über den gesamten Zeitraum, so ist diese zum Zeitpunkt des Todes am höchsten. Die Aussage ist somit nicht richtig.

Aussage B: **inkorrekt**
Hier gilt es zu beachten, dass die rechts aufgetragene y-Skala eine logarithmische Einteilung hat. Dies hat zur Folge, dass sie in den dargestellten Stufen jeweils um den Faktor 10 steigt. Betrachten wir nun die Viruslast im Zeitraum vom 9. bis zum 10. Lebensjahr, so steigt diese um eine Achseneinteilung an. Doch dies sind 1 000 % des Basiswertes, also eine Steigerung um 900 %.

Aussage C: **inkorrekt**
Auch diese Aussage ist nicht korrekt, da zwar der Graph der Viruslast über dem der $CD4^+$-T-Lymphozyten liegt, sie aber ja jeweils ihre eigene Achse haben. Auch im 5. Jahr gibt es nur 350 $CD4^+$-T-Lymphozyten pro mm^3 (also 350 000 pro $m\ell$), aber über 1 000 Viruskopien pro $m\ell$.

Aussage D: **korrekt**
Um diese Aussage zu überprüfen, müssen wir wieder die rechte logarithmische Skala betrachten, die sich auf die Viruslast bezieht. Da der Wert hier von der 6. bis zur 10. Woche von 10^6 auf unter 10^4 fällt, haben wir eine Veränderung von über 10^2. Dies entspricht einem Faktor von 100.

Aussage E: **inkorrekt**
Auch diese allgemeine Aussage können wir widerlegen, sobald wir eine Ausnahme finden. Da es zwischen der 6. und der 12. Woche nach der Infektion nochmals zu einem Anstieg der $CD4^+$-T-Lymphozyten kommt, muss die Aussage als falsch betrachtet werden.

96 Gesucht ist eine aus dem Diagramm **ableitbare Aussage**. Die richtige Antwort ist **C**.

Aussage A: **inkorrekt**
Da in der Angabe erwähnt wird, dass die Höhe des Ausschlags nicht zwangsläufig auf die Menge der Substanz schließen lässt, kann diese Aussage nicht überprüft werden. Sie kann somit nicht als richtig angenommen werden.

Aussage B: **inkorrekt**
Diese Aussage ist höchstwahrscheinlich von vielen als richtig markiert worden. Der Fehler hierbei ist, dass es nicht zwangsläufig Substanz L sein muss, die einen Peak bei 6,1 Minuten erzeugt. Wir haben nur eine Auswahl charakteristischer Retentionszeiten, was nicht bedeutet, dass es keine weiteren Substanzen mit diesen Zeiten gibt. Korrekt wäre es, zu sagen, dass es sich um die Substanz L handeln kann. Doch dass es auf jeden Fall Substanz L sein muss, trifft nicht zu. Die Aussage kann also in dieser Form nicht als richtig angesehen werden.

Aussage C: **korrekt**
Weil Substanz D einen Ausschlag bei 8,3 Minuten haben müsste, wir aber hier keine Abweichung von der Grundlinie haben, darf diese Aussage als richtig angenommen werden. Dies wäre anders, wenn in der Angabe beispielsweise ein Weg erklärt worden wäre, durch den ein Peak unterdrückt werden könnte. Aber auf Basis der vorhandenen Informationen muss diese Aussage als richtig angesehen werden.

Aussage D: **inkorrekt**
Aus der Angabe geht hervor, dass Substanzen mit höherer Polarität schneller wandern als Substanzen, die hier einen niedrigeren Wert aufweisen. Angesichts der Tatsache, dass Substanz I (5,1 Minuten) eine kürzere Zeit benötigt, um durch das Glasrohr zu wandern, als Substanz H (7,8 Minuten), muss Substanz I die höhere Polarität besitzen. Die Aussage ist somit falsch.

Aussage E: **inkorrekt**
Dies ist mathematisch nicht richtig. Da Substanz D 8,3 Minuten benötigt, müsste Substanz S eine Retentionszeit von unter 4,15 Minuten haben. Da dies nicht der Fall ist, muss die Aussage als falsch betrachtet werden.

Notizen

PRÜFUNGS-ANGST

STOPP DIE PANIK

Mit der Fußsohlen-Methode

Prüfungen können Angst- und Fluchtsituationen sein. Dein Körper schüttet Adrenalin aus und dämpft das Gefühl in den Füßen. Z. B. beim Weglaufen ist es gut, wenn man die Füße nicht spürt. Eine Prüfung ist aber **keine Gefahrensituation**. Signalisiere deinem Körper, dass du nicht weglaufen musst, und bring das Gefühl in deine Füße zurück:

Setze oder stelle dich hin.
Die Füße müssen den **Boden** berühren.

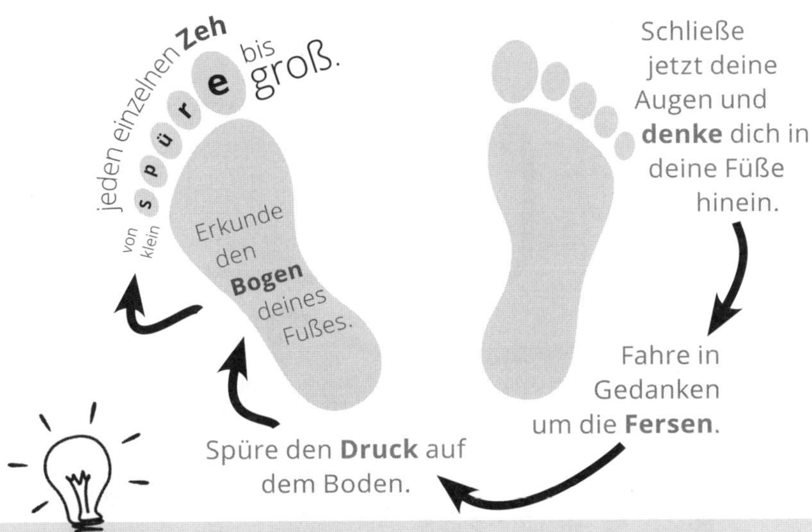

Dein Körper **fühlt** die Füße wieder und denkt, er sei in keiner Panik-Situation, sondern in **Sicherheit**.

www.stark-verlag.de **STARK**